实用妇产科疾病临床诊疗学

◇主编 伍雪梅等

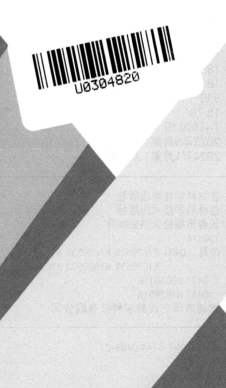

吉林科学技术出版社

JiLin Science & Techonlogy Publishing House

图书在版编目（CIP）数据

实用妇产科疾病临床诊疗学 / 伍雪梅等主编 . 一长春：吉林科学技术出版社，2023.5

ISBN 978-7-5744-0489-2

Ⅰ . ①实… Ⅱ . ①伍… Ⅲ . ①妇产科病－诊疗 Ⅳ . ①R71

中国国家版本馆CIP数据核字（2023）第105676号

实用妇产科疾病临床诊疗学

主　　编	伍雪梅等
出 版 人	宛　霞
责任编辑	许晶刚
封面设计	吴　迪
制　　版	吴　迪
幅面尺寸	185mm×260mm
开　　本	16
字　　数	390 千字
印　　张	15.75
印　　数	1－1500 册
版　　次	2023年5月第1版
印　　次	2024年1月第1次印刷

出　　版　吉林科学技术出版社
发　　行　吉林科学技术出版社
地　　址　长春市福祉大路5788号
邮　　编　130118
发行部电话/传真　0431-81629529 81629530 81629531
　　　　　　　　　81629532 81629533 81629534
储运部电话　0431-86059116
编辑部电话　0431-81629518
印　　刷　廊坊市印艺阁数字科技有限公司

书　　号　ISBN 978-7-5744-0489-2
定　　价　104.00元

《实用妇产科疾病临床诊疗学》编委会

主　编

伍雪梅	深圳市妇幼保健院
孙春意	昆明医科大学第二附属医院
苏琛辉	深圳市人民医院
舒　敏	长治市人民医院潞州分院
杨　斌	东部战区总医院
康小芳	上海市徐汇区中心医院

副主编

黄蓉霞	昆明市妇幼保健院
包　蕾	昆明市妇幼保健院
杨英燕	常州市中医医院
朱　宏	南京医科大学附属逸夫医院
任　燕	楚雄彝族自治州人民医院
彭珊珊	深圳市宝安区妇幼保健院
文小玲	都江堰市人民医院
缪　芳	湖南省人民医院

前 言

　　妇产科学专门研究妇女在妊娠、分娩和产褥期的生理和病理,胎儿及新生儿的生理和病理,以及非妊娠状态下妇女生殖系统可能遇到的一切特殊变化,包括所有与妇女生殖生理有关的疾病,是医学中的一门重要学科。随着医学模式的转变、医学观念的不断更新,以及妇科内镜手术在我国的广泛应用,妇产科学的诊疗理论和技术也发生了日新月异的变化。为了进一步提升妇产科医师对妇产科疾病的正确认识,提高其临床技能,从而更好地保障我国妇女人群的健康,我们在参阅国内外相关研究进展的基础上,结合自身多年临床经验编写了这本《实用妇产科疾病临床诊疗学》。

　　本书全面、系统介绍了常见妇产科疾病的临床诊疗知识,根据妇产科疾病的特点,从多种角度对妇产科临床诊疗知识进行了既系统又详细的阐述,主要包括产科疾病、妇科良性病变、妇科恶性肿瘤等疾病的病因病理、临床表现、检查、诊断与鉴别诊断及治疗措施等。然后重点论述了宫腔镜、腹腔镜等妇科微创手术相关内容。本书内容新颖,技术实用,展现了妇产科疾病诊断与治疗的规范程序,可作为妇产科医师临床诊疗参考,也可供相关专业研究生参考学习。

　　由于编写经验不足,加之编写时间有限,书中恐有不足之处,希望读者予以指正批评,以期再版时修订完善,谨致谢意!

编　者

前　言

目　录

第一章 孕前咨询、产前筛查与产前诊断

第一节 孕前咨询

目前,在世界范围内,非计划妊娠的数量占妊娠总数一半以上,而发展中国家的这一比例可能更高。既往文献报道,在一些发达国家,超过半数的孕妇死亡原因是孕前疾病,尤其是心脏、神经和精神疾病,以及日益突出的肥胖问题,孕前咨询对于这些女性的综合管理非常重要。已有前瞻性病例对照研究证明,孕前咨询可改善妊娠结局。计划生育是孕前咨询的一个重要组成部分,为促进健康和预防保健提供了最佳时机,临床医师应鼓励所有女性和男性有计划地妊娠,在计划生育前进行孕前咨询,指导患者选择合适的避孕方法,并给有特殊需求的妇女提供安全的避孕措施建议。

一、个人生育计划及生育间隔

孕前咨询的核心是指导育龄夫妇有准备、有计划地妊娠。从事保健的医务人员应根据最佳的生育间隔、女性的年龄和生育力来决定生育孩子的数量和间隔时间,并提出专业的建议,不断优化其生育计划。两次妊娠间隔时间与母体并发症及不良妊娠结局相关,短的生育间隔也与剖宫产后阴道试产减少相关。指南建议两次妊娠间隔时间不少于6个月,妊娠间隔小于18个月的女性也应进行风险和益处评估。

二、孕妇年龄

1.高龄孕妇 近年来,越来越多的妇女首次妊娠或计划再次妊娠时的年龄已经超过40岁,尤其是在西方国家,约占5%以上。高龄妊娠是导致胎儿染色体异常和妊娠早期并发症、流产及异位妊娠的已知独立危险因素。有研究报道,孕妇年龄≥40岁,自然流产、子痫前期、妊娠期糖尿病(gestational diabetes mellitus,GDM)、小于胎龄儿风险增加,剖宫产率也更高;但死产、自发性早产及大于胎龄儿风险并无增加。

2.青少年妊娠 往往属于意外妊娠,这对其行为、情感、教育和经济状况都会产生负面影响,特别对女性造成一系列不良结局,包括心理健康问题(如抑郁)、药物滥用、创伤后应激障碍(PTSD)等。基于以上原因,青少年应接受良好的性教育,计划生育机构可向青少年提供咨询和避孕服务,包括避孕药和避孕工具。

三、体重指数(BMI)

1.超重与肥胖 近年来,我国育龄妇女的超重率和肥胖率不断增加,孕前超重[体重指数(BMI)25~29kg/m²]或肥胖(BMI>30kg/m²)是发生母胎并发症的独立危险因素,可增加子代成年后的患病风险。主要的相关并发症包括妊娠期高血压疾病、妊娠期糖尿病、巨大胎儿及分娩并发症(器械助产、肩难产、紧急剖宫产、产后出血、静脉血栓形成、麻

醉并发症和伤口感染)等。干预妊娠期饮食和生活方式可减少体重增加,改善母婴结局。在各种干预措施中,基于饮食的营养指导最有效,可减少妊娠期体重增加,改善妊娠结局。

2.低体重 孕前低体重或妊娠期体重增加不足是流产、早产、胎儿生长受限等的独立危险因素。最新的研究显示,饮食失调患者,更多需要辅助生殖技术助孕,继发双胎妊娠概率也因此增高。神经性厌食症的患者意外妊娠的风险增加。孕前低体重或正常体重的女性,若在两次妊娠间隔期间减重超过 $1kg/m^2$ 单位,再次妊娠发生巨大胎儿的风险减半,但发生低出生体重的风险增加 2 倍。

四、慢性疾病

1.糖尿病 是最常见的影响母胎健康的疾病之一。全部妊娠中有 1%～2% 合并孕前糖尿病,而在妊娠合并的糖尿病中,孕前糖尿病占 13%～21%。妊娠前未控制的糖尿病会增加自然流产、胎儿先天畸形和围生儿死亡的风险。先天性胎儿畸形的发病率与妊娠早期的血糖控制有直接关系。器官形成过程中良好的血糖控制降低了先天畸形的发病率。妊娠前糖化血红蛋白应控制在 6.5% 或更低。孕前咨询应包括教育育龄妇女糖尿病对妊娠结局的影响,优化血糖控制及糖尿病血管并发症的筛查,评估药物的使用,并鼓励有效的家庭妊娠计划。

2.高血压 可影响 3% 的育龄妇女。妊娠期高血压与早产、胎盘早剥、胎儿生长受限、子痫前期和胎儿死亡有关。患有高血压的妇女有并发恶性高血压和终末期器官损害的危险,25% 的高血压妇女在妊娠期间并发子痫前期,高血压程度与妊娠结局直接相关。对高血压患者的孕前咨询应包括告知妊娠期高血压的母胎风险,并建议改变用药方案。计划妊娠的高血压患者应评估是否存在视网膜病变、肾疾病和心室肥大等并发症。

3.甲状腺疾病 可显著影响妊娠结局。约 2.5% 的育龄妇女伴有甲状腺功能减退症,亚临床疾病的发病率更高,而许多甲状腺功能减退症患者没有得到充分治疗。妊娠期甲状腺功能减退症(临床和亚临床甲减)可增加早产、低出生体重、胎盘早剥和胎儿死亡的风险;妊娠早期甲状腺功能减退症与儿童认知功能损害有关。妊娠结局与疾病控制相关,在妊娠前得到充分治疗,以及在妊娠早期诊断、治疗的妇女,围生期发病率的风险未见增加。指南推荐,妊娠前甲状腺功能应调整至正常水平,妊娠期间应每月检测促甲状腺素水平,相应调整药物剂量。妊娠期间甲状腺素替代治疗的剂量通常需要增加 30% 或更多。

五、感染性疾病

母体感染对胎儿有严重影响,可在围生期发生并产生长期后遗症的病毒感染,应在妊娠前咨询潜在的相关风险及治疗措施。计划妊娠女性每年应评估百日咳、麻疹、腮腺炎、风疹、乙型肝炎和水痘等疫苗既往免疫接种情况。在流感高发季节,所有妊娠或计划妊娠的女性都应接种流感疫苗。

1.乙型肝炎 孕前咨询应包括乙型肝炎病毒风险评估。高风险的妇女应该在孕前接种乙型肝炎疫苗。乙肝病毒检测阳性的妇女必须了解新生儿的危险性和慢性乙型肝炎携带者患肝细胞癌的相关风险。

2.人类免疫缺陷病毒(human immunodeficiency virus,HIV) 妊娠前,应评估夫妻双方HIV感染的风险并进行相应的筛查。已知HIV感染者必须咨询传播的风险,并接受适当治疗,鼓励在妊娠期间继续密切随访和治疗。如果在妊娠期间治疗适当,从母体到胎儿的HIV传播风险最多可减少75%。

3.百白破 世界卫生组织(WHO)建议所有育龄妇女应免受破伤风的侵害。感染破伤风确诊后,病死率高达10%。高危妇女应在妊娠前接种疫苗。在妊娠期间接种破伤风疫苗是安全的。美国疾病预防控制中心建议,不管最后接种疫苗是什么时候,孕妇最好在每次妊娠的27~36周,再次接种百白破疫苗。

4.麻腮风和水痘 孕前咨询应包括疫苗接种史,包括麻疹、腮腺炎、风疹和水痘。这些疾病的病原体可在妊娠期间对胎儿产生中度或严重的影响,或增加流产的风险。建议没有接种疫苗的女性,可以在妊娠前接种。已经接种过疫苗的女性,建议检测是否已经免疫,如果没有免疫,建议在妊娠前补种疫苗。风疹和水痘疫苗应在妊娠前28天或在产后进行。水痘疫苗因需要分两剂接种,且间隔时间为4~8周,因此水痘疫苗接种后的1个月内应避免妊娠或在计划妊娠前的2个月完成接种。

六、遗传性疾病

在全球范围内,约有5%的儿童患有先天性或遗传性疾病。常见的常染色体隐性遗传病是地中海贫血、苯丙酮尿症、镰状细胞病、囊性纤维化和Tay-Sachs病,这些疾病的致病基因在特定的人群中携带率很高。对具有遗传病风险的夫妇在妊娠前进行筛查和咨询,使他们能够了解下一代的患病风险并做出完全知情的生育决定,在很大程度上可以改变妊娠结局。美国妇产科医师学会建议,对遗传病风险高的个体提供筛查,确定是否为携带者,让他们对生育和产前诊断做出知情选择。

七、个人生活方式

孕前咨询也包括营养和生活方式的指导,所有育龄妇女应该在孕前补充叶酸(0.4mg/d),有神经管畸形高风险的女性(包括曾生育过神经管畸形患儿的孕妇或患有癫痫的孕妇)叶酸服用量应增加至4mg/d。

在发达国家,15%~25%的妇女在妊娠期间吸烟。吸烟与不良的妊娠结局有关,包括散发的自然流产、发育迟缓、死产、低出生体重、早产、新生儿和婴儿死亡,以及儿童期疾病。酒精摄入量增加会影响男性和女性的生育能力,并对胎儿产生不良影响。

综上所述,孕前给予育龄妇女全面咨询和检查,并向其提出建议和帮助,是有效预防出生缺陷、改善产妇生殖健康水平、提高人口素质的最经济有效的策略。

第二节 产前筛查

规范的产前检查能够及早防治妊娠并发症或合并症,及时发现胎儿异常,评估孕妇及胎儿安全状况,确定分娩时机和分娩方式,保障母婴安全。产前检查的内容包括详细询问病史、全面体格检查、产科检查及必要的辅助检查。我国《孕前和孕期保健指南（2018 年）》推荐的产前检查孕周分别是妊娠 6~13^{+6}周,14~19^{+6}周,20~24 周,25~28 周,29~32 周,33~36 周,37~41 周(每周 1 次),有高危因素者可酌情增加次数。

产前筛查是产前检查的一部分,是通过血清学、影像学等经济、简便和较少创伤的办法对孕妇群体进行检查,从中筛选出可能怀有异常胎儿的高危孕妇进行产前诊断,提高产前诊断的阳性率,最大限度减少异常胎儿的出生。产前筛查是出生缺陷的二级预防措施,需要遵循知情同意和隐私保护原则。应当注意的是,产前筛查试验不是确诊试验,筛查阳性结果只是意味着患病的风险升高,而并非诊断疾病;同样,阴性结果只是提示低风险,也并非正常。筛查结果阳性的患者需要做进一步确诊试验,切不可根据筛查结果草率决定终止妊娠。

目前广泛应用产前筛查的疾病有非整倍体染色体异常、神经管畸形和胎儿结构畸形。

一、筛查前准备——临床信息采集

1.信息要求准确,包括年龄、体重、种族、吸烟情况、糖尿病史、妊娠方式(母血清筛查的干扰因素)。母体体重升高后因稀释的原因会降低生化指标的检测值。

2.利用胎儿 B 超测量值估算孕周。

二、非整倍体染色体异常的产前筛查

非整倍体是指任何非成倍增加或者减少的染色体异常个体。大约有 8% 的受精卵存在非整倍体染色体异常,其中 50% 在妊娠早期流产,存活下来但伴有缺陷的染色体异常个体占新生儿的 0.64%。以唐氏综合征(21-三体综合征)为代表的非整倍体染色体异常是产前筛查的重点。

为便于不同实验室检测数据相互比较,通常将某个孕妇的实际检测值与相同孕周的正常孕妇检测值中位数进行比对,得出实际检测值相当于中位数的倍数(multiple of the median,MOM),即 MOM 值,计算各指标的发病似然比,最后综合得出生育某种非整倍体患儿如 21-三体综合征的风险。由于上述标志物在血液中的含量会随孕龄而改变,故产前筛查计算风险值一定要参照准确的孕龄,目前公认以妊娠早期超声测量的胎儿头臀长计算孕周最为准确。

1.妊娠早期筛查 一般是指在孕 8~13^{+6}周进行的检查。

(1)二联方案:是指以血清妊娠相关蛋白-A 和游离 β-人绒毛膜促性腺激素(β-HCG)为指标,结合孕妇年龄等参数计算胎儿罹患非整倍体如 21-三体、18-三体风险的联合筛查方案。

(2)NT 厚度超声检测:是测定胎儿颈项透明层(nuchal translucency,NT)厚度。妊娠早期非整倍体胎儿颈部常有液体积聚,利用超声观察胎儿颈后的皮下积液层的厚度,即 NT 厚度测量是妊娠早期筛查胎儿非整倍体畸形的重要指标。NT 厚度测量常在妊娠 11~13^{+6}周(胎儿头臀长为 45~84mm)时进行。非整倍体患儿 NT 明显增厚,常处于相同孕周胎儿的第 95 百分位数以上。通过严格质控的妊娠早期 NT 筛查,21-三体胎儿的检出率可超过 80%,其他染色体异常检出率超过 70%。如果结合母血清妊娠相关蛋白-A

（PAPPA）、游离 β-hCG 检测,可进一步提高检出率,降低假阳性率。

联合应用血清学和 NT 检测,21-三体综合征的检出率为 85%,假阳性率为 5%。NT 检测需要经过专门的技术培训,并建立良好的质量控制体系。

2.妊娠中期筛查　在孕 15~20^{+6}周进行。

（1）三联方案:是指孕妇血清甲胎蛋白（alpha-fetoprotein,AFP）、人绒毛膜促性腺激素（human chorionic gonadotropin,hCG）或游离 β-hCG、游离雌三醇三联筛查。

（2）四联方案:是在三联方案的基础上增加抑制素 A 形成四联筛查。抑制素 A 是一个异二聚体的糖蛋白的激素,由女性卵巢的颗粒细胞分泌。抑制素 A 在孕 10~12 周时增加并达到高峰,在妊娠中期下降成一个平台,但到妊娠晚期时再一次升高,足月时达到最高水平。和 hCG 一样,在唐氏综合征胎儿的母体中,血清抑制素 A 水平高于正常孕妇水平。抑制素 A 在母体中的血清浓度不依赖于 hCG 浓度的变化。

根据孕妇血清中这些标志物的升高或降低,再结合孕妇年龄、孕周、体重等可综合计算出胎儿发病的风险。检查孕龄一般设定为 15~20 周,唐氏综合征的检出率为 60%~75%,假阳性率为 5%。该方法还可作为 18-三体和神经管缺陷的筛查方式。

3.妊娠早、中期整合筛查　整合妊娠早期和妊娠中期的筛查指标可提高检出率,降低假阳性率。但整合筛查持续时间较长,可能会给孕产妇带来一定的心理负担。整合方式有三种。

（1）整合产前筛查:首先在孕 10~13^{+6}周检测血清 PAPPA,β-hCG 和在孕 11~13^{+6}周超声检查 NT 厚度;然后在妊娠中期行血清学四联试验。联合 6 项指标,获得唐氏综合征的风险值。与妊娠早期筛查相比,在检出率相同的情况下,可以降低假阳性率。

（2）血清序贯筛查:是指在整合产前筛查中去除 NT 厚度检查,该方法可达到妊娠早期联合筛查相同的效果。

（3）酌情筛查:首先进行妊娠早期筛查,筛查结果为胎儿风险极高者（唐氏综合征风险率≥1/50）,建议绒毛穿刺取样。其他孕妇继续妊娠至中期进行四联试验,获得综合的风险评估报告。

4.超声遗传学标志物（软指标）筛查　核型异常的胎儿往往存在解剖学改变和结构畸形,可通过超声检查发现,但染色体异常相关的超声指标异常仅提示染色体非整倍体异常的风险增高,这可以是正常胎儿的变异,也可以是一过性的,至妊娠晚期或出生后可缓解或消失,不一定发生后遗症。因此,超声检查发现的遗传学标志物又称为软指标,包括妊娠早期的 NT 增厚、鼻骨缺失,妊娠中期的颈部皮肤皱褶增厚、肠管回声增强、肾盂扩张、长骨（肱骨、股骨）短缩、心室内强光点、脉络膜囊肿等。另外,超声发现结构性畸形的胎儿也可提示染色体异常的风险增高,但为何种风险取决于具体的畸形和发现的时机,如囊性淋巴管瘤在妊娠早期发现与三倍体有关,在妊娠中期发现与 X 染色体单体有关。

超声软指标异常应注意是否存在其他结构畸形,并根据特定软指标的风险度,决定是否需要做进一步的产前诊断。

5.无创产前检测技术　是根据孕妇血浆中胎儿来源的游离 DNA 信息筛查常见的非整倍体染色体异常的方法。目前绝大部分采用二代测序和信息生物学技术,筛查的准确性高,对 21-三体、18-三体和 13-三体筛查的检出率分别为 99%,97%和 91%,假阳性率在 1%以下。但在可能存在胎儿其他染色体或基因疾病风险的孕妇、胎儿结构畸形、孕妇本身存在染色体异常、胎盘嵌合体等特殊情况下,不宜采用无创产前检测技术。目前此技术主要用于 12~22^{+6} 周临界风险病例进一步筛选,减少不必要的侵入性产前诊断,降低孕产妇不良事件发生风险。

三、神经管畸形的产前筛查

1.血清学筛查　约有 95%的神经管畸形患儿无家族史,但约 90%的孕妇血清和羊水中的 AFP 水平升高。筛查应在妊娠 15~20 周进行,以中位数倍数(MOM)为单位。以 2.0MOM 为 AFP 正常值的上限,筛查的阳性率为 3%~5%,灵敏度在 90%以上,阳性预测值为 2%~6%。影响孕妇血清 AFP 水平的因素不是单一的,而是受多种因素影响,如孕龄、孕妇体重、种族、糖尿病、死胎、多胎、胎儿畸形、胎盘异常等。

2.超声筛查　99%的神经管畸形可通过妊娠中期的超声检查获得诊断,因此孕妇血清 AFP 升高但超声检查正常者,可不必抽取羊水检测 AFP。另外,3%~5%的神经管畸形为非开放性畸形,羊水 AFP 水平在正常范围内。

四、胎儿结构畸形的产前筛查

1.妊娠早期超声影像学筛查　除 11~13^{+6} 周胎儿 NT 厚度筛查外,部分无脑儿、全前脑、脊柱裂、联体双胎等畸形可能在妊娠早期被发现。

2.妊娠中期系统性超声筛查　最佳检测孕周为 18~24 周,建议所有孕妇在此时期均进行一次系统的胎儿超声检查。此时胎儿活跃,羊水相对较多,胎儿骨骼尚未骨化,脊椎骨质的超声影像对检查结果影响小,便于从各个角度观察胎儿结构。胎儿结构筛查包括胎儿各系统,如颅骨、大脑、小脑、脑室、脊髓等中枢神经系统,心脏、肺、胸壁、胸腔、颜面、腹壁、腹腔器官、肾、四肢、手足等,还包括胎盘、脐带的检查。每例检查需要较长的时间,由经过培训合格的超声人员或产科医师进行。通过超声对胎儿各器官进行系统的筛查,可以发现胎儿严重的结构畸形,如无脑儿、严重脑膨出、严重开放性脊柱裂、严重胸腹壁缺损并内脏外翻、单腔心、致死性软骨发育不良等。妊娠中期产前超声胎儿畸形的检出率为 50%~70%,而漏诊的主要原因有:①母体因素,如孕周、羊水、胎位、母体腹壁等;②部分胎儿畸形的产前超声检出率极低,如房间隔缺损、室间隔缺损、耳畸形、指(趾)异常、肛门闭锁、食管闭锁、外生殖器畸形、闭合性脊柱裂等;③部分胎儿畸形目前还不能为超声所发现,如甲状腺缺如、先天性巨结肠等。

五、胎肺成熟度的监测

1.孕周满 34 周(经妊娠早期超声核对)胎儿肺发育基本成熟。

2.卵磷脂与鞘磷脂比值(lecithin/sphingomyelin ratio,L/S)≥2,提示胎儿肺成熟。也可用羊水振荡试验(泡沫试验)间接估计 L/S 值。

3.磷脂酰甘油试验阳性,提示胎肺成熟。

六、子痫前期的预测

子痫前期的预测对于早期预防和早期治疗,降低母婴病死率有重要意义,但目前尚无特别有效、可靠和经济的预测方法。首次产前检查应进行风险评估,主张联合多项指标综合评估预测,尤其要联合高危因素。

1.高危因素 流行病学调查发现孕妇年龄≥40岁、子痫前期病史、抗磷脂抗体阳性、高血压、慢性肾炎、糖尿病或遗传性血栓形成倾向、初次产检时 BMI≥35kg/m²、子痫前期家族史(母亲或姐妹)、本次妊娠为多胎妊娠、首次怀孕、妊娠间隔时间≥10年,以及妊娠早期收缩压≥130mmHg 或舒张压≥80mmHg 等均与子痫前期密切相关。

2.生化指标 包括可溶性酪氨酸激酶-1、胎盘生长因子、胎盘蛋白13、可溶性内皮因子等。生化指标联合高危因素,有一定的预测价值。

3.子宫动脉多普勒血流检测 在妊娠20~24周时进行,如子宫动脉搏动指数和阻力指数持续升高或出现子宫动脉舒张早期切迹等病理波形,则预示有子痫前期的可能。

第三节 产前诊断

产前诊断是指在胎儿出生之前应用各种检测手段,如影像学、生物化学、细胞遗传学及分子生物学等技术,全面评估胎儿在宫内的发育状况,对先天性和遗传性疾病做出诊断,为进一步的出生缺陷干预(包括胎儿宫内治疗,如手术、药物、基因治疗等)及选择性终止妊娠提供依据。

一、产前诊断的对象

产前诊断的对象为出生缺陷的高危人群。除了产前筛查检出的高风险人群外,还有需要根据病史和其他检查确定的高风险人群。建议进行产前诊断的指征如下。

1.羊水过多或者过少。

2.筛查发现染色体核型异常的高危人群、胎儿发育异常或可疑结构畸形。

3.妊娠早期时接触过可能导致胎儿先天缺陷的物质。

4.夫妇一方患有先天性疾病或遗传性疾病,或有遗传病家族史,或曾经分娩过先天性严重缺陷婴儿。

5.年龄≥35周岁。

二、产前诊断的方法

可根据医疗条件应用以下方法。

1.超声检查 超声检查的目的是明确胎儿有无结构异常,主要包括二维灰阶成像、三维/实时三维成像、彩色血流多普勒、脉冲多普勒等,对筛查怀疑的胎儿结构异常做进一步检查。产前诊断性超声检查是针对临床或产前超声筛查发现的胎儿异常,围绕可能的疾病进行有针对性的、全面的检查,并做出影像学诊断。超声检查诊断出生缺陷存在以下局限性:①出生缺陷必须存在解剖异常,而且该异常必须明显到足以让超声影像能分辨和显现;②超声检查必须在合适的时间进行,可在妊娠早期获得诊断的疾病有脊柱裂、全前脑、右位心、联体双胎等,需在妊娠晚期才能诊断的疾病有脑积水、肾盂积水、多囊肾等,还有一些异常的影像学改变可在妊娠早期出现,以后随访时消失;③超声发现与染色体疾病有关的结构畸形需进行胎儿核型分析。

2.磁共振成像（MRI）检查　为非常规检查方法,只针对超声检查发现异常但不能明确诊断的胎儿。MRI 可以诊断的胎儿结构异常:①中枢神经系统异常,如侧脑室扩张、后颅窝病变、胼胝体发育不全、神经元移行异常、缺血性或出血性脑损伤等;②颈部结构异常,如淋巴管瘤及先天性颈部畸胎瘤等;③胸部病变,如先天性膈疝、先天性肺发育不全和先天性囊腺瘤样畸形;④腹部结构异常,包括脐部异常、肠管异常及泌尿生殖系统异常等。MRI 检查安全性较高,目前尚未发现有磁场对胎儿造成危害的报道。但为确保胎儿安全,对妊娠 3 个月以内的胎儿尽可能避免磁共振检查。

3.染色体核型分析　利用羊水、绒毛或胎儿血细胞培养,检测染色体核型。

4.基因检测　利用 DNA 分子杂交、限制性内切酶、聚合酶链反应（PCR）技术等检测DNA。

5.基因产物检测　利用羊水细胞、绒毛或胎儿血液进行蛋白质、酶和代谢产物检测,检测胎儿是否有神经管畸形、先天性代谢疾病等。

6.胎儿镜检查　胎儿体表畸形可用胎儿镜观察,属有创检查,在胎儿镜下还可进行胎儿皮肤活检。

7.X 线检查　因电离辐射对胎儿有影响,现已很少应用,但可用于终止妊娠后胎儿骨骼畸形的进一步证实。

胎儿染色体和基因疾病的产前诊断可通过绒毛穿刺取样、羊膜腔穿刺术或脐带穿刺术等介入性方法获得绒毛、胎儿细胞或脐静脉血。血液标本可以在 24～48 小时内获得诊断,羊水细胞或绒毛膜绒毛细胞需要培养 7～10 天才能得到结果。

三、产前诊断的疾病

1.染色体异常　包括染色体数目异常和染色体结构异常两类。染色体数目异常包括整倍体和非整倍体。整倍体如三倍体（triploidy, 69, XXX）、四倍体（tetraploidy, 92, XXXX）。非整倍体较多见,如某对染色体多一条额外的染色体,又称三体综合征,以 21-三体、18-三体和 13-三体综合征,X 染色体三体综合征（47,XXX）和 Klinefelter 综合征（47,XXY）多见;或某对染色体少一条,又称单体,最常见的是 X 染色体缺一条,又称Turner 综合征（45,X）。染色体结构异常以缺失、重复、倒位、易位较常见。

患染色体病的胎儿可死于宫内、多次反复流产或为体格、智力发育异常的出生缺陷儿,早期自然流产中染色体异常约占一半。

染色体病的产前诊断主要依靠细胞遗传学方法,即细胞培养、中期染色体显带、核型分析。近年来,随着分子细胞遗传学、分子遗传学检测技术的进步及检测试剂的商品化,对常见的染色体数目异常如 21、13、18、X、Y 可用荧光原位杂交,荧光定量 PCR 等技术进行快速产前诊断。常用的检测样本及合适的采样时间如下。

（1）绒毛细胞制备染色体:属妊娠早期有创检测,自发育中的胎盘取得一些细胞样本组织（胎儿与胎盘组织源自于相同的细胞）,能提供胎儿染色体的异常如 21-三体或其他基因的状况。绒毛采样最佳时间为妊娠 10～13 周,培养时间相对短,为 6～8 天。极少数绒毛细胞培养为染色体嵌合核型,而胎儿核型正常即所谓"自救",此类患者最好在妊娠中期再进行羊水培养,确定是否为真性异常。因绒毛采样时容易混入母体蜕膜细胞,故要特别注意避免母体细胞污染。

(2)羊水细胞培养制备染色体:羊水穿刺属于妊娠中期有创检测,可能会有感染、羊水泄露、流产等风险。通过培养胎儿脱落在羊水中的细胞进行胎儿细胞染色体核型分析及酶学检测,从而对胎儿的染色体病和代谢性遗传病做出诊断。其培养成功率为98%,检测准确率为100%。最佳采样时间为妊娠16~22周,此时羊水量相对多,抽出20~30mL的羊水不会对胎儿的发育产生不良影响,而且此时羊水中活细胞多(可占30%),培养容易成功。羊水培养时间较长,需7~14天。为了减少患者的焦虑,有的单位同时采用间期细胞直接荧光原位杂交,可在48~72小时获得上述常见染色体数目是否异常的结果。

(3)胎儿血细胞培养制备染色体:其为妊娠中、晚期常用的检测样本,除用于染色体病诊断外,主要用于胎儿血红蛋白病的诊断。适用于妊娠18周后,26~30周最佳。超声引导下脐带穿刺术穿刺胎儿脐静脉取血,用作核型分析时,培养48~72小时后可制片。此法能校正羊水细胞、绒毛细胞培养出现的假嵌合体,结果准确可靠。

2.性连锁遗传病 以X连锁隐性遗传病居多,如血友病、红绿色盲等。致病基因在X染色体上,而携带致病基因的男性必定发病,携带致病基因的女性为携带者。生育的男孩患病概率为50%,另50%为正常者;生育的女孩表型均正常,但有50%的概率为携带者。故判断为男胎后,可考虑进行人工流产以终止妊娠。

患性连锁隐性遗传病的男性与正常女性婚配,生育的男孩不会患病,生育的女孩均为携带者。如不能对性连锁遗传病本身进行诊断,则应确定胎儿性别,以便决定取舍。利用羊水细胞鉴定胎儿性别的正确率尚不能达到100%。常用的方法有染色体分析、Y染色体特异性探针进行原位杂交或Y染色体特异性DNA序列的PCR扩增。

3.遗传性代谢缺陷病 多为常染色体隐性遗传病。因基因突变导致某种酶的缺失,引起代谢抑制、代谢中间产物累积而出现临床表现。除极少数疾病可在早期用饮食控制法(如苯丙酮尿症)或药物治疗(如先天性甲状腺功能减退)使其不发病外,多数疾病至今尚无有效的治疗方法。故开展遗传性代谢缺陷病的产前诊断极为重要,但也十分困难。

测定培养的羊水细胞或绒毛细胞特异酶活性是遗传性代谢缺陷病产前诊断的经典方法。但有些遗传性代谢缺陷病的酶缺陷并不在羊水细胞和绒毛细胞中表达,因此不能用此技术进行产前诊断。可利用分子生物学技术在DNA分子水平上对待测的基因进行分析,对有关的遗传性代谢缺陷病做出诊断。常用的产前基因诊断技术有快速DNA斑点杂交法、限制性内切酶酶谱分析、寡核苷酸探针杂交法、DNA限制性片段长度多态性分析、PCR等。

4.先天性结构畸形 是指有明显的结构改变,如无脑儿、脑积水、开放性脊柱裂、唇腭裂、先天性心脏病、髋关节脱臼等。产前诊断的主要手段包括超声影像、MRI和胎儿镜等。超声和MRI具有分辨率高、诊断方便、无创等优点,可显示胎儿体表及各系统畸形,也可对胎盘功能、脐血管状态、胎儿大小、胎儿体重等进行诊断或判断。胎儿镜虽然是有创性产前诊断手段,但它也能直接观察胎儿体表的畸形,还能采集胎儿的皮肤、肌肉或血液标本做生化、病理或分子遗传学检查,以及胎儿宫内治疗等,故也被临床采用。另外,母血和羊水的生化检测也是一种常用的产前诊断方法,如羊水中乙酰胆碱酯酶异常升高有助于开放性神经管缺陷的诊断。

第二章　妊娠期并发症

第一节　流　产

自然流产是妊娠期最常见的并发症之一。在我国自然流产是指是妊娠不足 28 周、胎儿体重不足 1000g 的妊娠终止情况。发生在妊娠 12 周以前,称为早期流产;发生在妊娠 12~28 周,称为晚期流产。按照自然流产发展的不同阶段,分为以下临床类型:先兆流产、难免流产、不全流产、完全流产及过期流产;此外还有两种特殊类型的流产,分别为复发性流产和感染性流产,其中复发性流产是本节的主要内容。

目前国际上对于复发性流产的定义还没有统一的标准,美国生殖医学学会定义是 2 次或 2 次以上临床妊娠丢失,明确指出妊娠需要由超声或组织学证实,且不包括葡萄胎、生化妊娠和异位妊娠丢失;英国皇家妇产科医师学院则定义为与同一性伴侣连续发生妊娠 24 周前 3 次或 3 次以上妊娠丢失。2016 年,我国复发性流产诊治的专家共识中将复发性流产定义为 3 次或 3 次以上妊娠 28 周以前的妊娠丢失。

不同国家和地区对于复发性流产的定义不同主要表现为三点:①流产的孕周;②流产的次数;③是否限定为临床妊娠。定义的不同使得复发性流产文献报道存在异质性,导致发病率有明显不同。

一、病因

造成复发性流产的原因复杂,这些因素可能独立存在,也可能混合存在。包括遗传因素、生殖道解剖结构、内分泌因素、感染因素、血栓前状态和免疫因素等。

1.遗传因素　染色体异常是早期流产的常见原因,占 50%~60%。流产发生得越早,染色体异常的可能性越大。

(1)胚胎染色体异常:是遗传因素导致的流产中最常见的原因,胚胎染色体异常包括染色体数目和结构异常。染色体数目异常又分为非整倍体异常和整倍体异常。

1)非整倍体异常:约占染色体异常的 75%,是流产胚胎中最常见的染色体异常类型,表现为染色体增加一条或数条,也可以是缺失某条染色体。在染色体异常的存活者中 21-三体及 X 单体最为常见,而流产的胚胎中以 13、16、18、21 和 22 号染色体及 X 染色体异常最为常见。胚胎染色体异常的机制尚不完全清楚,随着母亲妊娠年龄增长,胚胎染色体异常的概率增加,特别是三体型异常的概率增加。

2)整倍体异常:约占染色体异常的 15%,是自然流产中第二常见的染色体异常类型。造成多倍体的原因多为多精子受精或卵母细胞减数分裂过程中染色体不分离所致。

3)染色体结构异常:在致畸因素的作用下,染色体发生断裂或重排,从而导致染色体的各种结构改变,如染色体倒位、易位、部分缺失等。

（2）夫妻染色体异常：Tharapel 等对 16042 例经历过 2 次以上流产的患者（其中女性 8208 例，男性 7834 例）进行染色体分析，结果发现染色体异常的概率为 2.9%，是正常人群的 5~6 倍，其中 50% 为染色体平衡易位、24% 为罗伯逊易位、12% 为女性性染色体嵌合，此外还包括染色体倒位或其他少见类型。染色体为平衡易位、罗伯逊易位的这部分患者由于不存在重要染色质的丢失，临床上通常没有表现，而在生殖过程中由于染色体的分离及配对产生的配子绝大多数存在异常，从而导致不孕及反复发生流产。

2.生殖道解剖结构　解剖因素导致的流产占 12%~15%，可以分为先天性（子宫发育异常）及获得性（宫腔粘连、子宫内膜息肉、子宫肌瘤等）两种。

（1）先天性发育异常：女性胎儿在胚胎形成过程中发生子宫发育障碍或中隔融合障碍，导致子宫发育障碍。由于子宫结构改变导致宫内环境及着床部位血供异常，不利于受精卵发育，进而导致流产。另外，纵隔子宫的内膜发育欠佳，对激素的敏感性降低，也是造成流产的另一个因素。Kupesic 等比较了 689 例纵隔子宫患者与 15060 例正常女性的妊娠结局，早期流产率分别为 41.1% 和 12.1%，而纵隔子宫晚期流产率和早产率分别为 12.6% 和 6.9%。Heinonen 等发现不同类型的子宫畸形对妊娠结局影响不一致，结局相对较好的为纵隔子宫患者，其流产率为 25.9%，早产率为 8.6%；双角子宫患者的流产率为 27.8%，早产率为 19.4%；双子宫患者的流产率为 32%，早产率为 24%；妊娠结局最差的是单角子宫，流产率为 46.7%，早产率为 20%。

（2）获得性子宫结构异常：一些后天疾病也可以导致子宫形态及内膜病变，影响胚胎着床，从而导致流产，包括子宫肌瘤、子宫内膜息肉、宫腔粘连及宫颈功能不全等。宫颈功能不全是晚期流产的常见原因。宫颈功能不全在人群中的发病率 0.1%~0.2%，临床表现为无痛性宫颈扩张，伴或不伴有宫颈缩短，与宫颈功能不全导致的流产多发生在每次妊娠的同一月份。造成宫颈功能不全的原因为宫颈后天损伤或宫颈先天性发育不良。

3.内分泌因素　受精卵的发育需要全身各个内分泌腺体、妊娠黄体及胎盘分泌激素的共同作用，任何一个环节出现问题都可能会导致流产的发生。与复发性流产相关的内分泌因素包括黄体功能不足、多囊卵巢综合征、高催乳素血症及未控制的糖尿病等。

（1）黄体功能不足：由于黄体酮分泌不足，引起妊娠蜕膜样反应不良，影响孕卵着床和发育，导致自然流产。5%~10% 的育龄妇女有黄体功能不足的问题，大多是由于卵泡发育不良、颗粒细胞和卵泡膜细胞功能不足、黄体酮分泌量少所致，而黄体酮可以抑制子宫收缩，有利于胚胎在宫内的发育，一旦缺乏容易导致流产。

（2）多囊卵巢综合征：患者流产率为 20%~40%，机制尚不完全清楚，可能与黄体生成素水平升高相关。黄体生成素过早升高，导致不孕、妊娠率降低及流产发生，还可影响卵母细胞的减数分裂过程，从而影响受精卵发育。

（3）高催乳素血症：催乳素是卵泡发育的必要物质，对维持黄体功能起重要作用。黄体酮能促进催乳素的释放。高水平的催乳素可以抑制黄体功能，使黄体期缩短，黄体酮分泌不足，干扰胚胎的发育，导致流产。

（4）未控制的糖尿病：血糖控制满意的糖尿病女性自然流产率与正常女性无明显差异，而血糖控制欠满意患者的自然流产率升高。除此以外，高血糖也是造成胎儿畸形的危险因素之一。

4.感染因素　妊娠期感染可能导致胎儿畸形及流产,各种感染可以通过胎儿或胎盘感染、慢性子宫内膜感染及绒毛膜羊膜炎发挥致病作用,一些感染可以反复发作。常见的病原体包括弓形虫、风疹病毒、巨细胞病毒、单纯疱疹病毒(合称 TORCH),还有支原体及衣原体感染等。目前尚无证据证明哪种感染可以导致复发性流产。

5.血栓前状态　又称为易栓症,指妊娠期间血管内皮细胞功能、血小板数量和功能、凝血系统、抗凝系统及纤溶系统功能出现异常,从而导致病理性高凝,形成血栓前状态,这部分患者易在血管内形成血栓,从而致流产、早产和心血管疾病。根据病因,血栓前状态可以分为遗传性及获得性两大类。遗传性主要由于参与凝血及纤溶的相关基因突变所致,如凝血因子 V 突变,凝血酶原基因突变、蛋白 C 缺陷症、蛋白 S 缺陷症、高同型半胱氨酸血症、亚甲基四氢叶酸还原酶基因突变。获得性包括抗磷脂综合征及获得性高同型半胱氨酸血症。有证据表明,抗磷脂综合征对妊娠结局有直接影响,经过治疗妊娠结局得以改善,其他类型的血栓前状态与流产的关系尚存在争议。

6.免疫功能异常　随着生殖免疫学的进展,尤其是母胎界面免疫耐受机制的发展,人们逐渐认识到免疫因素在流产中的作用。根据免疫反应的类型,将免疫性流产分为自身免疫型流产和同种免疫型流产。

(1)自身免疫型流产:主要与抗磷脂综合征、系统性红斑狼疮及干燥综合征等自身免疫疾病有关。其中最具有代表性的是抗磷脂综合征,这是一种以反复的动脉、静脉血栓,反复妊娠丢失,血小板减少,抗磷脂抗体持续阳性为主要特征的自身免疫性疾病。抗磷脂综合征又分为原发性抗磷脂综合征和继发性抗磷脂综合征。继发性抗磷脂综合征多继发于系统性红斑狼疮等自身免疫性疾病。基本病理改变为血管内血栓形成,而不是血管炎;由于胎盘血栓形成、胎盘梗死,导致复发性流产、死胎、早产、胎儿生长受限等病理妊娠发生。

(2)同种免疫型流产:主要指妊娠免疫耐受失衡所致的流产。在严格排除染色体异常、解剖结构异常、内分泌失调、生殖道感染、自身免疫性疾病等病因之后出现的流产,临床上称为"不明原因复发性流产"。正常妊娠时母胎界面表现为一种特殊类型的外周免疫耐受机制,各种免疫因素通过有机协调达到母胎间的免疫平衡,这种平衡一旦遭到破坏,胚胎遭受免疫攻击,就会发生流产。同种免疫型流产的机制及治疗方法是最近研究的热点。机制主要涉及人类白细胞抗原、NK 细胞的活性、CD4/CD8 细胞的比例、细胞因子比例、孕激素诱导封闭因子及封闭抗体等。

7.不良环境及生活习惯　除了以上阐述的因素以外,不良环境因素可以直接或间接对胚胎或胎儿造成损害,如过多接触某些有害的化学物质(如砷、铅、苯、甲醛、氯丁二烯、氧化乙烯等)和物理因素(如放射线、噪声及高温等),过度精神紧张、情绪波动及精神事件刺激,抽烟、酗酒、喝浓茶及过量的咖啡因摄入,都可能导致流产的发生。

二、病因学检查

连续发生 2 次流产就应该重视,并给予相应的病因学评估和全面筛查,避免盲目进行保胎治疗。对流产的病因诊断要从遗传因素、母体生殖道结构异常、感染因素、内分泌因素、凝血因素和免疫因素等方面进行评估。前四种病因都有明确的诊断标准，而血栓性疾病目前尚缺乏明确的诊断标准，同种免疫型流产要在除外其他因素以后才能做出诊断。

对流产原因进行筛查时，首先要详细询问病史，要包括母亲年龄、是否有合并症及相应的用药情况、上次流产的孕周、流产方式及流产时的胚胎情况，是否行胚胎染色体检查、是否有生殖道感染等；其次要进行下列因素的评估。

1.遗传因素　对夫妇双方同时进行外周血染色体核型分析，注意是否存在染色体数目和结构异常，了解染色体异常类型。有条件者要对流产物进行核型分析，早期流产多由胚胎染色体异常所致，随着流产周数的增加，遗传因素所占比例降低。

2.解剖因素　对所有患者进行盆腔超声检查，了解子宫及附件结构，是否有子宫肌瘤、宫腔粘连等异常。怀疑存在子宫解剖结构异常者需通过三维超声、盆腔 MRI 检查、子宫输卵管碘油造影或宫腔镜、腹腔镜等进一步明确诊断。

宫颈功能不全的检测方法：孕前可以进行宫颈扩张试验、宫颈气囊牵引试验、子宫输卵管碘油造影检查来明确诊断，孕时进行彩超检查或宫颈指诊来了解宫颈功能。

3.内分泌检查

（1）基础体温测定：基础体温可以反映卵巢功能，用于黄体功能不足的筛查。如高温相持续少于 12 天或体温上升缓慢等，均提示黄体功能可能不足。

（2）黄体期黄体酮水平测定：黄体中期的黄体酮水平可以提示黄体的功能状态，单次测量值低于 $10ng/mL$（$1ng/mL=1\mu g/L$）或隔天测量 3 次，测量值之和小于 $30ng/mL$，提示黄体功能不足。不推荐在妊娠期连续监测黄体酮及根据黄体酮水平调整用药剂量。

（3）基础激素检查（月经第 2~5 天进行）：包括卵泡刺激素、黄体生成素、雌二醇、孕激素、催乳素及睾酮水平，了解卵巢功能，由于催乳素水平受进食、运动及自身分泌节律等多种因素的影响，所以在测量前最好空腹或只进食糖类，静息 30 分钟后在上午 9~10 时采血。

（4）空腹血糖检查：对于多囊卵巢综合征患者可行口服糖耐量试验及胰岛素释放试验。

4.感染因素　对于有不良产史的患者，如感染性流产、早产、胎膜早破，可以进行感染因素的筛查，包括阴道分泌物常规检查，宫颈衣原体、支原体、病毒等检查。目前不推荐常规筛查 TORCH。

5.血栓前状态检查　血栓前状态的妇女一般没有明显的临床表现，目前也没有确定的实验室标准来进行诊断。现在主要用分子标志物和血浆凝血功能检查两方面来评估凝血功能情况，如凝血酶原时间、凝血时间、纤维蛋白原、纤维蛋白原降解产物等。除此以外，还可以检测抗凝血酶Ⅲ、蛋白 C、蛋白 S 及血清的同型半胱氨酸水平等。

6.免疫相关指标检查　免疫性流产的相关检查包括自身抗体测定及与同种免疫型流产相关指标的检测。自身抗体包括狼疮抗凝物、抗心磷脂抗体、抗 β_2-糖蛋白 1 抗体等为代表的抗心磷脂抗体、抗核抗体、甲状腺相关抗体。同种免疫型流产的检查项目包括自然杀伤(NK)细胞数量及活性、巨噬细胞功能、树突状细胞功能、补体系统、封闭抗体、T细胞和B细胞活性、辅助性T细胞因子(Th1/Th2)等。

三、治疗

要根据自然流产的不同类型进行相应处理,并针对复发性流产原因给予相应的治疗。在药物治疗的同时要对患者的生活方式进行调整,包括适量运动、减重,以及禁烟、禁酒、减少咖啡因摄入量等。

1.染色体异常 目前对于染色体异常导致的流产尚无理想的治疗方法,可在孕前避免有毒药物、射线等致畸因素接触,杜绝近亲结婚。对染色体异常或生育过染色体异常患儿的夫妇进行遗传咨询,对于平衡易位者可以采用移植前诊断来选择染色体正常胚胎进行移植。一旦妊娠,要对胎儿进行染色体检查(绒毛活检或羊膜腔穿刺),发现异常及时终止妊娠。不适合生育的类型如同源染色体罗伯逊易位患者应该建议其避孕,避免反复流产及染色体异常儿出生,同时建议其采用供卵或供精进行受孕,也可以考虑收养孩子。

2.解剖因素

(1)子宫发育异常:目前缺乏随机对照试验来评估子宫畸形纠治手术在复发性流产患者中的治疗效果。虽然有文献表明子宫纵隔切除畸形纠治手术可以明显改善妊娠结局,降低流产率,但证据级别相对较低。手术可能会造成宫腔粘连、妊娠子宫破裂等情况,对于子宫畸形患者,如没有不良孕产史者先试孕,不推荐预防性手术。对于合并不孕、反复流产者可行畸形纠治术。

(2)宫腔粘连:无临床症状或无生育要求的患者不需要手术治疗;月经过少,但无生育要求且无痛经或宫腔积血的患者也不需要手术治疗。仅合并不孕、反复流产、月经过少且有生育要求的患者可行宫腔镜下粘连分解术。

(3)子宫内膜息肉:目前缺乏高质量的研究来评估内膜息肉切除术对于复发性流产的治疗效果,在人工授精的研究中发现子宫内膜息肉切除组临床妊娠率明显增加。

(4)子宫肌瘤:由于黏膜下肌瘤患者的自然流产率较高,应在妊娠前行宫腔镜下黏膜下肌瘤手术,体积较大的肌壁间肌瘤也应该手术,子宫肌瘤患者备孕前若肌瘤直径≥4cm,建议剔除。

(5)宫颈功能不全:手术治疗是目前常用的治疗宫颈功能不全的治疗方法之一,理论上可以通过宫颈环扎治疗使宫颈功能恢复,增加宫颈管张力,阻止妊娠期宫颈下段延伸和宫颈口扩张,起到延长胎龄,从而减少流产及早产风险的作用。但对于宫颈环扎是否能改善妊娠结局,目前尚存在争议,手术前要充分衡量手术风险与收益,我国的专家共识中推荐对存在子宫颈功能不全的复发性流产患者,在妊娠13~14周行预防性子宫颈环扎。

3.内分泌因素

(1)黄体酮:使子宫内膜由增生期向分泌期转化,为受精卵着床做准备。妊娠期间黄体酮与Ca^{2+}结合,抑制子宫收缩,促进母胎界面CD56+淋巴细胞分泌黄体酮诱导封闭因子促进母胎耐受。具体治疗方法:使用至妊娠12~16周或前次流产的孕周后1~2周;若无先兆流产表现且有晚期复发性流产病史的孕妇可应用至妊娠 28 周。可以使用口服、注射或阴道用黄体酮制剂：①口服用药：地屈孕酮，每天 20~40mg，分 2~3 次给药；微粒化黄体酮等黄体酮制剂，200~300mg，分 1~2 次服用；②肌内注射黄体酮：每天 10~20mg，使用时应注意患者局部皮肤、肌肉的不良反应；③阴道用黄体酮：微粒化黄体酮，每天 200~300mg，分 2~3 次给药；或黄体酮阴道缓释凝胶，每天 90mg。黄体酮在复发性流产中的作用还在不断的探索与总结。最近的一项荟萃分析表明，黄体酮有可能降低再次流产的发生风险，但是由于证据级别较低，仍需要更多的研究来验证黄体酮在复发性流产中的作用。对妊娠早期出现阴道出血的患者，英国进行的一项随机对照研究纳入了 48 个医院的 4153 例患者，结果证明是否使用黄体酮对妊娠结局无明显改善。

（2）多囊卵巢综合征：美国及欧洲内分泌学会 2013 年多囊卵巢综合征诊疗指南建议，对于月经不调及有高雄激素表现的患者首选口服避孕药，起到抑制黄体生成素及卵巢分泌雄激素，并提高性激素结合球蛋白水平，降低游离睾酮含量的作用。陈子江等于 2013—2015 年对 14 个生殖中心选取 1508 例多囊卵巢综合征患者进行体外受精胚胎移植术研究，发现冷冻胚胎移植可以明显降低多囊卵巢综合征患者流产的发生。

（3）高催乳素血症：溴隐亭可以明显降低高催乳素血症患者的流产率，一旦妊娠，即可停药。

（4）糖尿病：应该在孕前及妊娠期积极监测及治疗，孕前将血糖控制在正常范围对降低流产起重要作用。

4.感染因素　孕前对于生殖道感染进行筛查，对于已经存在生殖道感染的患者在孕前进行治疗，感染控制后方可受孕。既往有晚期流产病史的孕妇，妊娠期定期检测生殖道感染的相关指标。

5.血栓前状态　目前尚无统一的治疗规范，治疗主要以抗凝为主，主要方法是低分子量肝素单独应用或联合阿司匹林使用，高同型半胱氨酸血症者还可以补充叶酸、维生素 B_{12} 等维生素。

6.免疫型流产　应通过全面检查了解免疫紊乱类型，予以针对性治疗。

（1）自身免疫型流产：根据是否有原发性自身免疫性疾病进行相应的治疗，对于合并系统性红斑狼疮（SLE）等自身免疫性疾病的患者，需要在风湿免疫科及产科医师的共同指导下，在病情缓解后选择适当时机受孕，妊娠期严密监测病情变化，适时终止妊娠，要根据具体情况选择合适的药物治疗。原发性抗磷脂综合征（APS）的治疗主要以抗凝为主，可以明显降低 APS 患者的流产率，不建议给予激素或免疫抑制剂治疗；继发 APS 要根据原发病进行针对性治疗。既往无流产史，或妊娠前 10 周发生的单次流产患者可以不治疗或给予小剂量阿司匹林；有复发性流产病史及妊娠 10 周以后的流产病史患者，使用低分子量肝素治疗至分娩；既往有血栓史患者，在妊娠前就开始抗凝治疗，直到产后继续抗凝治疗 6~12 周。

（2）同种免疫型流产的治疗：一直是复发性流产领域里研究的热点问题，治疗方法包括淋巴细胞免疫治疗、免疫球蛋白、免疫抑制剂如糖皮质激素等，这个领域的进展与争议最多，仍处于研究阶段。没有一种治疗方法对同种免疫型流产有确切的治疗效果，相当一部分治疗方法主要来源于医师的经验或一些观察性研究。但要注意的是,复发性流产患者总体预后都是不错的,即使不进行干预,再次妊娠时超过 50% 的妊娠结局也是好的。下面以淋巴细胞免疫治疗为例,对进行同种免疫型流产的治疗方法展开阐述。

第二节 妊娠早期稽留流产

妊娠早期稽留流产(missed early miscarriage,MEM)是指妊娠≤12 周,胚胎或胎儿已死亡并滞留在子宫腔内,未能及时自然排出。妊娠早期稽留流产常常在超声检查时被发现。胚胎着床后 31% 自然流产,其中 80% 为早期流产,早期流产中 2/3 为隐性流产(生化妊娠)。

一、病因

最重要的 4 种病因:母体免疫学因素(包括自身免疫和同种免疫)、易栓因素(包括遗传性和获得性易栓症)、女性生殖道解剖结构异常及内分泌异常,而亲代的染色体异常所占自然流产(spontaneous abortion,SA)病因的构成比仅占少部分。TORCH 等感染因素可能与偶发 SA 有关,而和复发性流产(recurrent spontaneous abortion,RSA)并无关联。胚胎染色体异常仍然是导致 SA 的常见原因,研究显示流产物染色体异常发生率超过 50%。男性因素与 SA 的关联尚存在争议。

二、诊断要点

停经时间常常与胚胎大小不一致,超声检查可以发现胚胎停止发育,推测停止发育的大致妊娠周数,临床上以超声诊断的妊娠周数作为推算妊娠时间及诊治的判断依据。

1.病史要点 末次月经时间、妇科检查子宫大小、超声诊断等方法进行推算。

2.体格检查 有或无流血、腹痛等临床症状,妇科检查时宫颈口未开。

3.辅助检查 超声检查已经成为精确测量妊娠周数的常用方法。妊娠 5 周时,超声检查宫腔内可见妊娠囊;妊娠 6 周以上,超声检查可见胎芽和原始心管搏动。

妊娠早期稽留流产的超声诊断标准:①超声检查头臀长≥7mm,未见胎心搏动;②宫腔内妊娠囊平均直径≥25mm,未见胚胎;③宫腔内妊娠未见卵黄囊,2 周后仍然未见胚胎和胎心搏动;④宫腔内妊娠可见卵黄囊,11 天后仍然未见胎心搏动。

三、鉴别诊断

1.妊娠早期先兆流产。

2.异位妊娠。

3.葡萄胎。

四、治疗

主要治疗方式有 3 种,期待治疗、药物治疗和手术治疗。

1.期待治疗 期待时间为 7~14 天,每周进行超声检查 1 次。观察超过 14 天妊娠物未排出,需要选择其他治疗方式。

（1）禁忌证：①子宫手术史、产前产后大出血史、胎盘残留/植入史、多次宫腔操作史等；②已知或疑似异位妊娠及带器妊娠者；③存在感染、中重度贫血、凝血功能异常、肝肾功能不全、心肺功能不全等严重器质性疾病。

（2）期待治疗期间注意事项

1）需要具备药物治疗、手术治疗及不全流产监测等医疗资质和医疗条件，以备转换治疗方式及临床观察。

2）向患者说明不同治疗方式的特点和利弊，介绍期待治疗的注意事项，并安排复诊时间、紧急联系方式及就诊地点。

3）患者见到妊娠物排出后，建议及时返回医院就诊，鉴别是否排出完整；如果医师鉴别困难，需行病理检查。无法存留妊娠物者，需告知不排除异位妊娠风险。

4）贫血（血红蛋白<100g/L）患者，谨慎选择期待治疗。

5）第一次复诊时间不能超过14天。通过观察阴道流血、腹痛、是否有组织物排出等临床症状及超声检查，判断组织物是否已经完全排出。妊娠囊已排出者3周后需检测尿hCG，如果结果仍显示阳性需尽快就诊；阴性，可待恢复月经后复诊；判断已经完全流产后，大于40天未转经或转经时出血过多，需复诊。

6）在期待治疗期间，如果没有出现阴道流血或腹痛，需再行超声检查。如果确定妊娠囊未排出，医患双方充分沟通，权衡利弊后可转为手术治疗或药物治疗。

7）期待治疗期间出现阴道流血多于平日月经量（比如需要0.5～1小时换一次卫生巾），需尽快就诊，转为手术处理。

8）期待治疗期间出现感染征象，体温持续24小时超过38.5℃，或者有剧烈下腹疼痛者，需尽快就诊。

2.药物治疗　药物治疗是使用药物模拟自然流产过程，可以避免手术创伤。药物治疗所需时间从数小时至数天，需要多次到医院复诊。患者可能出现阴道流血、下腹痉挛性疼痛，伴恶心、呕吐等不适，并有药物过敏甚至严重过敏报道。在药物治疗前，需告知药物治疗的有效性、治疗经过和可能发生的不良反应，介绍观察时间、流血时间及留院观察时间等。需签署知情同意，排除米非司酮、前列腺素类药物等过敏史，需在院服用米索前列醇类药物并留院观察3～6小时（妊娠9周以上建议全程在医院进行），同时告知需急诊、随诊情况及复诊时间。

（1）首选药物治疗的情况

1）手术治疗操作困难：①子宫畸形（残角子宫除外）；②严重骨盆畸形，平躺或膀胱截石位困难；③子宫极度倾曲、宫颈发育不良/宫颈坚韧、宫颈手术史等。

2）不愿选择手术流产者。

（2）药物流产禁忌证

1）对前列腺素类药物过敏，有使用禁忌者：心脏病、哮喘、癫痫、青光眼和严重胃肠功能紊乱。

2）对米非司酮过敏，有使用米非司酮禁忌者：肾上腺疾病、糖尿病等内分泌疾病。哺乳期使用米非司酮，建议用药终止后停止哺乳3天。

3）心、肝、肾疾病患者及肾上腺功能不全者；高血压[收缩压>140mmHg 和（或）舒张压>90mmHg]，低血压[收缩压<90mmHg 和（或）舒张压<60mmHg]。

4）血液病、遗传性卟啉病。

5）贫血（血红蛋白<80g/L）。

6）已知或疑似异位妊娠，带器妊娠者。

7）居住地远离医疗服务机构或交通不便，不能及时就诊及随访者。

（3）需要谨慎和临床判断的情况：长期使用糖皮质激素治疗者，患出血性疾病者，血红蛋白（Hb）为 80~90g/L 者需住院治疗，既往有心脏病或有心血管疾病高危因素，曾经或者近期进行过子宫相关手术者。

（4）药物种类

1）前列腺素类似物：主要包括米索前列醇和卡前列甲酯。用前列腺素类似物治疗妊娠早期稽留流产的成功率达 72%~93%。

使用方法：米索前列醇阴道用药 600μg，或舌下含服 400μg；卡前列甲酯栓可以阴道后穹窿放置 1mg。如果未见妊娠物排出，可以间隔 3 小时（口服）或 6 小时（阴道用药）重复用药 1 次，服用方法是舌下含服米索前列醇 400μg，阴道内用药方法是放置米索前列醇 400μg 或者卡前列甲酯栓 1mg。

注意事项：①为了防止出现过敏性休克及多量出血等严重并发症，建议用药时留院观察 3~6 小时；②离院后阴道流血时间长或量多（连续 2 小时，≥2 片卫生巾/小时）；持续发热>24 小时；出现全身不适>24 小时等情况，需要尽快返院复诊。妊娠超过 63 天的药物治疗应全程在医院进行，以便出现并发症时及时处理；③药物治疗不必常规预防性使用抗生素；④如果药物治疗后 24 小时仍然无阴道流血，需要提供进一步个体化治疗，可改用手术治疗；⑤治疗过程中下腹剧烈疼痛可以口服非甾体抗炎药，呕吐明显可以服用止吐剂；⑥哺乳期间仅使用米索前列醇，不需要停止哺乳，对母乳及新生儿没有影响；⑦带器妊娠时，如果是有尾丝的宫内节育器，药物治疗前可牵拉尾丝取出宫内节育器。取环困难者，无尾丝的宫内节育器或需宫腔操作取器的带器妊娠者，建议手术治疗，行清宫术同时行取环术。

2）米非司酮（mifepristone）：米非司酮是孕激素受体阻滞剂，可以增加子宫肌层和子宫颈对前列腺素的敏感性。米非司酮配伍米索前列醇用于妊娠早期药物流产有较高的成功率。稽留流产患者的胚胎已经停止发育，米非司酮竞争性结合孕激素受体的作用是否可以增加流产的成功率结论不一。有研究表明，米非司酮与米索前列醇联合用药与单独使用米索前列醇相比较，没有增加排空率，也没有减少并发症，在治疗稽留流产或不全流产时没有明显优势，所以不推荐米非司酮用于治疗稽留流产，建议单独使用前列腺素类似物进行药物治疗。但是最新研究成果却得出相反结论，2018 年在《新英格兰医学杂志》发表的论文显示，米非司酮联合米索前列醇，较单独使用米索前列醇更高效。

3）药物使用方法（表 2-1）。

表 2-1　妊娠早期稽留流产药物治疗方法

药物类型	用药方法
单用前列腺素类似物	米索前列醇:600μg 阴道用药,或 400μg 舌下含服
	卡前列甲酯:1mg,阴道用药
	如果无妊娠物排出,可以间隔 3 小时(口服)至 6 小时(阴道用药)重复用药 1 次
	服用方法:口服,舌下含服米索前列醇 400μg;阴道用药,米索前列醇 400μg 或卡前列甲酯栓 1mg
加用米非司酮	口服米非司酮 200mg,24~48 小时候开始使用前列腺素类似物,用法见上

4)随访:药物治疗的随访是观察流产是否成功的关键。随访期间需要向患者提供 24 小时联系方式,如电话、信息、网络等。

药物治疗的复诊时间及观察内容:①未见妊娠囊排出者:用药后 1 周复诊,检查项目包括超声检查和血清 β-hCG 水平等。如果超声检查仍可见妊娠囊,建议转为手术治疗;②妊娠囊已经排出者:3~4 周后自测尿妊娠试验。如果呈阳性,需复诊,排除不全流产;③妊娠囊完全排出,但 40 天后未转经或转经时出血量大于月经量时,需及时就诊;④观察见妊娠物排出后,鉴别是否可见绒毛或妊娠囊;如果鉴别困难,需行病理检查。

对于无法存留妊娠物的患者,需告知不排除异位妊娠风险;⑤当复诊时出现下述情况时,需要进一步干预:①阴道大量出血时,需急诊行手术治疗;②宫腔内组织物持续存在,或转经后宫腔内仍有残留物;③出现严重药物过敏反应;④药物治疗观察时间较长,存在感染风险。

3.手术治疗　手术方式包括负压吸引术(妊娠 10 周内)和钳刮术(妊娠 10~12 周)。

(1)适应证:①有药物流产禁忌证;②要求尽快结束妊娠者。

(2)禁忌证:①急性或亚急性生殖道感染未治疗者;②生命体征异常或者全身身体状况不良不能耐受手术者;③术前两次体温(间隔 4 小时)超过 37.5℃暂缓手术。

(3)手术治疗方法:稽留流产手术治疗的成功率达 99%,需要在有相关资质的医院由有相关资质的医师操作。带器妊娠者术中同时取出宫内节育器。手术治疗并发症的发生率较低,主要是出血和感染(<5%)。

术前根据宫颈条件可行宫颈预处理,以减少手术并发症的风险。宫颈准备方式有药物方法和物理方法。药物方法主要是使用米索前列醇或卡前列甲酯栓。米索前列醇 400~600μg,术前 3~4 小时放入阴道内;卡前列甲酯栓 1mg,术前 1~2 小时放入阴道内。用药期间可能出现腹痛、腹泻、阴道流血、呕吐等;需排除相关药物过敏史,签署书面知情同意,同时留院观察,警惕出现过敏性休克等严重并发症。传统上,手术治疗术前常口服雌激素类药物 3~5 天,以期提高子宫肌层对缩宫素的敏感性,但目前缺乏相关的证据。对于反复流产或可疑凝血功能异常者,使用大剂量雌激素会增加血栓风险,需要谨慎使用。对存在凝血功能异常者,应予纠正,并尽早手术。术中镇痛包括镇痛药物、宫旁阻滞麻醉、全身麻醉。镇痛药物有非甾体抗炎药(NSAIDs),如布洛芬 400~800mg;抗焦虑药/镇静剂(如地西泮 5~10mg)。宫旁阻滞麻醉是在宫颈旁注射利多卡因,通常使用 0.5%~

1.0%利多卡因10～20mL。全身麻醉需要由专业麻醉医师实施,并对受术者进行术中全程监护,做好心肺复苏准备。推荐应用丙泊酚等静脉麻醉,不推荐吸入麻醉。手术方式推荐采用负压吸宫术,避免用刮匙反复搔刮宫腔。稽留流产患者常使用孕激素等激素类药物保胎治疗,胚胎组织与子宫壁粘连紧密,致使手术困难。有条件的医院可在超声监视下手术,或在宫腔观察吸引手术系统监视下行负压吸宫术。术后需检查是否可见绒毛或妊娠囊等组织物,肉眼无法分辨时需组织物送病理检查;同时可根据患者意愿和临床需要决定是否送胚胎绒毛染色体检查。如果检查组织物未见妊娠囊,立即复查超声及检测血 β-hCG,术后24～48小时复查 β-hCG,如果下降超过50%,不需要连续检查;否则,需要进一步排除异位妊娠。美国妇产科医师学会(ACOG)指南建议,手术治疗前应预防性使用抗生素,推荐术前1小时内服用多西环素200mg为一线预防感染用药。研究发现,可降低术后41%的感染率。

(4)术后随访:①术后流血超过2周需要就诊;②术后出现发热、剧烈腹痛、阴道大量流血等情况,需要尽快复诊;③如果没有生育要求,可以术中同时放置宫内节育器等长效可逆避孕装置;④术后40天后未转经或转经时出血量大于月经量或者明显减少时及时就诊。

4.3 种治疗方式比较　稽留流产的期待治疗、药物治疗和手术治疗,各有其优缺点。手术治疗是治疗早期妊娠稽留流产的传统方法,操作快捷,术后即可知组织物是否已经清除,疗效达99%。但是手术治疗为有创治疗,可以发生各种近期和远期并发症;药物治疗为非侵入治疗,但出血时间长,需要反复就诊,有失败及宫腔残留可能,有出现严重药物过敏反应的报道;期待治疗的成功率接近80%,合并症风险较小,但是存在计划外手术治疗及大出血等风险,鉴于我国目前实际情况,不作为一线推荐方式,需要与患者充分沟通,知情并谨慎选择(表2-2)。

妊娠早期稽留流产无论采取何种治疗方式,都需要重视随访。稽留流产治疗后大约2周恢复排卵,需要提供避孕咨询服务,帮助选择最合适的避孕方法。如果存在缺铁性贫血,需要提供铁剂。如果已经发生2次以上稽留流产,建议再孕前进一步评估。

表2-2　3种方法治疗妊娠早期稽留流产效果比较

方法	优势	缺点	疗效
期待治疗	避免药物及手术治疗相关不良反应及并发症;避免器械刺激宫腔	观察时间无法预测;一旦失败,需要行手术治疗	16%～75%
药物治疗	避免器械刺激宫腔	与手术治疗相比,流血更多,需要随访;前列腺素制剂引起的不良反应	61%～100%
手术治疗	操作快捷	侵入性有创操作	96%～100%

五、术前常规检查

为保证手术安全,降低术中、术后并发症风险,终止妊娠术前应按照中华医学会计划生育学分会发布的《临床诊疗指南与技术规范计划生育分册》进行术前检查,包括阴道分泌物、血常规、肝炎病毒、HIV、梅毒、妇科超声、心电图等检查,麻醉患者应行胸部正侧位X线检查。

1.对于妊娠早期稽留流产患者,考虑术中出血风险,术前应增加凝血功能检查,包括活化部分凝血活酶时间(APTT)、凝血酶原时间(PT)、纤维蛋白原(Fg)和纤维蛋白(原)降解产物(FDP)及D-二聚体。其中D-二聚体能够识别隐匿的高凝状态,其值持续升高时一定代表凝血的活化,可以指导进一步的血栓前状态的检查。

2.生殖道感染的检查 外阴炎、阴道炎及子宫颈炎症均有可能增加术中、术后感染风险,尤其是妊娠早期稽留流产患者组织机化坏死,术后发生宫内感染时会进一步导致宫腔粘连的风险增加,因此必须重视术前阴道环境的检查。任何急性的感染都可能引起流产,慢性子宫内膜炎可能是导致妊娠早期稽留流产的高危因素。各种病原体感染宫腔时,可导致孕卵停止发育、自然流产等。鉴于生殖道感染与妊娠早期稽留流产的相关性,应扩大术前阴道分泌物检查的范围,常见外阴及阴道炎症包括滴虫性阴道炎、假丝酵母菌病、细菌性阴道病。子宫颈炎症常见病原体包括性传播病原体(淋病奈瑟菌、沙眼衣原体)和内源性病原体(生殖支原体、细菌性阴道病病原体)等。人工流产术前所有妊娠早期稽留流产患者均应行阴道清洁度、滴虫、假丝酵母菌病、细菌性阴道病检查。存在如下情况时,建议行淋病奈瑟菌、衣原体和生殖支原体检查:①复发性妊娠早期稽留流产患者;②多个性伴侣者;③既往反复阴道或子宫颈炎症发作者;④既往有人工流产或药物流产史;⑤不明原因的慢性下腹痛者。妊娠早期稽留流产患者术前不建议常规筛查TORCH。

3.子宫解剖学异常相关检查 子宫解剖学异常包括子宫畸形和获得性子宫解剖异常。许多类型的子宫解剖学异常与妊娠早期稽留流产相关,其中子宫肌瘤、米勒管发育异常及子宫粘连最为常见。肌壁间肌瘤及黏膜下肌瘤可能降低活产率,增加稽留流产率。米勒管发育异常者发生胚胎停止发育的风险增加,纵隔子宫患者中约20%存在生育困难。子宫粘连可导致不孕,并增加胚胎停止发育及流产风险。妊娠早期稽留流产患者终止妊娠前应将经阴道三维超声检查作为子宫畸形或获得性子宫异常的初筛手段,存在如下情况时,行经阴道三维超声检查:①术前常规检查时可疑宫腔畸形;②既往有2次及以上人工流产手术史或有宫腔粘连病史;③可疑压迫宫腔的子宫肌瘤或腺肌瘤;④既往有2次及以上不明原因的自然流产史或稽留流产史。薄型子宫内膜也是导致妊娠早期稽留流产的原因,可能与内膜基底层血流动力学及内膜容受性改变相关。因此超声检查时,除解剖学异常外还应关注内膜基底层血流动力学及内膜容受性的改变。彩超疑诊宫腔粘连或宫腔形态异常时应首选宫腔镜检查并建议宫腔镜下终止妊娠,术中必要时联合腹腔镜监护。疑诊妇科肿瘤需判断肿瘤侵犯范围及与周围结构的关系时首选MRI检查。子宫输卵管碘油造影(HSG)也是诊断宫腔异常的有效方法,且创伤较小,但不能明确宫腔外情况,需要在终止妊娠后进行。目前不同指南观点不一,如法国国家妇产科医师协会(CNGOF)指南明确不推荐HSG用于宫腔形态的评价。

4.血栓前状态相关检查 血栓前状态是一种止血凝血多系统功能失衡的病理性促凝过程,包括获得性血栓前状态和遗传性血栓前状态,涉及血管内皮细胞损伤或功能紊乱、血小板活化、凝血因子含量增高和(或)活性增强、抗凝血蛋白活性和含量减低、纤溶蛋白活性减弱或调控异常、血液黏度增高或血流速度减慢等。血栓前状态导致流产的机制是由于子宫胎盘部位形成局部微血栓甚至引起胎盘梗死,胎盘组织血液供应下降,胚胎因缺血缺氧、发育不良而流产。血栓前状态的形成机制复杂,涉及大量功能试验、生物标志物、遗传基因和表观遗传学领域的检测指标,对于 MEM 的术前血栓前状态相关检查,重点不在于确定诊断,而主要用于风险筛查、疾病求因、术后避孕指导等方面。获得性血栓前状态主要包括抗磷脂综合征(APS)、获得性高半胱氨酸血症、获得性抗凝血蛋白缺乏及其他原因引起血液高凝状态的疾病。存在如下情况时,建议行完整的 APS 相关自身抗体检测,至少包括抗心磷脂抗体、抗 $β_2$-糖蛋白 1 抗体和狼疮抗凝物:①病理妊娠合并自身免疫性疾病的患者[包括系统性红斑狼疮(SLE)、类风湿关节炎、自身免疫性血小板减少症和自身免疫性溶血性贫血等];②复发性早期稽留流产。如条件允许,还可结合患者临床情况(血栓病史和家族史)酌情进行蛋白 C 活性、蛋白 S 活性(或游离蛋白 S 抗原含量)、抗凝血酶、血管性血友病因子抗原含量及同型半胱氨酸、叶酸的检测;对于应用肝素类药物过程中出现的血小板减少,在临床评估基础上检测肝素诱导的血小板减少症抗体以排除或辅助诊断。遗传性血栓前状态的病因有高度异质性,亚洲人群和高加索人群在血栓遗传学特征上有明显种族差异。对于遗传性易栓症患者,没有高级别证据(有安慰剂组的随机对照研究)证明任何治疗可以有效预防流产发生(包括低剂量的阿司匹林或预防剂量的肝素类药物),因此不推荐对无明确指征的妊娠早期流产患者进行遗传性血栓前状态检测。患者有明确家族史或静脉血栓形成伴反复(稽留)流产史可进行遗传性血栓前状态的检查。

5.终止妊娠后组织检查

(1)染色体检查:停止发育的胚胎绒毛细胞染色体异常率可达 40%。染色体异常包括数目异常和结构异常,数目异常即染色体非整倍体,是常见原因;结构异常指染色体平衡易位、倒位等。遗传学检测常用方法包括 G 显带染色体核型分析、荧光原位杂交检测技术(FISH)及高通量测序技术等。复发性妊娠早期稽留流产患者,建议终止妊娠术后夫妇双方做染色体核型分析。有条件者术后取妊娠产物进行胚胎染色体的检查,但妊娠产物的核型分析标本是组织,存在母体组织污染、检查失败等可能,因此不建议采用绒毛培养法进行染色体核型分析。妊娠产物的染色体检查主要是采用高通量测序方法、多重连接探针扩增技术(MLPA)方法进行染色体拷贝数变异检查。

(2)病理检查:对于妊娠早期稽留流产终止妊娠的患者,术后检查绒毛组织,时常可见绒毛水疱状变性,病理检查见到滋养层细胞不同程度增生、血管消失具有葡萄胎的某些特征。这是由于稽留流产患者因母体子宫胎盘血流减少,引起细胞滋养细胞增生及滋养细胞基膜增厚,形成类似葡萄胎的组织结构,但并非典型的葡萄胎且不具备葡萄胎患者的临床特点。因此,对于妊娠早期稽留流产患者,存在如下情况时应行绒毛病理检查:①绒毛表面呈水疱样改变;②血 hCG>100 000U/L。

(3)既往有滋养叶细胞疾病史。必要时可对组织进行免疫组化检查 p57 蛋白进行鉴别诊断。

6.术后优生检查建议　对于反复妊娠早期稽留流产患者,手术前应对患者做好宣教,建议患者术后进一步进行优生相关检查。

(1)生殖激素检查:内分泌因素相关检查建议在术后月经复潮后进行。对于反复早期稽留流产患者,建议进行生殖激素检测,包括催乳素(PRL)、卵泡刺激素(FSH)、黄体生成素(LH)、雌激素、雄激素及孕激素。PRL升高可引起排卵功能障碍,但PRL升高与胚胎发育的联系较弱,目前尚存在争议;此外,多囊卵巢综合征(PCOS)是否与妊娠早期稽留流产相关目前同样存在争议。尽管如此,对于年龄大于40岁者建议检查卵巢储备功能,包括窦卵泡数、抗米勒管激素(AMH)和抑制素B等。

(2)代谢相关内分泌因素相关检查:甲状腺激素是胎儿生长、神经系统发育中重要的内分泌激素。甲状腺功能减退,甚至亚临床甲状腺功能减退均与胚胎发育相关。妊娠早期稽留流产患者再次备孕前,除进行必要的甲状腺功能检查[包括三碘甲状腺原氨酸(T_3)、甲状腺素(T_4)、促甲状腺激素(TSH)]外,还建议行亚临床甲减相关检查,如甲状腺过氧化物酶抗体(anti-TPO)、抗甲状腺球蛋白抗体(anti-Tg)测定等。控制不良的糖尿病是胚胎停育的高风险因素,再次备妊娠前须检查空腹血糖,妊娠期检测空腹血糖、餐后血糖、糖耐量、胰岛素,有异常者进一步检查糖化血红蛋白和C肽等。

(3)免疫因素检查建议:约50%的复发性妊娠早期稽留流产无法查明原因。在不明原因的复发性流产中,也有相当一部分是由免疫因素导致,而人工流产或自然流产也被认为是导致免疫性不孕的病因之一。因此,对于未查明病因的反复妊娠早期稽留流产患者,再次妊娠前建议行免疫因素检查,自身免疫、同种免疫及母体免疫失衡均可能导致妊娠早期稽留流产,自身免疫除前述最常见的APS外,常见检查包括抗精子抗体、抗子宫内膜抗体;同种免疫常见检查为封闭抗体,母体免疫失衡常见检查为自然杀伤(NK)细胞及免疫调节相关的细胞因子等。

7.术后妊娠指导　早期稽留流产患者终止妊娠后应至少避孕半年。对于年龄大于35岁或者卵巢储备功能异常者,可视终止妊娠后内膜修复情况适当缩短避孕时间。应考虑避孕措施对生育的影响,优先选择短效高效避孕措施。对于无相关禁忌证者,落实复方口服避孕药(COC)避孕至计划妊娠前1个月。对于伴有血栓前状态的稽留流产患者,流产后使用COC的安全性值得关注,因其增加血栓前状态患者深静脉血栓的发生率。在使用COC的前6个月,具有先天性血栓形成倾向患者深静脉血栓形成发生率增加19倍,使用第1年增加11倍。同时,对于抗磷脂抗体及狼疮抗凝物阳性患者,也不推荐采用COC避孕。由于深静脉血栓形成致死率不高,有研究显示,对100万COC使用者进行凝血功能筛查,最多仅能避免2例避孕药相关死亡,因此美国疾病控制与预防中心(CDC)并未推荐对COC使用者常规进行凝血检测。然而,对于流产后希望采用COC的稽留流产妇女,尤其是重复流产,须十分谨慎,宜进行相关检测。在如下情况时不建议选用COC避孕:①先天性或获得性血栓前状态,包括SLE及抗磷脂抗体阳性(抗心磷脂抗体、抗β_2-糖蛋白1抗体)者;②年龄≥35岁的吸烟者;③糖尿病病程≥20年,或合并肾、视网膜、神经病变或其他血管病变。年龄≥40岁或BMI≥$30kg/m^2$时,COC应用级别为2级。无论甲状腺功能亢进或减退,COC应用级别均为1级。不宜使用COC避孕的情况下,建议患者采用外用避孕法,首选避孕套避孕。对于终止妊娠后没有生育计划者,建议落实长效可逆避孕方法(LARC)避孕,可根据患者个体情况、有无禁忌选择宫内节育器(IUD)/宫内节育系统(IUS)或皮下埋植剂。对于任何原因引起的宫腔变形及妊娠组织稽留时间长的患者,可疑宫内感染时不宜立即落实宫内节育方法。对于仅含孕激素的

IUS 及皮下埋植剂,仅有罹患乳腺癌是单孕激素的应用禁忌,急性血栓性疾病、SLE 及抗磷脂抗体阳性时,应用级别均为 3 级,即其他方法不能提供或不能使用时方推荐此种避孕方法。围术期及优生相关检查总结见表 2-3,术后避孕指导建议见表 2-4。

表 2-3　围术期及优生相关检查

检查时间	检查目的	检查内容	证据级别	检查指征
终止妊娠前检查	术前常规检查	妇科超声 子宫颈分泌物检查(滴虫、假丝酵母菌、细菌性阴道病)		所有手术患者
		淋病奈瑟菌、沙眼衣原体、生殖衣原体		①复发性 MEM 患者;②多个性伴侣者;③既往反复阴道或子宫颈炎症发作者;④既往有人工流产或药物流产史;⑤不明原因的慢性下腹痛者
		血常规 肝炎病毒、艾滋病、梅毒 心电图		所有手术患者
		胸部正侧位 X 线片		麻醉患者
	凝血功能检查	APTT 和 PT	B	所有患者
		Fg 和 FDP	B	
		D-二聚体	B	
	子宫解剖学异常检查	经阴道三维超声	B	术前可疑宫腔畸形;既往有 2 次及以上人工流产手术史或有宫腔粘连病史;可以压迫宫腔的子宫肌瘤或腺肌瘤;既往有 2 次及以上不明原因的自然流产史或稽留流产史
		宫腔镜(或联合腹腔镜)	A	
		MRI	C	
	血栓前状态相关检查	抗心磷脂抗体	A	①病理妊娠合并自身免疫性疾病的患者;②复发性早期稽留流产
		抗 β_2-糖蛋白 1 抗体	A	
		狼疮抗凝物	A	
		蛋白 C 活性、蛋白 S 活性(或游离蛋白 S 抗原含量)、抗凝血酶、血管性血友病因子抗原含量及同型半胱氨酸、叶酸	C	结合患者血栓病史或家族史酌情检测

（续表）

检查时间	检查目的	检查内容	证据级别	检查指征
终止妊娠后检查	内分泌因素检测	T_3、T_4、TSH	A	再次备孕前及妊娠期
		anti-TPO,anti-Tg	A	可疑亚临床甲减,再次备孕前及妊娠期
		空腹血糖、餐后血糖、糖耐量、胰岛素	A	再次备孕前及妊娠期
		PRL、FSH、LH、雌二醇（E_2）、雄激素（A）及黄体酮（P）	C	再次备孕前
		窦卵泡数、AMH、抑制素 B	B	>40 岁
	免疫因素检测	抗精子抗体、抗子宫内膜抗体、封闭抗体	C	未查明病因的反复 MEM 患者
		NK 细胞及免疫调节相关的细胞因子	G	

注：证据分级。A 级证据（A），确定的科学证据（LE1）；B 级证据（B），科学假设（LE2）；C 级证据（C），低于低水平证据（LE3 或 LE4）。

表 2-4　术后避孕指导建议（根据 MEM 病因推荐不同避孕方法）

病因	术后避孕建议
解剖学因素	COC;皮下埋植剂
遗传学因素	COC;IUD/IUS;皮下埋植剂
易栓倾向	避孕套;IUD
感染	COC;皮下埋植剂
免疫因素	避孕套;IUD
内分泌因素	COC（糖尿病病程大于 20 年伴血管病变时不能应用）;IUD/IUS

六、随访

1.观察腹痛、阴道流血情况。

2.必要时复查血 β-hCG、盆腔 B 超。

3.出院 1 个月（月经后）门诊复查。

4.指导避孕措施。

第三节　妊娠期高血压疾病

一、定义及分类诊断标准

妊娠期高血压疾病是指妊娠期伴有高血压的一组疾病,可伴有脑、心、肝、肾等多脏器功能损害,是导致孕产妇及围生儿患病率和病死率升高的主要原因。目前各国对于子痫前期-子痫的诊断都有各自的标准,可参见美国、加拿大、英国、澳大利亚等相关指南,中国《妊娠期高血压疾病诊治指南(2020)》参考各国相关指南,并在结合国内状况和最新研究进展的基础上制订了分类诊断标准。

1.妊娠期高血压 妊娠 20 周后首次出现高血压,收缩压 ≥140mmHg(1mmHg = 0.133kPa)和(或)舒张压≥90mmHg,于产后 12 周内恢复正常;尿蛋白检测阴性。收缩压≥160mmHg 和(或)舒张压≥110mmHg 为重度妊娠期高血压。

2.子痫前期-子痫

(1)子痫前期:妊娠 20 周后出现收缩压≥140mmHg 和(或)舒张压≥90mmHg,且伴有下列任一项:尿蛋白≥0.3g/24h,或尿蛋白/肌酐比值≥0.3,或随机尿蛋白≥(+)(无法进行尿蛋白定量时的检查方法);无蛋白尿但伴有以下任何一种器官或系统受累:心、肺、肝、肾等重要器官,或血液系统、消化系统、神经系统的异常改变,胎盘-胎儿受到累及等。

血压和(或)尿蛋白水平持续升高,发生母体器官功能受损或胎盘-胎儿并发症是子痫前期病情向重度发展的表现。子痫前期孕妇出现下述任一表现可诊断为重度子痫前期:①血压持续升高:收缩压≥160mmHg 和(或)舒张压≥110mmHg;②持续性头痛、视觉障碍或其他中枢神经系统异常表现;③持续性上腹部疼痛及肝包膜下血肿或肝破裂表现;④转氨酶异常:血丙氨酸转氨酶(ALT)或天冬氨酸转氨酶(AST)水平升高;⑤肾功能受损:尿蛋白>2.0g/24h;少尿(24 小时尿量<400mL 或每小时尿量<17mL)或血肌酐>106μmol/L;⑥低蛋白血症伴腹腔积液、胸腔积液或心包积液;⑦血液系统异常:血小板计数呈持续性下降并低于 100×10⁹/L;微血管内溶血[表现有贫血、黄疸或血乳酸脱氢酶(LDH)水平升高];⑧心力衰竭;⑨肺水肿;⑩胎儿生长受限或羊水过少、胎死宫内、胎盘早剥等。

(2)子痫:子痫前期基础上发生不能用其他原因解释的抽搐。

3.妊娠合并慢性高血压 既往存在的高血压或在妊娠 20 周前发现收缩压≥140mmHg 和(或)舒张压≥90mmHg,妊娠期无明显加重;或妊娠 20 周后首次诊断高血压并持续到产后 12 周以后。

4.慢性高血压并发子痫前期 慢性高血压孕妇,妊娠 20 周前无蛋白尿,妊娠 20 周后出现尿蛋白≥0.3g/24h 或随机尿蛋白≥(+);或妊娠 20 周前有蛋白尿,妊娠 20 周后尿蛋白定量明显增加;或出现血压进一步升高等上述重度子痫前期的任何一项表现。

二、高危因素

流行病学调查研究显示子痫前期高危因素包括:年龄≥40 岁,体重指数(BMI)≥28kg/m²(中国标准),子痫前期家族史(母亲或姐妹),既往子痫前期病史,存在内科病史或隐匿存在(潜在)的疾病(包括高血压病、肾疾病、糖尿病和自身免疫性疾病如系统性红斑狼疮、抗磷脂综合征等)。初次妊娠、妊娠间隔时间≥10 年、此次妊娠收缩压≥130mmHg 或舒张压≥80mmHg(妊娠早期或首次产前检查时)、妊娠早期 24 小时尿蛋白定量≥0.3g 或尿蛋白持续存在[随机尿蛋白≥(++)1 次及以上]、多胎妊娠等也是子痫前期发生的风险因素。

三、病因与发病机制

1.病因　目前研究发病影响因素包括滋养细胞浸润能力异常、母胎界面免疫失衡、氧化应激反应、母体对妊娠心血管或炎症改变的适应不良、遗传因素(遗传易感基因和表观遗传影响)及营养环境的影响等。几种因素可能存在相互影响、相互作用,目前还没有任何一种单一因素能够解释所有发病的子痫前期的病因和发病机制。重度子痫前期的早发型和晚发型可能存在不同的病因和发病机制,遗传异质性和母体基础病理状况可能是触发子痫前期发病的多因素,是发生复杂临床表现的潜在因素。多种相关因素在其发病中的相互作用尚待深入研究。

(1)滋养细胞浸润能力异常:滋养细胞生理性浸润能力异常,子宫螺旋小动脉重铸障碍而导致的胎盘种植异常、胎盘血管功能异常和内皮细胞损伤,被认为是子痫前期-子痫的重要病因之一。胎盘血流减少和缺氧导致胎盘碎片释放,引起全身免疫反应而发生子痫前期-子痫。滋养细胞生理性浸润能力异常可能与滋养细胞表面黏附分子转换障碍、血管生成蛋白和抗血管生成蛋白的平衡失调、血管收缩因子和舒张因子平衡失调、促浸润基因和抑制浸润基因平衡失调等有关。

(2)免疫调节功能异常:子痫前期-子痫存在免疫调节功能异常。流行病学研究显示,孕前有输血、流产、被男方淋巴细胞免疫史,均可降低子痫前期-子痫发生的危险性;而初孕者、人工授精后妊娠者及工具避孕后受孕者,子痫前期-子痫的发病率增加,故有人又将此病称为初父亲疾病。子痫前期-子痫患者滋养细胞人类白细胞抗原(HLA)-G表达下降和缺失,血液循环中的 NK 细胞、中性粒细胞,以及白细胞介素(IL)-2、IL-6、IL-12及肿瘤坏死因子(TNF)-α 等均增加。此外正常妊娠是以母体 2 型辅助性 T 细胞(Th2)细胞因子参与的体液免疫应答为主,Th1/Th2 平衡失调,可使胎盘血管发生改变,最终发生子痫前期-子痫。

(3)氧化应激反应:氧化应激是指体内氧化与抗氧化作用失衡,倾向氧化作用。氧化应激反应的毒性效应最终可导致细胞损伤,在子痫前期-子痫病因与发病机制上起着关键作用。与正常妊娠相比,子痫前期-子痫患者体内过氧化底物及产物(主要是脂质及脂质过氧化物)增加,而抗氧化物(主要的抗氧化酶如谷胱甘肽过氧化物酶、超氧化物歧化酶等,非酶类抗氧化分子如维生素 E 等)减少。产生氧化应激的原因和机制并不确切,但多数学者认为,这是一种滋养细胞浸润障碍及胎盘缺氧所致的继发性损伤。

(4)遗传因素:有子痫前期-子痫病史者的女儿较其儿媳发生子痫前期-子痫的危险性高,妊娠妇女的基因异常可致子痫前期-子痫发病;而母-胎双方遗传学方面的异常对子痫前期-子痫的发病均有影响,显示子痫前期-子痫发病有遗传倾向。但是至今为止其遗传模式尚不清楚,可能为多基因遗传性疾病。研究发现可能有关的基因包括调节血管舒缩功能的基因、血管内皮细胞功能及其炎性因子的相关基因、脂质代谢和氧化应激的基因及免疫失衡的基因等,如 MTHFR(C677T)、Factor V(Leiden)、ACT(M235T)、HLA(多种)、NOS3(E298D)、Factor II(G20210A)、ACE、CTLA4、LPL、GNA 启动子等。

(5)营养:饮食和营养因素对子痫前期-子痫发病存在影响。流行病学研究显示妊娠期补充锌、钙、镁,对预防子痫前期-子痫有一定作用;进食丰富的水果和蔬菜可以提高机体的抗氧化活性,缺乏维生素 C 可增加子痫前期-子痫发病的危险性。

2.发病机制　子痫前期-子痫的基本病理生理改变是各种原因导致血管内皮细胞损伤、全身小动脉痉挛、全身各系统靶器官血流灌注减少而造成损害,出现不同的临床征象。在子痫前期-子痫表现出临床症状之前,其基本病理改变(如内皮细胞损伤、血管痉挛、凝血系统激活、器官灌注减少等)已经存在,而不同的触发机制决定了不同个体出现不同脏器损害的临床现象。

四、子痫前期-子痫的病理改变

1.脑　脑部病理改变包括脑水肿、充血、局部缺血、血栓形成及出血等。子痫前期脑血管阻力和灌注压均增加,以保持正常脑部血运;子痫时脑血流由于脑血管自我调节能力丧失,灌注压明显增加。临床表现为头痛、头晕、呕吐、烦躁不安、视物模糊、意识障碍甚至昏迷等;子痫患者抽搐后昏迷不醒、大小便失禁、流涎或偏瘫等。磁共振成像(MRI)检查或 CT 检查主要为缺血性改变。

2.肾　肾病理改变为肾小球毛细血管内皮增生,内皮细胞肿胀增大,内皮下纤维素沉积。子痫前期肾损害较明显,肾血流灌注降低 25%~30%,肾小球滤过率减少,肾小球基膜受损,通透性增加,出现蛋白尿。患者可出现尿酸水平升高,尤其是重症患者;肌酐水平升高至 0.5~1.0mg/dL($44~88\mu mol/L$),甚至 2~3mg/dL($177~265\mu mol/L$);少尿或无尿,甚至急性肾衰竭(主要是肾前性)。

3.肝　肝细胞表现为缺血缺氧坏死,严重时出现门静脉周围出血、坏死;严重时肝被膜下出血、血肿,甚至自发性肝破裂。临床表现为患者出现上腹部不适,特别是右上腹不适,恶心呕吐,肝区叩痛;肝功能异常,各种转氨酶水平升高,血浆碱性磷酸酶升高。

4.血液

(1)凝血:子痫前期患者由于血管内皮细胞损伤,引起血小板聚集、活化并且破坏和消耗增加,活化的血小板激活因子Ⅻ,释放多种血小板因子加速凝血过程;重度子痫前期患者由于胎盘缺血、缺氧及梗死,则可使大量破碎绒毛的滋养叶细胞进入母体循环,被溶解而释放出多量的凝血活酶,从而进一步导致凝血功能障碍。患者凝血、纤溶、抗凝功能检测往往发现明显异常,如血小板减少,凝血酶原时间(PT)、活化部分凝血活酶时间(APTT)、凝血酶时间(TT)明显缩短,纤维蛋白原(Fg)明显增加;D-二聚体、纤维蛋白降解产物(FDP)含量升高;抗凝血酶Ⅲ(AT-Ⅲ)明显降低等。

(2)血容量、渗透压:子痫前期-子痫患者,由于血管收缩、内皮细胞损伤、通透性增加等原因,导致血液浓缩,实际有效循环血量较正常孕妇减少,表现为血细胞比容增加,血液黏滞度增加等。由于肾功能损害,大量蛋白从尿中丢失;同时肝功能损害,白蛋白生成能力低下,胃肠血管痉挛使蛋白吸收减少,可引起严重的低蛋白血症。患者血浆胶体渗透压降低,导致细胞内外滤过不平衡,细胞内液移至细胞间隙,严重者可出现全身明显水肿,甚至浆膜腔积液(腹腔、胸腔、心包)。

5.心血管 子痫前期患者全身小动脉包括冠状动脉广泛痉挛,外周血管阻力增加;平均动脉压升高,左心室舒张末期压力升高,收缩功能下降;冠状动脉广泛痉挛、内皮细胞损伤导致心肌损害,心肌间质局限性纤维变性,甚至点状出血和局灶性坏死。再加上不同程度的贫血、低蛋白血症,易发生急性左心衰竭及急性肺水肿。

6.胎盘-胎儿单位 子宫螺旋小动脉重铸不足,子宫蜕膜和基层血管发生急性动脉粥样硬化,胎盘灌注下降,进而胎盘功能下降;胎儿生长受限,胎儿宫内缺血缺氧,甚至出现胎儿窘迫、宫内死亡。如胎盘血管破裂出血,可导致胎盘早剥,严重威胁孕妇及胎儿生命。

五、子痫前期-子痫的临床表现

子痫前期-子痫的临床表现错综复杂,不同的病因和发病机制、不同的个体遗传素质,决定了个体间发病时间、类型等临床表现的复杂性和异质性。根据发病时间不同,子痫前期有早发型及晚发型子痫前期,子痫可以在产前、产时、产后等不同时间发生;疾病进程缓急不同,靶器官受累也存在不平行;首发症状存在多样性,病情波动也存在时段性,是不典型的临床表现。妊娠期间出现高血压不伴有蛋白尿,或持续的蛋白尿没有高血压出现,但伴有以下任何一种器官或系统受累:心、肺、肝、肾等重要器官,或血液系统、消化系统、神经系统的异常改变,胎盘-胎儿受到累及等,仍应考虑诊断为子痫前期。

关于蛋白尿的问题,子痫前期-子痫是以高血压为基础,多系统受累和损害的综合征,蛋白尿虽然不是限定子痫前期-子痫诊断的必须标准,但仍是一项重要的临床指标而不可简单忽视。蛋白尿既不是单纯作为终止妊娠的标准,也不是早发子痫前期期待治疗的禁忌标准,单一的尿蛋白增长速率或尿蛋白含量与孕妇和围生结局无关,往往与母体肾疾病和自身免疫性疾病相关。在临床实践中,蛋白尿的出现和严重程度仍然是疾病诊断及病情评估的重要因素。

六、子痫前期的预测

子痫前期-子痫病因发病机制多样,单一的预测方法和整齐划一的预防难以在所有子痫前期发病者中奏效。

1.临床风险因素 妊娠期高血压疾病的所有高危因素(见本节"高危因素"部分)都是疾病较强的临床预测指标。

2.血清学预测指标 既往有大量研究包括内皮损伤、氧化应激、滋养细胞浸润能力、遗传等方面的预测指标,但多数临床预测价值较低或尚待进一步研究。目前研究认为较有应用前景的血清学指标有血管生成因子与抗血管生成因子、表观遗传学指标等。

(1)血管生成因子与抗血管生成因子:预测早发型子痫前期的准确性较高。在子痫前期发病前,血浆中的促血管生成因子如血管内皮生长因子和胎盘生长因子(placental growth factor,PLGF)水平下降;而抗血管生成因子如可溶性 fms 样酪氨酸激酶 1[也称可溶性血管内皮生长因子受体-1(soluble fms-like tyrosine kinase 1,sFlt-1)]和可溶性内皮糖蛋白(sENC)水平升高。应用 sFlt-1 与临床风险因素相结合,预测早发子痫前期灵敏度和特异度分别为77%(95%CI:50~93)和80%;采用 sFlt-1/PLGF 分割值24.5时,预测子痫前期灵敏度约为91.6%,特异度约为86.4%,阳性预测价值约69.1%,阴性预测值

96.9%；采用内皮糖蛋白与临床风险因素相结合预测早发型子痫前期灵敏度约为88.2%，特异度约为80%；有报道在妊娠早期（6~15周）及妊娠中期（20~25周）连续检测PLGF、sENC及sFlt-1预测早发子痫前期灵敏度则为100%，特异度也可达到98%。

（2）表观遗传学指标微小核糖核酸（miRNA）：胎盘滋养细胞组织的表观遗传修饰与滋养层侵袭缺陷有关，并且有可能作为预测子痫前期的生物指标。随着RNA测序技术发展，miRNA作为子痫前期预测的生物标志物具有较好前景。备选因子包括miR210（调节缺氧因子）、miR155（调节CYR61）及PRI-miR34（调节SERPINA）等。有研究发现miR210在重度子痫前期者与对照组相比表达有明显差异，但目前研究结论尚不一致。

3.生物物理指标——子宫动脉多普勒测速　有人在妊娠早期和中期应用多普勒超声检测子宫动脉血流异常预测子痫前期，包括子宫动脉舒张期切迹、阻力指数（RI）和搏动指数（PI）异常升高。预测子痫前期灵敏度约为43%，特异度约为67%，阳性预测价值仅10%，阴性预测价值约为93%，对低危孕妇预测价值低。

4.预测方法的联合应用　联合应用两种或几种预测方法可以提高预测效果。通常是联合应用临床风险因素、超声多普勒测量子宫胎盘循环血流，以及检测血管生成因子等，可能可以预测较早发生的子痫前期。但在临床应用同样需要大样本的随机对照研究进一步验证。

七、子痫前期的预防

1.识别发病高风险因素，提高防范意识　对于首次妊娠期检查的孕妇无论孕周，都应进行妊娠期高血压疾病危险因素的筛查、评估和预防。针对不同的高危因素采取个体化的、不同的预防方法。

（1）饮食营养：对于钙摄入低的人群（<600mg/d），推荐口服钙补充量至少为1g/d以预防子痫前期。

（2）小剂量阿司匹林：推荐对存在子痫前期复发风险如存在子痫前期史（尤其是较早发生子痫前期史或重度子痫前期史），有胎盘疾病史如胎儿生长受限、胎盘早剥病史，存在肾疾病及高凝状况等子痫前期高危因素者，可以在妊娠早中期（妊娠12~16周）开始服用小剂量阿司匹林（50~100mg），维持到妊娠28周。

（3）抗氧化剂：补充外源性抗氧化剂以减少氧化应激反应，如维生素C、维生素E来进行预防子痫前期-子痫的研究结果并不一致，对于高危人群及存在明显氧化应激底物增加者，外源性抗氧化剂可能仍是预防的必要组成部分，有选择性应用的必要。

（4）运动：目前还有研究认为体育运动可能减少妊娠期高血压疾病的发生。

2.认识疾病的复杂性，提高对警示信息的重视　重度子痫前期患者临床发病前的警示危险因素有水肿、体重过度增加、低蛋白血症、血压轻度升高及血压波动等，出现潜在警示危险因素的孕妇应加强产前监测。

注意亚临床阶段的水肿、重视孕妇体重的异常增加。对28周前已发生水肿和妊娠晚期发生重度水肿、体重过度增加的孕妇应适当缩短其产检间隔时间，并进行严密监测，包括血压、体重、血白蛋白含量等。

（1）注意尿蛋白变化：对出现蛋白尿的孕妇缩短产检间隔时间，监测血压，在一定程度上可提早发现病情。

（2）重视孕妇血压变化：诊室血压升高（≥140/90mmHg），但在家庭或工作时血压正常（<135/85mmHg）的"白大衣高血压"容易被孕妇和医师忽视。50%的白大衣高血压患者可发展为妊娠期高血压，8%发展为子痫前期。国际妊娠期高血压研究学会也推荐采用24小时动态血压监测或家庭血压监测以了解血压真实状况，以便及早发现病情。

（3）注意亚临床低蛋白血症阶段：白蛋白含量明显下降可能是子痫前期的前驱症状之一，产前检查中应注意肝、肾、心脏功能的定期监测，以便及时发现隐匿的病理状况。

八、妊娠期高血压疾病的管理

1.病情评估与监控

（1）临床监控和实验室监控内容：子痫前期－子痫患者的诊疗，取决于对孕妇及胎儿安危状况的评估和监控，包括妊娠周数、胎儿的状况和孕妇病情的严重程度。监控的要点是要随病情变化动态进行。轻度子痫前期可以在门诊加强管理或住院进行母儿状况评估。重度子痫前期应在高危产科病房进行严密监测，依据具体病情进行监测项目和时间频度的增减。对于病情较为平稳的重度子痫前期者，可以遵循每周一次的实验室检查原则；对于病情进展者和实验室检查项目有异常者应缩短监测间隔、动态监测。

1）孕妇监测：①每天严密的医疗护理和临床观察，如有无头痛、视物模糊、上腹疼痛、体重增加、病理神经反射、液体出入量等；②每天系列的血压监测和尿蛋白定性；必要时进行动态血压监测；在血压未平稳前，需要严密监测；③24小时尿蛋白总量测定（依据病情变化增减频率）；④包括肝肾功能和LDH、血脂在内的生物化学检测；⑤血常规检查（包括血红蛋白、血小板、红细胞比容等）；⑥凝血功能检测；⑦眼底、心电图、胸腹部超声（肝、有无浆膜腔积液等）、超声心动图，必要时行CT、MRI检查；⑧积极查找发病高危因素及病因，注意隐匿性自身免疫性疾病、甲状腺疾病、糖尿病等的筛查。

2）胎儿监测：①每天胎心率和胎动计数；②电子胎心监护，包括宫缩情况和胎心无应激试验（NST），依据病情变化增减频率，尤其是对于早发型子痫前期存在脐血流变化的病例应加强电子胎心监护，避免在发生胎儿窘迫以后才采取措施终止妊娠；③超声检查胎儿发育、脐带胎盘血流、胎盘回声、大小等情况，只有经过仔细评估胎儿生长发育及孕妇状况良好，没有并发症发生的情况下，方可在门诊进行严密随访监测，随诊时间缩短至2~3天；否则应入院监测和治疗。

（2）监控方法

1）血压监控：适当的动态血压监测，或连续每隔2~4小时血压监测（夜间除外）。

2）尿蛋白监控：尿蛋白仍然是疾病诊断及病情评估的重要因素，《威廉姆斯产科学》（第25版）中帕克兰医院仍然将尿蛋白2+及以上作为子痫前期病情严重和是否应用硫酸镁预防子痫的重要指标。动态监测尿蛋白变化包括尿蛋白定性、尿蛋白/肌酐比值、尿蛋白定量仍然具有重要临床意义。

3）靶器官损害的动态监控：临床症状变化监控要注意患者有无头痛、意识或视觉障碍等高血压性脑部病变和子痫的前驱症状;注意有无右上腹痛,伴恶心呕吐等 HELLP 综合征的临床表现,常规检查肝区有无叩痛。①动态眼底检查:眼底血管痉挛状况变化可帮助早期发现子痫或高血压脑病等严重靶器官损害;②动态肝、肾及凝血功能监测:转氨酶、乳酸脱氢酶、胆红素和血小板及肾功能、凝血功能等是 HELLP 综合征的必要监控项目,超声检查可及时发现肝被膜下血肿、脂肪肝和胸腹腔积液。凝血功能的监测还有助于诊断有无血栓形成倾向。血脂检查有助于诊断有无脂质代谢缺陷;③动态白蛋白水平监测:严重的低蛋白血症时,易发生产前及产后心力衰竭、肺水肿和脑水肿;④动态监测心脏损害:心电图、心肌酶及心肌损伤标志物等的动态监测可以发现早期心脏受累,超声心动图检查可以准确反映心脏功能;⑤动态监测胎盘血流状况:超声动态监测胎盘大小、厚度及回声,可及时发现胎盘微血栓形成和剥离前早期变化阶段。同时密切关注腹部体征和胎心变化,帮助临床医师及早发现胎盘早剥。

2.并发症的监控

(1)子痫:子痫前期患者出现抽搐为子痫。典型临床表现为患者首先出现眼球固定,瞳孔放大,瞬即头向一侧扭转,牙关咬紧,继而口角与面部肌肉颤动,全身及四肢肌肉强直性收缩(背侧强于腹侧),双手紧握,双臂伸直,迅速发生强烈抽动。抽搐时呼吸暂停,面色青紫,持续约 1 分钟抽搐强度渐减,全身肌肉松弛,随即深长吸气,发出鼾声而恢复呼吸。抽搐发作前及抽搐期间患者神智丧失,轻者抽搐后渐苏醒,抽搐间隔期长,发作少;重者则抽搐发作频繁且持续时间长,患者可陷入深昏迷状态。患者可出现各种严重并发症,如胎盘早剥、吸入性肺炎、肺水肿、心肺功能停止、急性肾衰竭,甚至孕产妇死亡;在抽搐过程中还容易发生各种创伤,如唇舌咬伤、摔伤、呕吐、误吸等。

子痫是在妊娠期及产后短时内、最常见的与高血压有关的抽搐病因。需要与高血压脑病、脑血管意外(包括出血、血栓、畸形血管破裂等)、癫痫、颅内肿瘤、代谢性疾病(低血糖、低血钙)、脑白质病变、脑血管炎等相鉴别。

临床监控要点:重视患者子痫发作的前驱症状,50%~75%的患者子痫发作前可出现头痛,还可以出现视物模糊、畏光、上腹部疼痛、反射亢进和意识障碍等。

(2)心力衰竭及肺水肿:心力衰竭在妊娠期、分娩期和产后都可发病。感染是最常见的诱因,其他还有贫血、电解质紊乱及低蛋白血症等。不适当的扩容及补液速度的过快、过量等都是较常见的医源性诱发心力衰竭因素。早期心力衰竭征兆包括患者夜间不能平卧、端坐呼吸、自觉心悸气短,查体心率>110 次/分、呼吸>20 次/分、心界扩大、心前区闻及收缩期杂音或偶闻肺底湿啰音。

临床监控要点:明显的水肿或体重增加较快、贫血和低蛋白血症的患者,应注意有无咳嗽、胸闷憋气、夜间不能平卧等不适主诉,并注意检查患者的液体出入量和心肺体征。重症患者常规行心电图、心肌酶、心肌损伤标志物检查及超声心动图等检查,有症状者应持续心电监测,包括血氧饱和度、血气等。必要时胸部 X 线检查有助于肺水肿的诊断。

(3)高血压脑病和脑血管意外:高血压脑病是指血压骤然急剧升高所引起的暂时性急性脑功能障碍综合征,基本病理改变为急性脑部血液循环调节障碍引起的脑水肿和高颅压。脑血管意外包括脑出血性疾病如脑出血和蛛网膜下隙出血,和脑缺血性疾病如脑血栓形成和脑栓塞。临床表现有头痛、呕吐、烦躁不安、心率慢、视物模糊、意识障碍甚至昏迷等;子痫患者抽搐后昏迷不醒、大小便失禁、流涎或偏瘫。CT 检查或 MRI 检查可提示脑水肿、脑出血或脑缺血、坏死。

临床监控要点:常见于严重高血压未得到有效控制,或血压波动过大,情绪过度激动或反复子痫抽搐时。应仔细辨别患者临床症状,出现头痛明显加重不缓解及神经系统、听觉、视力异常时高度警惕,仔细进行神经系统查体,必要时做影像学检查;并与神经内科和(或)神经外科等专科医师共同诊治和监控。

(4)视觉障碍:重度子痫前期患者视觉障碍有视物不清、视网膜脱离和皮质盲。视网膜脱离为渗出性脱离,可发生暂时性失明。通常仅发生于一侧,在分娩后 1 周可自行恢复,无须特殊处理。动态的眼底检查可早期发现眼底变化。皮质盲较少见,主要由于双侧大脑后动脉及其分支的痉挛或阻塞,视皮质中枢暂时性缺血而发生。患者表现为头痛、视力丧失,而瞳孔对光反射存在,眼底检查正常,瞬目反射消失。轻症及积极治疗后,一般在产后半年内可自行恢复。由于大脑皮质高度水肿,甚至血栓栓塞、缺血坏死,或视网膜梗死、出血造成的视力下降甚至失明,可遗留永久性损害。临床监控重点在于对重度子痫的监测与治疗。

(5)胎盘早剥:是子痫前期-子痫常见的严重并发症之一,约占妊娠期高血压疾病的4.1%。慢性高血压合并子痫前期、重度子痫前期并发 HELLP 综合征、血压波动大者,胎盘早剥发病率明显升高。

临床监控要点:注重临床症状监测,对于反复出现无明显原因的胎心异常、不明原因的自发早产、子宫张力高、阴道持续少量流血等临床症状,以及超声检查发现胎盘厚度增加而无明显胎盘后液性暗区,应高度怀疑胎盘早剥的发生。注意监测血红蛋白、血小板和凝血功能及弥散性血管内凝血(DIC)筛选实验等,在胎盘微血栓阶段进行阻断干预。

九、妊娠期高血压疾病的治疗

1.子痫前期-子痫的治疗目的及原则　妊娠期高血压疾病的治疗目的是预防重度子痫前期和子痫的发生,降低母胎围生期发病率和病死率,改善围生结局。治疗基本原则是休息、镇静、预防抽搐、有指征地降压和利尿、密切监测母儿情况、适时终止妊娠。根据病情的轻重缓急和分类进行个体化治疗。

(1)妊娠期高血压:休息、镇静、监测母胎情况,酌情降压治疗。

(2)子痫前期:预防抽搐,有指征地降压、利尿、镇静,密切监测母胎情况,预防和治疗严重并发症,适时终止妊娠。

(3)子痫:控制抽搐,病情稳定后终止妊娠,预防并发症。

(4)妊娠合并慢性高血压:以降压治疗为主,注意预防子痫前期的发生。

(5)慢性高血压并发子痫前期:兼顾慢性高血压和子痫前期的治疗。

2.早发重度子痫前期的保守治疗　对无并发症的早发重度子痫前期进行延迟分娩的保守治疗或期待疗法,旨在延长胎龄,减少因胎儿不成熟而致的围生儿死亡,但同时孕妇面临随时发生严重并发症的危险。处理的关键:视救治条件而定的及时宫内转诊,恰当的病例选择,及时有效的医患沟通,严密的病程监测和处理,动态的病情评估,及时地干预和阻断病程进展,根据母儿状况选择妊娠最佳终止时机。

(1)宫内转诊:此类患者应在具备母亲及胎儿重症监护条件的三级医疗保健机构进行治疗,不具备上述条件和资质的医疗机构,在决定保守治疗的方案后,应及时转诊。

(2)病例选择:取决于胎儿和母亲两方面,包括孕周、胎儿状况,以及孕妇病情严重程度和重症发生时间,地区医疗环境和母儿救治条件,患者的意愿和经济状况等。尚无统一的入选标准。

多数学者认为可以采取保守处理的对象包括:血压可以控制者;不论蛋白尿定量多少,但病情属稳定者;虽入院前发生过子痫但得到了有效控制者;伴有 HELLP 综合征临床表现但病情稳定,不伴有消化系统症状和右上腹压痛者;超声监测显示胎儿继续生长和正相的脐带舒张末期血流波形,具备可靠的胎心监护结果。

不适宜保守治疗的病例:入院时已有子痫、肺水肿、胎盘早剥、急性肾衰竭、DIC、胎儿状况不良,以及孕周<26 周经处理病情仍危重者,应及时终止妊娠,不论促胎肺成熟治疗是否完成;HELLP 综合征、严重的胎儿生长受限伴或不伴羊水过少、脐动脉舒张期血流反向、持续不缓解的头痛、视力障碍、恶心呕吐、上腹部疼痛等、血小板减少及孕周≥33 周,或已经临产、胎膜早破者,可在糖皮质激素促胎肺成熟治疗完成后终止妊娠。

(3)临床监控:应当严密观察母体终末器官受累症状、体征和相应实验室检查指标的动态变化及其异常发生时间,同时严密监测胎儿宫内安危和生长情况。每天胎动计数,至少每天 1 次的外电子监护(包括胎心和宫缩)、生物物理评分、胎儿生长发育情况和羊水的评估、脐动脉血流的检查等。

3.一般治疗　孕妇在出现血压升高或子痫前期的首次诊断时,或病情进展如血压升高、尿蛋白增加或出现其他症状及并发症时,应立即入院观察、评估及治疗。

(1)左侧卧位休息:减少运动,增加卧床休息和睡眠时间(>10h/d),但并非绝对卧床,酌情应用镇静剂如睡前口服地西泮 2.5~5.0mg。

(2)饮食:注意营养丰富而又不过度,高蛋白、低脂肪、避免高钠盐饮食,适量补充多种维生素,如维生素 C、维生素 E,适量补钙。

(3)精神和心理治疗:尽量解除患者思想顾虑,避免不良刺激的影响。

4.抗高血压治疗

(1)用药时机选择:降压治疗的目的是预防心脑血管意外和胎盘早剥等严重母胎并发症。收缩压≥160mmHg 和(或)舒张压≥110mmHg 的高血压孕妇应进行降压治疗;收缩压≥140mmHg 和(或)舒张压≥90mmHg 的高血压患者也可应用降压药。血压控制目标:孕妇未并发器官功能损伤,收缩压应控制在 130~155mmHg 为宜,舒张压应控制在 80~105mmHg;孕妇并发器官功能损伤,则收缩压应控制在 130~139mmHg,舒张压应控制在 80~89mmHg。近年一项纳入近千名高血压孕妇的多中心随机对照研究结果显示,严格控制血压组(即舒张压小于 85mmHg)围生结局与相对不严格控制组相比,虽然没有统计学差异,但前者的围生结局更好,而且对胎儿没有不良影响,也为对高血压孕妇实施严格血压管理提供了临床参考。

（2）药物选择：应选择不减少肾和胎盘血流及对胎儿影响小的药物。常用的降压药物有肾上腺素受体阻滞剂、钙通道阻滞剂及中枢性肾上腺素神经阻滞剂等药物。常用口服降压药物有拉贝洛尔、硝苯地平或硝苯地平缓释片等；如口服药物血压控制不理想，可静脉用药，常用的有拉贝洛尔、酚妥拉明；妊娠期一般不使用利尿剂降压，以防血液浓缩、有效循环血量减少和血液高凝倾向。不推荐使用阿替洛尔和哌唑嗪。硫酸镁不作为降压药使用。妊娠中晚期禁止使用血管紧张素转化酶抑制剂（ACEI）和血管紧张素Ⅱ受体阻滞剂（ARB）。

1）拉贝洛尔：α、β受体阻滞剂，在有效降低血压时不影响肾及胎盘的血流，为重度子痫前期最常用的降压药之一，不能用于哮喘患者。用法：50～150mg口服，每天3～4次；静脉注射，初始剂量20mg，10分钟后如未有效降压则剂量加倍，最大单次剂量80mg，直至血压被控制，每天最大总剂量220mg；静脉滴注，50～100mg加入5%葡萄糖溶液250～500mL，根据血压调整滴速，血压稳定后改口服。

2）硝苯地平：为二氢吡啶类钙通道阻滞剂，在孕妇严重高血压而拉贝洛尔用量已达最大剂量时，硝苯地平为首选药物，但是不能用于患有动脉粥样硬化性心血管疾病的孕妇。用法：5～10mg口服，每天3～4次，24小时总量不超过60mg。紧急时舌下含服10mg，起效快，但可能使血压降低过快而引起危险，不推荐常规使用。注意硫酸镁与硝苯地平同时应用时，因相互作用而可能发生严重不良反应危险。

3）尼莫地平：为二氢吡啶类钙通道阻滞剂，可选择性扩张脑血管。用法：20～60mg口服，每天2～3次。静脉滴注：20～40mg加入5%葡萄糖溶液250mL，每天总量不超过360mg。

4）尼卡地平：为二氢吡啶类钙通道阻滞剂。用法：口服初始剂量20～40mg，每天3次。静脉滴注：每小时1mg为起始剂量，根据血压变化每10分钟调整用量。

5）酚妥拉明：为α受体阻滞剂。用法：10～20mg溶于5%葡萄糖溶液100～200mL，以10μg/min的速度开始静脉滴注，应根据降压效果调整滴注剂量。

6）硝酸甘油：作用于氧化亚氮合酶，可同时扩张静脉和动脉，降低心脏前、后负荷，主要用于合并急性心力衰竭和急性冠脉综合征时的高血压急症的降压治疗。起始剂量5～10μg/min静脉滴注，每5～10分钟增加滴速至维持剂量20～50μg/min。

7）硝普钠：为强效血管扩张剂。用法：50g加入5%葡萄糖溶液500mL按0.5～0.8μg/（kg·min）缓慢静脉滴注。妊娠期仅适用于其他降压药物无效的高血压危象孕妇。产前应用时间不宜超过4小时。

（3）降压治疗注意事项：降压药物应用效果存在个体性差异，用药时应注意用药剂量、间隔时间及用药途径以减少血压波动，如应避免舌下含服药物致使短时间内血压降低过快。同时考虑其他药物及麻醉可能产生的协同或拮抗作用，及时调整药物用量达到平稳降压。

5.硫酸镁预防子痫 硫酸镁是子痫治疗的一线药物，也是重度子痫前期预防子痫发作的预防用药。硫酸镁控制子痫再次发作的效果优于地西泮、苯巴比妥和冬眠合剂等镇静药物。除非存在硫酸镁应用禁忌证或硫酸镁治疗效果不佳，否则不推荐使用苯巴比妥和苯二氮䓬类药物(如地西泮)用于子痫的预防或治疗。对于非重度子痫前期的患者也可酌情考虑应用硫酸镁,可以根据临床医师或医院和患者的意愿来选择。

(1)用法:硫酸镁治疗应依据病情变化灵活应用。

1)控制子痫抽搐:静脉用药负荷剂量为 4~6g,溶于 10% 葡萄糖溶液 20mL 静脉推注(15~20 分钟),或 5% 葡萄糖溶液 100mL 快速静脉滴注,继而 1~2g/h 静脉滴注维持。或夜间睡前停用静脉给药,改用肌内注射,用法为 25% 硫酸镁 20mL+2% 利多卡因 2mL 臀部肌内注射。24 小时硫酸镁总量 25~30g。

2)预防子痫发作:适用于重度子痫前期和子痫发作后,负荷剂量 2.5~5.0g,维持剂量与控制子痫抽搐相同。用药时间长短根据病情需要调整,一般每天静脉滴注 6~12 小时,24 小时总量不超过 25g;用药期间每天评估病情变化,决定是否继续用药;引产和产时可以持续使用硫酸镁,若剖宫产术中应用要注意产妇心脏功能;产后继续使用 24~48 小时。

3)若为产后新发现高血压合并头痛或视物模糊,建议启用硫酸镁治疗。

4)硫酸镁用于重度子痫前期预防子痫发作及重度子痫前期的期待治疗时,为避免长期应用对胎儿(婴儿)钙水平和骨质的影响,建议及时评估病情,病情稳定者在使用 5~7 天后停用硫酸镁;在重度子痫前期期待治疗中,必要时间歇性应用。

(2)监测事项:血清镁离子有效治疗浓度为 1.8~3.0mmol/L,超过 3.5mmol/L 即可出现中毒症状。使用硫酸镁的必备条件:①膝腱反射存在;②呼吸 ≥16 次/分;③尿量 ≥25mL/h(即 ≥600mL/d);④备有 10% 葡萄糖酸钙。

应用硫酸镁常见的轻症不良反应有自觉发热、面颊潮红、恶心呕吐、肌肉无力、头晕和注射部位刺激感等,发生率在 15%~67%。重症不良反应包括运动麻痹、腱反射消失、呼吸抑制、心律失常(传导时间延长)等。当患者出现消化系统症状和疲乏无力时要警惕药物过量中毒,临床表现与 HELLP 综合征相似,应注意鉴别以免贻误治疗。镁离子中毒时停用硫酸镁并缓慢(5~10 分钟)静脉推注 10% 葡萄糖酸钙 10mL。孕妇同时合并肾功能不全、心肌病、重症肌无力等,或体重较轻者,则硫酸镁应慎用或减量使用。如条件许可,用药期间可监测血清镁离子浓度。

6.扩容疗法　子痫前期孕妇需要限制补液量以避免心力衰竭肺水肿,除非有严重的液体丢失(如呕吐、腹泻、分娩失血)使血液明显浓缩,血容量相对不足或高凝状态者,通常不推荐扩容治疗。

7.纠正低蛋白血症　严重低蛋白血症导致腹腔积液、胸腔积液或心包积液,血浆胶体渗透压下降,使得一旦发生心力衰竭、肺水肿、产后出血更加难以控制。及时有效地补充白蛋白和血浆,纠正低蛋白血症,同时注意配合应用利尿剂及严密监测病情变化,是稳定产时和产后微循环和防止心力衰竭发生的有力措施之一。

8.糖皮质激素治疗与促胎肺成熟　孕周<34 周并预计在 1 周内分娩的子痫前期孕妇,均应接受糖皮质激素促胎肺成熟治疗。推荐药物:地塞米松 5mg 或 6mg,肌内注射,每 12 小时 1 次,连续 4 次;或倍他米松 12mg,肌内注射,每天 1 次,连续 2 天。目前,尚无足够证据证明地塞米松、倍他米松及不同给药方式促胎肺成熟治疗的优劣。不推荐反复、多疗程产前给药。如果在较早期初次促胎肺成熟后又经过一段时间(2 周左右)保守

治疗,但终止孕周仍<34周时,应再次给予同样剂量的促胎肺成熟治疗。

9.抗凝治疗 重度子痫前期-子痫患者存在不同程度病理性血液高凝状态、血管内微血栓形成;部分患者同时合并或继发于具有血栓形成倾向的自身免疫性疾病。前者抗凝药物用于辅助治疗,后者抗凝药物是治疗的主要组成部分。

一些临床研究显示应用低分子量肝素治疗重度子痫前期,可改善患者临床症状,降低脐动脉血流 S/D 值及胎儿窘迫和新生儿窒息的发生,使期待治疗时间延长,并且药物对母儿均无不良影响。许多研究显示抗凝治疗可改善重度子痫前期患者母婴结局,但是关于药物如何选择、药物治疗剂量和持续时间等并没有统一意见。抗凝治疗重度子痫前期应在临床检查和检验结果指导下应用。

10.系统损害的针对治疗

(1)子痫:处理原则为控制抽搐和防止抽搐复发;纠正缺氧和酸中毒,控制血压,抽搐控制后终止妊娠。

1)一般急诊处理:子痫发作时需保持气道通畅,维持呼吸、循环功能稳定,密切观察生命体征、尿量(必要时留置尿管监测)等。避免声光刺激。预防坠地外伤、唇舌咬伤。严密监测血压、脉搏、呼吸、神志及尿量等。硫酸镁是治疗子痫及预防复发的首选药物;当患者存在硫酸镁应用禁忌或硫酸镁治疗无效时,可考虑应用地西泮、苯妥英钠或冬眠合剂控制抽搐。子痫产后需继续应用硫酸镁 24~48 小时。硫酸镁用法详见前述"硫酸镁预防子痫"部分。

2)控制血压:脑血管意外是子痫患者死亡的最常见原因。当收缩压持续 ≥ 160mmHg,舒张压≥110mmHg 时要积极降压以预防心脑血管并发症。

3)纠正缺氧和酸中毒:面罩和气囊吸氧,根据二氧化碳结合力及尿素氮值,给予适量的碳酸氢钠纠正酸中毒。

4)适时终止妊娠:子痫控制且病情稳定,应尽快终止妊娠。近年也有个案报道,关于距离足月较远的子痫发病后的保守治疗,在母亲病情平稳的前提下,可考虑严密监测,争取促胎肺成熟时间和延长妊娠,改善围生儿预后。

(2)心力衰竭肺水肿:特点是血压升高,血流动力学改变为低排高阻,心脏后负荷增加更为明显;低蛋白血症导致血浆渗透压较低,组织间液多而血容量相对不足。治疗原则是血管活性降压药物联合强心、利尿剂的应用,同时注意微循环稳定,适时终止妊娠。治疗的关键是降低血压,减轻心脏后负荷,选择能够平稳降压和不影响胎盘血流灌注的药物。毛花苷 C(西地兰)是最常用的快速强心苷,注射后 10 分钟开始起效,0.5~2 小时达高峰,作用时间为 1~1.5 天,负荷量 0.8~1.2mg,每天排出量占体存量的 33%。利尿剂可用静脉注射 20~40mg 呋塞米。当利尿效果不明显时,需要仔细分析原因,及时改善低蛋白血症,提高利尿效果。但需要警惕输注白蛋白或血浆循环血量增加而加重或再次诱发心力衰竭,使用时应严密监测病情和同时利尿。

(3)高血压脑病和脑血管意外:控制血压并与专科(神经内科、神经外科等)医师共同诊治,及时终止妊娠。一般治疗还包括尽量使患者头部保持低温以减少脑细胞代谢,保持患者安静,适当控制入量。

1）脑出血：对症止血和必要时及时采取手术治疗。

2）脑血栓、脑梗死：应用脑血管扩张剂治疗和适当的抗凝、溶栓治疗。

（4）肾功能不全：首先注意鉴别诊断，如 HELLP 综合征、溶血尿毒症等。积极治疗原发病和控制各种发病诱因是关键，应与专科医师共同治疗，并及时终止妊娠。肾前性因素导致功能性肾衰竭时，解除血管痉挛并适当扩充血容量及恰当给予利尿剂。器质性肾衰竭时，在对症治疗基础上，积极进行透析。对症治疗包括维持机体水、电解质平衡，处理高钾血症，纠正代谢性酸中毒等。同时应注意营养补充，以提供足够热量，并应用抗生素预防感染。

（5）弥散性血管内凝血（disseminated intravascular coagulation，DIC）：应根据 DIC 种类、患者年龄、诱发 DIC 的器官部位、出血或血栓的严重程度进行个体化处理。

1）去除 DIC 的原发病因，阻断促凝物质继续进入血循环。

2）补充血容量，维持重要器官功能：抗休克是抢救 DIC 的关键。积极恢复及维持循环，纠正低血容量，输注血管活性物质，保障重要脏器的充足灌注是防止多器官功能衰竭的关键。治疗中注意根据中心静脉压调整补液量。

3）血液有效成分的输注：消耗性低凝期应补充凝血因子，及时补充各种凝血因子、血小板、纤维蛋白原。

11.分娩时机和方式　子痫前期孕妇经积极治疗，而母胎状况无改善或病情持续进展的情况下，终止妊娠是疾病治愈的最根本方法，终止妊娠的时机和方法应依据患者孕周、严重并发症发生情况、家庭经济状况和当地医疗条件等综合决定。

（1）终止妊娠的时机：《妊娠期高血压疾病诊治指南（2020）》中，有如下建议：①妊娠期高血压、病情未达重度的子痫前期孕妇可期待至孕周 37 周以后；②重度子痫前期孕妇：孕周不足 26 周孕妇经治疗病情危重者建议终止妊娠。孕周 26 周至不满 28 周者根据母胎情况及当地母儿诊治能力决定是否可以行期待治疗。孕周 28～34 周，如病情不稳定，经积极治疗病情仍加重，应终止妊娠；如病情稳定，可以考虑期待治疗，并建议转至具备早产儿救治能力的医疗机构。孕周>34 周孕妇，可考虑终止妊娠；③子痫：控制病情后即可考虑终止妊娠。

（2）终止妊娠指征：对母体和胎盘-胎儿双方进行整体细致的个体化评估，以期既不失终止时机又争取获促胎肺成熟时间，是评估终止妊娠指征的关键。《妊娠期高血压疾病诊治指南（2020）》中建议如下。

1）发生母儿严重并发症者：需要稳定母体状况后尽早在 24 小时内或 48 小时内终止妊娠，不考虑是否完成促胎肺成熟。严重并发症包括重度高血压不可控制、高血压脑病和脑血管意外、子痫、心力衰竭、肺水肿、完全性和部分性 HELLP 综合征、DIC、胎盘早剥。

2）发生母体器官系统受累者：评定母体器官系统累及程度和发生严重并发症的紧迫性及胎儿安危情况综合考虑终止妊娠时机，如血小板计数<100×10^9/L、转氨酶水平轻度升高、肌酐水平轻度升高、羊水过少、脐血流反向、胎儿生长受限等，可同时在稳定病情和严密监护之下尽量争取给予促胎肺成熟后终止妊娠；对已经发生胎死宫内者，可在稳定病情后终止妊娠。

3)蛋白尿及其程度不单一作为终止妊娠的指征,却是综合性评估的重要因素之一,需注意与蛋白尿相关的母儿整体状况的评估,确定终止妊娠时机。

(3)分娩方式选择:取决于对孕妇和胎儿整体状况进行的评估,依据病情进行个体化处理。妊娠期高血压疾病孕妇,如无产科剖宫产指征,原则上考虑阴道试产。但如果不能短时间内阴道分娩,病情有可能加重,可考虑放宽剖宫产的指征。

(4)麻醉方式选择:也同样取决于对孕妇和胎儿的整体状况。腰硬联合麻醉可作为重度子痫前期患者剖宫产的麻醉方式。病情危急如血小板低于$<20×10^9/L$、凝血功能异常等腰硬联合麻醉禁忌者,可采用全身麻醉的方式。麻醉过程中应避免血压骤然降低,以及为维持血压快速输注大量液体而增加心肺负荷。

十、妊娠期高血压疾病产后管理和随访

重度子痫前期患者在分娩后病情仍可能继续进展加重,发生产后子痫(部分医源性原因)、DIC、心力衰竭、肺水肿、肾衰竭,甚至产妇死亡等严重并发症,也有部分子痫前期-子痫患者发病即在产后。产后子痫通常发生在产后48小时内,但最晚可发生在产后11天,与收缩压升高有关,而仅2/3的患者有蛋白尿。处理措施包括密切监测病情、合理应用硫酸镁和降压药物及镇静剂等。

1.监测病情　产后仍然应当严密监测血压、心率等生命体征及重要脏器功能,以及患者自觉症状如头痛、视力障碍和恶心呕吐等,在孕妇重要器官功能稳定后方可出院。由于重度子痫前期患者常存在子宫肌纤维缺血缺氧、低蛋白血症,易发生产后出血,应注意监测及记录产后出血量。而并发心力衰竭、肺水肿者应重点控制患者心脏前负荷,避免在产后回心血量明显增加的同时摄入过多液体,保持液体出入平衡。

2.硫酸镁的继续使用　重度子痫前期孕妇产后应继续使用硫酸镁24～48小时以预防产后子痫。对于病情不平稳和反复加重者,应严密观察病情,适当延长硫酸镁使用时间。临床研究表明产时及产后连续使用硫酸镁并不增加产后出血风险,在产后应及时继续使用硫酸镁以避免产后子痫抽搐的发生。

如发生产后迟发型子痫前期及子痫(发生在产后48小时后),应重新启用硫酸镁治疗,给予相应的负荷量和维持剂量。

3.降压药物的继续使用　子痫前期患者产后3～6天为血压高峰期,产后血压仍高≥150/100mmHg时应继续给予降压治疗。如伴有心功能不全、高血压脑病等脏器损害时,应结合病情将降压标准降至更低。哺乳期可继续应用产前使用的降压药物,禁用ACEI和ARB类(卡托普利、依那普利除外)降压药。产后血压持续升高要注意评估和排查孕妇其他系统疾病。

4.产后随访　妊娠期高血压疾病特别是重度子痫前期孕妇远期罹患高血压、肾病、血栓形成的风险增加。在分娩后应充分告知患者上述风险,并加强筛查与自我健康管理。

在分娩后针对伴有的脏器损害再进行检查:如大量蛋白尿者应监测尿蛋白定量及肾功能变化等。产后6周患者血压仍未恢复正常时应于产后12周再次复查血压,以排除慢性高血压,必要时建议内科诊治。

鼓励健康的饮食和生活习惯,如规律的体育锻炼、控制食盐摄入(<6g/d)、戒烟等。鼓励超重孕妇控制体重,BMI 控制在 $18.5 \sim 25.0 kg/m^2$,腹围<80cm,以减小再次妊娠时的发病风险,并利于长期健康。

第四节　胎儿窘迫

胎儿窘迫是指孕妇、胎儿及胎盘等多种高危因素引起的胎儿急性或慢性缺氧、酸中毒为主要特征的综合征,发生率为 2.7%～35.8%。其可分为急性胎儿窘迫和慢性胎儿窘迫。急性胎儿窘迫主要发生于分娩期,而慢性胎儿窘迫常发生于妊娠晚期,但在临产后多表现为急性胎儿窘迫。因其常导致死胎、死产、新生儿窒息等不良围生结局,临床中十分重视对胎儿窘迫的早期诊断及有效处理。

一、病因

胎儿在宫内生长发育、耐受分娩需要足够的氧供,若母体血液含氧量不足、母胎间血氧运输及交换障碍和胎儿自身异常等均可导致胎儿窘迫。

1.母体因素　母体血氧含量降低和子宫胎盘局部血氧含量低为两种主要因素。

(1)母体血液含氧量不足,如妊娠合并先天性心脏病(心功能不全者)、严重肺部疾病(肺结核、胸廓畸形、哮喘反复发作)、感染性疾病(肺部感染、流感)、母体血液循环障碍导致胎盘灌注急剧减少,如休克、重度贫血等。

(2)子宫胎盘血管硬化、狭窄、梗死,如妊娠期高血压疾病、慢性肾炎、糖尿病、过期妊娠等。

2.胎盘因素及脐带因素　影响胎盘灌注的相关疾病包括前置胎盘出血、胎盘早剥、胎盘钙化、梗死、胎盘内微血栓。导致脐带血流受阻的相关疾病包括脐带扭转、脐带脱垂、脐带缠绕、脐带过短、脐带胎膜附着、脐带真结及因羊水过少所致的脐带受压。另外,前置血管破裂出血导致胎儿急性失血性休克。

3.胎儿因素　母胎输血,胎儿严重的心血管疾病、呼吸系统疾病,母儿血型不合,胎儿畸形、胎儿宫内感染、颅内出血及颅脑损伤等。

4.产程中异常因素　缩宫素使用不当、孕妇应用麻醉药及镇静剂过量。

二、临床表现及诊断

急性胎儿窘迫主要发生在分娩期,多因脐带因素、胎盘早剥、宫缩过强、产程延长及休克等引起。而慢性胎儿窘迫多发生于妊娠晚期,延续至临产并加重。其多因妊娠期高血压疾病、慢性肾炎、糖尿病等所致。目前对胎儿窘迫临床诊断最准确的是胎儿动脉血血气分析,但很难直接测定,临床一般通过对胎动、胎心监护、羊水及超声三方面评估诊断胎儿窘迫。

1.胎动　为唯一能被孕妇感知的指征,目前尚无理想的胎动计数方法。胎动感知易受胎儿睡眠周期、孕周、情绪、药物等多因素影响。因其为提示胎儿宫内状况不佳甚至胎死宫内的第一信号,不容忽视。

妊娠28周后因胎儿生物规律的形成,应指导孕妇熟悉自身的胎动规律。胎动频繁程度的改变可反映胎儿宫内状况。胎动过频或胎动减少均为胎儿缺氧的先兆。在缺氧初期一般表现为胎动频繁,继而胎动减弱及胎动减少,甚至胎动消失。有研究指出,若胎动≤6次/2小时应到医院就诊,行进一步母体状况评估。临床上胎动消失24小时后常可出现胎心消失。因此在出现胎动异常时,应进一步对母体、胎儿进行全面评价,包括NST和(或)生物物理评分。

胎心率:产前胎儿电子监护方法包括NST和缩宫素激素试验(CST)。胎心率异常提示胎儿缺氧可能。在具有高危因素的孕妇中应用NST进行产前监护可以明显减少死胎的发生。

常见的胎心率异常包括NST无反应型、减速、心动过速/过缓和基线变异不良等。胎心基线正常范围为110~160次/分。显著变异可见于胎动频繁及急性缺氧早期,微小变异和变异缺失常提示胎儿储备功能下降。

孕妇体温正常情况下,若胎心率<110次/分或胎心率>160次/分,持续性胎心率波动于160~180次/分或持续>180次/分,胎心率不规则,频繁晚期减速或变异减速,考虑存在胎儿窘迫可能。进入产程后,在较强宫缩下,当胎心基线<100次/分,基线变异≤5次/分,伴有频繁晚期减速或变异减速时提示胎儿缺氧严重,胎儿预后不良,甚至随时胎死宫内。

正弦波是一种特殊的基线变异,其表现为明显、光滑的类正弦波,常提示胎儿有严重缺氧、溶血等不良情况。

2.生物物理评分 传统的生物物理评分使用Manning评分,包括NST、胎儿呼吸运动、胎动、胎儿张力及羊水深度五项。因其可因胎儿睡眠周期影响出现假阳性,耗时较长,2014年指南采用改良生物物理评分,其包括NST和羊水量两项指标,NST为反应型且羊水深度>2cm认为正常;NST为无反应型和(或)羊水深度<2cm,认为异常,考虑胎儿存在缺氧情况,应该进一步评估。

产时评估羊水对胎儿状况的了解具有一定意义。当胎心监护异常且出现羊水胎粪污染时,发生胎儿酸中毒的概率增加。当出现羊水胎粪污染时,若胎心监护正常,无须进一步干预;若胎儿监护异常,提示可能存在胎儿宫内缺氧情况,发生胎粪吸入综合征的概率增高,可能导致不良的胎儿结局。

3.胎儿多普勒血流检测 胎儿窘迫时可出现脐动脉S/D、PI及RI改变,提示胎盘灌注不足。严重者可出现S/D消失或反向,随时有胎死宫内的风险。另外,胎儿缺氧早期脑血流量代偿性增加,即胎儿脑保护,可通过检测胎儿大脑中动脉血流指数变化,更早发现胎儿宫内缺氧。但因急性缺氧时,胎儿血液重新分布代偿机制失效,大脑中动脉血流在识别急性胎儿窘迫时意义有限。同时超声可检测胎儿静脉导管血流频谱及胎儿肾动脉等,增加评估准确率。

4.酸中毒

(1)胎儿头皮血取样:胎儿头皮血与出生时脐动静脉血的pH及乳酸值具有一定相关性,但头皮血与新生儿预后的相关性取决于新生儿出生与头皮血取样的时间间隔。胎儿头皮血 pH>7.25 和乳酸值<4.2mmol/L,提示胎儿正常;pH 为 7.20~7.25 和乳酸值为 4.2~4.8mmol/L,提示胎儿可疑酸中毒;pH<7.20 和乳酸值>4.8mmol/L,提示胎儿酸中毒。胎儿头皮血取样的应用条件有限,母体感染(如 HIV、肝炎病毒、单纯疱疹病毒)、胎儿出血性疾病(如血友病)及早产(孕周<34 周)等患者中该项检测为禁忌证,且头皮血取样为一种有创性检查,目前已很少应用。

(2)胎儿脐动脉血血气分析:胎儿娩出后通过立即测定血气可以判断胎儿出生时是否存在代谢性酸中毒。代谢性酸中毒定义为脐动脉血 pH<7.0,同时全血剩余碱超过-12mmol/L。新生儿娩出后立即对脐带血或外周血进行血气分析和乳酸值测定被认为是目前可以定量分析胎儿娩出前是否存在缺氧或酸中毒的方法。正常情况下,应对所有怀疑胎儿缺氧、酸中毒、低 Apgar 评分的新生儿进行血气分析,但对异常结果的判读应注意排除其他可能病因,如早产、先天性异常等。

5.其他检测手段　包括电子胎心监护和胎儿心电图联合应用、胎儿脉搏血氧饱和度检测等,有效性尚未可知,仍需要多中心大样本临床研究支持。

三、产科处理

大多数胎儿窘迫病因不明,最好的临床处理是早诊断且明确诊断的准确性,减少不必要的早产及剖宫产。急性胎儿窘迫应积极干预,改善胎儿缺氧状态。慢性胎儿窘迫应针对病因,依据孕周、胎儿成熟度、胎儿缺氧程度个体化处理。

1.急性胎儿窘迫

(1)一般处理:改变体位为左侧卧位,吸氧;适当进食,补充能量,无法进食者可予以补充静脉营养;避免过度通气导致的呼吸性酸中毒;纠正胎儿酸中毒、低血压及电解质紊乱。对可疑胎儿窘迫者行连续胎心监护。

(2)病因治疗:胎膜早破者阴道检查除外脐带脱垂及宫口开大过快及胎头下降过快导致的胎心变化。由于不协调子宫收缩,或因缩宫素使用不当引起的宫缩过频过强,应停止滴注,必要时可给予硫酸镁或 β 受体激动剂抑制宫缩;在宫缩减弱后依据胎心情况及胎儿状态再次调整宫缩。若因羊水过少导致脐带受压,可改变体位或行羊膜腔灌注。

(3)尽快终止妊娠:无法立刻阴道分娩者,且有进行性胎儿缺氧及酸中毒的证据,一般干预后无法纠正者,应尽快手术终止妊娠。无论阴道分娩或剖宫产均需做好新生儿窒息抢救准备。

1)宫口未开全或宫口开全预计短期内无法阴道分娩,有以下症状者应立即剖宫产:①胎心基线变异消失伴胎心基线<110 次/分,伴频繁晚期减速,伴频繁重度变异减速;②正弦波;③胎儿头皮血 pH<7.20。

2)宫口开全:胎先露已达坐骨棘平面以下 3cm,吸氧的同时尽快助产阴道分娩胎儿。

一般情况下,在急性胎儿窘迫发生 20 分钟后分娩者,易出现代谢性酸中毒,围生儿预后不良,易并发各种并发症。

2.慢性胎儿窘迫

(1)一般处理:主诉胎动异常者,应全面评估母儿状况,包括 NST、CST、胎儿生物物理评分。NST 异常需进一步行 CST 或胎儿生物物理评分,评分 6 分为可疑阳性,需进一步评估,或结合孕周考虑终止妊娠,如果孕周超过 37 周,评分 6 分,应进一步评估或考虑终止妊娠,反之 24 小时重复评分。左侧卧位,吸氧(每天 2~3 次,每次 30 分钟)。积极治疗妊娠合并症及并发症,加强胎儿监护,注意胎动变化。

(2)期待治疗:孕周小,胎儿娩出后存活率低者,在情况许可条件下,转至有治疗经验及新生儿抢救能力的上级医院行进一步监测,尽量延长孕周,同时促胎肺成熟,争取胎儿成熟后终止妊娠。

(3)终止妊娠:妊娠近足月或胎儿已成熟,胎动减少,胎盘功能进行性减退,胎心监护出现胎心率基线异常伴基线波动异常,CST 出现频繁晚期减速或重度变异减速,胎儿生物物理评分≤4 分者,均应剖宫产终止妊娠。

第五节　早产

早产是常见的妊娠时限异常。早产定义的上限全球统一,即妊娠不满 37 足周分娩;下限设置各国不同,不少发达国家采用妊娠满 20 周,也有一些国家或地区采用妊娠满 24 足周,我国和大多数发展中国家一样沿用 20 世纪 60 年代 WHO 的定义,即妊娠满 28 周或出生体重≥1000g。约 5%的早产发生在妊娠满 28 周前,12%发生在 28~31 周,13%发生在32~33 周,70%发生在 34~36 周。因此,以妊娠满 28 周为早产起点的定义不但包括了 95%以上的早产,而且也考虑到我国医疗资源不均衡,很多基层、边远地区的早产儿救治能力还亟待加强的现状。当然这一定义并不否定对有生机儿的积极救治。

一、早产分类及其对母儿的影响

依早产是否为医疗手段所致,可分为医源性早产和自发性早产,前者多为严重妊娠并发症,为抢救母亲的生命而终止妊娠,约占 30%;后者则因为明确或不明确的原因,自发性提前发动分娩。本章节主要讨论自发性早产。依早产发生的孕周不同又可分为早早产(<32 周的分娩)、晚早产(≥32 周分娩),发达国家的极早早产是指<28 周的早产(我国称之为晚期流产)。早产是围生医学领域受到政府高度关注的公共卫生问题,因为它是围生儿发病与死亡的主要原因,近期并发症与多个器官发育不成熟有关,故分娩孕周越小,早产儿病死率越高,包括呼吸窘迫综合征、肝肾功能不全、代谢低下、脑出血及与早产病因相关的并发症,如严重感染、出生缺陷等。早产也是 5 岁以下婴幼儿死亡与致残的重要原因,主要并发症包括脑瘫、神经系统生长发育落后、智力低下、慢性肺部疾病、视/听障碍等,这些将严重影响存活早产儿的生命质量,给个人、家庭和社会带来沉重的经济负担和精神压力。

二、高危因素

1.有前次早产史者,此次妊娠早产风险增加 2.5 倍。

2.宫颈手术史,包括宫颈锥切、反复人工流产扩张宫颈、子宫畸形等。

3.多胎妊娠,双胎妊娠早产发生率约 40%,三胎妊娠早产率 90%。

4.孕妇<17 岁或>35 岁,文化层次低、经济差、妊娠间隔短。

5.体重指数<19kg/m²,或孕前体重<50kg,营养差,工作时间>80h/w。

6.辅助生殖技术后妊娠、胎儿畸形、阴道出血、羊水量异常者。

7.孕妇高血压、糖尿病、甲状腺疾患、慢性肾炎、SLE、哮喘、有腹部手术史。

8.孕妇吸烟或吸毒。

9.孕妇有细菌性阴道病、滴虫性阴道炎、淋病、梅毒、尿路感染、严重的病毒感染或宫内感染。

10.妊娠14~28周孕妇宫颈缩短。

11.反复出现规律宫缩。

三、发病机制

早产病因复杂,与遗传背景、环境因素及其交互作用有关。目前认为,早产是由多种原因引起的一种综合征,众多原因包括宫内感染、黄体酮降低、蜕膜老化、母体蜕膜血管重塑不良、母胎免疫耐受异常、子宫膨胀过度和原因不明的早产。

1.绒毛膜羊膜炎　炎症是早产发生的核心因素。有人认为,炎症的性质、部位、发生时间及其程度决定了早产的时间和围生儿的风险。炎症参与分娩发动的机制是白细胞浸润,IL-1β、IL-6、IL-8、TNF-α等促炎因子增加,促使前列腺素(PG)增多,一方面可引起子宫收缩,另一方面炎症使胎膜基质金属蛋白酶9(MMP9)激活,水解胎膜基质,造成胎膜抗张能力减弱,导致破膜;此外,宫颈胶原酶抑制因子减少,胶原蛋白降解,使宫颈成熟。

早产相关的炎症可分为病原微生物感染和非病原微生物感染两类。早产分娩中25%~40%归因于宫内病原微生物感染,且由于培养条件和检测能力所限,这一比例可能被低估;早产孕周越小,宫内感染作为病因的可能性越大。30%的宫内感染病例中,在胎儿血液循环中能检测到细菌,且与宫内感染病原微生物一致。病原微生物感染可引起胎儿多个器官受累,多个器官发生炎症反应,提示早产儿的严重并发症不仅与器官不成熟有关,而且与炎症有关。一般认为,细菌的主要来源是下生殖道微生物的上行性感染。但是,为什么有人发生上行性感染,而绝大多数人不发生上行性感染,且应用抗生素治疗下生殖道炎症,并不能预防早产。有研究表明,非妊娠期下生殖道菌群相对稳定,而妊娠期阴道菌群改变,推测很可能微生物的生态系统和母体的遗传因素决定着宿主的易感性和炎症反应,需要深入研究。

2.母胎免疫耐受异常　晚期自发性早产常见的胎盘损害是慢性绒毛膜羊膜炎,其特点是T细胞浸润,伴有滋养细胞凋亡,类似于移植排斥反应。母胎免疫耐受异常相关的早产可能还与蜕膜血管重塑不良有关,约30%的早产女性存在子宫螺旋小动脉重塑不足,浅层子宫平滑肌段的螺旋小动脉不能重塑,血管腔不能扩张,致使子宫胎盘低阻力循环不能实现。同样,这些早产孕妇外周血中也存在抗血管生成因子增加,其病理特征与子痫前期相似。有待回答的问题是,为什么同是母体螺旋小动脉重塑不良,有的出现高血压而有的则表现为早产?值得进一步研究。

3.黄体酮降低　黄体酮是维持妊娠的关键激素,妊娠期黄体酮帮助维持子宫平滑肌的静息状态,抑制子宫收缩相关的蛋白表达,也抑制炎症因子如 IL-1、IL-8、CCL2 等表达。很多动物分娩前有"黄体酮撤退"现象,黄体酮撤退成为分娩发动的"扳机扣动者"。虽然人类分娩发动未观察到"黄体酮撤退"这一现象,但应用黄体酮受体阻滞剂如 RU-486 于妊娠妇女可引起宫颈提前成熟,造成流产或分娩发动。

有研究报道,人类妊娠近足月时,部分 miRNA 表达增加,如 miR200 家族,能抑制黄体酮调控的多种基因转录,诱导促炎因子表达及前列腺素的合成。黄体酮还能抑制 TNF-α 诱导的蜕膜和绒毛膜细胞凋亡,抑制细胞因子介导的 MMP 表达及其活性,黄体酮可能通过调节 MMP9 来控制宫颈成熟过程。因此,有人提出黄体酮降低可能是部分早产原因,也有人提出早产不一定是黄体酮绝对值的减少所致,但增强黄体酮的作用可以预防部分早产。

4.子宫老化 英国剑桥大学研究团队发现,随着母体年龄的增长,逐渐老化的子宫可能是与年龄相关的妊娠并发症的重要原因。研究者将经胚胎活检证明染色体正常的胚胎移植到年轻小鼠和老年小鼠的子宫内,发现老年小鼠的死胎、早产、低出生体重发生率明显增加,且与胎盘发育异常有关。他们又将老年小鼠的胚胎和年轻小鼠的胚胎同时植入另一批年轻小鼠子宫内。结果发现老年/年轻小鼠胚胎中的绝大部分子代正常,胎盘也正常。提示与年龄相关的早产等妊娠并发症与子宫老化致胎盘发育异常有关。

此外,蜕膜老化与早产关系密切。众所周知,在胚胎着床时子宫内膜需经历蜕膜样变,子宫内膜间质细胞增生、分化为蜕膜样细胞,上皮也发生相应的表型改变,使之能接受胚胎着床。在此过程中,P53 基因发挥重要作用。有人条件性敲除小鼠子宫 TrP53 基因,可导致 50% 的小鼠发生自发性早产。此种小鼠主要表现为蜕膜 P21 和 β-半乳糖苷酶高表达,符合细胞老化的分子特征,如果给此小鼠哺乳动物雷帕霉素靶蛋白(mTOR)抑制剂或黄体酮,蜕膜细胞老化现象减轻。人类早产胎盘底板的研究证实了底蜕膜细胞老化现象。

5.其他因素 子宫肌纤维伸展过度,如多胎妊娠、羊水过多易发生早产。有研究发现肌纤维过度拉伸时能诱导平滑肌细胞产生大量炎症因子,出现炎症反应。早产也与人种有关,如非裔美国人早产发生率相对高,可能与遗传背景的差异或生活环境有关。曾经对生活在中国江苏省、中国香港和西澳大利亚的汉族妇女的早产发生率进行比较,结果显示虽然都是汉族人,生活在中国江苏省的无论是农村还是城市妇女,早产发生率明显低于中国香港和西澳大利亚的汉族妇女,提示早产与生活环境有关,随着西方化生活方式的暴露增加,早产发生率增加。另有 30% 左右的早产原因不明。

四、诊断

1.早产临产 早产临产诊断标准为凡妊娠 ≥28 周且 <37 周,出现规律宫缩伴随着宫颈管缩短与扩张。规律宫缩指每 20 分钟 4 次或 60 分钟 8 次;同时宫颈缩短 ≥80%,伴有宫口扩张。

2.先兆早产 如果妊娠 ≥28 周且 <37 周的孕妇虽有上述规律宫缩,但宫颈尚未扩张;而经阴道超声测量宫颈长度(CL)≤20mm,则诊断为先兆早产。值得注意且与治疗相

关的一个现象是,90%有先兆早产症状的孕妇不会在 7 天内分娩,其中 75%的孕妇将会足月分娩。

五、预测和预防

为了有效预防早产,降低早产发生率,选择性干预以达到合理的卫生经济学原则,众多研究对早产预测指标进行了探索。

1.前次自然晚期流产/早产史　孕妇前次是自然晚期流产/早产,此次妊娠早产风险增加 2.5 倍。

2.妊娠 24 周前 CL<25mm　强调标准化测量 CL:①排空膀胱后经阴道超声扫查;②探头置于阴道前穹窿,避免过度用力;③标准矢状面,将图像放大到全屏的 75%以上,测量宫颈内口到外口的距离,连续测量 3 次,取最短的值。对有高危因素者,在妊娠 16~24 周经阴道超声测量 CL,以 CL=25mm 为界值,预测 34 周前分娩的灵敏度、特异度、阳性预测值、阴性预测值分别为 76%、68%、20%和 96%。宫颈漏斗的形成与宽度并不能增加 CL 预测灵敏度。目前尚未对早产低危人群推荐常规检测 CL。

3.宫颈/阴道后穹窿分泌物检测胎儿纤维连接蛋白(FFN)预测早产　FFN 在妊娠 20~22 周前的阴道宫颈分泌物中含量较高,妊娠 22~35 周含量很低,如果期间 FFN 阳性(≥50ng/mL),能预测约 3%的单胎低风险孕妇将在 35 周前早产,其预测灵敏度 23.4%,特异度 97%,阳性预测值 19.7%,阴性预测值 98%,而 7 天内早产的发生率为 2.9%,灵敏度 90.5%,特异度 83%,阳性预测值 13.4%,阴性预测值 99.7%。FFN 检测取样要求严格,取样前不能行阴道检查、不能做阴道超声、24 小时内不能有性交史、标本上不能有血、羊膜囊必须完整,否则容易出现假阳性。因 FFN 阳性预测值低,且基于此进行的干预研究未能明显改善围生儿结局,故在近期发表的两个美国妇产科医师学会(ACOG)早产相关指南中不再作为早产预测指标被推荐。但 2017 年欧洲围生医学会推荐的早产预测指标中指出,因单纯 CL≤25mm 或 FFN 的阳性预测值均较低,当筛查发现其中一个指标阳性时可增加检测另一个指标,以提高早产预测效率。

4.早产预防

(1)一般预防

1)孕前宣教:避免低龄或高龄妊娠(如<17 岁或>35 岁);两次妊娠间隔最好>6 个月;避免多胎妊娠;平衡营养摄入,避免体重过低(如 BMI<19kg/m^2)妊娠;完成疫苗接种如风疹等;戒烟、戒酒;控制好原发病如高血压、糖尿病、甲状腺功能亢进、红斑狼疮等;停止服用可能致畸的药物等。

2)孕期注意事项:妊娠早期超声检查应确定胎龄、排除多胎妊娠,如果是双胎应了解绒毛膜性,如果能测胎儿颈后透明层厚度(NT)则可了解胎儿非整倍体及部分重要器官畸形的风险;第一次产检时就应了解早产高危因素,以便尽可能针对性预防;平衡饮食,合理妊娠期体重增加;避免吸烟、饮酒。

(2)应用特殊类型的黄体酮预防早产:目前均限于单胎妊娠。两个主要适应证:①前次有晚期流产或早产史者;②妊娠中期经阴道超声测量宫颈长度缩短者。目前有临床证据证明可预防早产的特殊类型黄体酮包括 17α 羟孕酮、阴道黄体酮凝胶、微粒化黄体酮胶囊。我国 17α 羟孕酮没有上市,故本章节仅讨论阴道用黄体酮。有研究对前次 20~35 周早产分娩者,于再次妊娠的 20~23^{+6} 周经阴道使用黄体酮凝胶 90mg/d 至 36^{+6} 周,使 33 周前的早产下降了 45%。对无晚期流产/早产史,但妊娠 16~24 周宫颈明显缩短,CL<25mm 者,也推荐给予黄体酮预防。一项单中心大样本临床随机对照研究表明,对无晚期流产/早产史但 24 周前 CL<20mm 者,经阴道给微粒化黄体酮 200mg/d,能减少约 44% 的 34 周前早产。对阴道用黄体酮预防早产能否让早产儿获益的荟萃分析发现,阴道使用黄体酮能减少早产儿呼吸窘迫综合征(RDS)的发病率、入住新生儿重症监护室的概率,需要机械通气者减少,体重<1500g 的早产儿减少。

(3)宫颈环扎预防早产:目前仅有支持单胎妊娠使用宫颈环扎预防早产的证据。

手术指征:①前次有宫颈提前成熟、晚期流产/早产史;②妊娠中期宫颈缩短(无宫缩);对孕周很小宫颈已扩张的孕妇,可谨慎使用挽救性宫颈环扎,但最好在羊膜腔穿刺证明无感染后进行。宫颈环扎对子宫发育异常、双胎、宫颈锥切者,无确切预防早产作用。宫颈环扎有 3 种手术方式,其中改良 McDonalds 术式和 Shirodkar 术式均经阴道完成;还有一种经腹完成(开放手术/腹腔镜)宫颈环扎术。经阴道宫颈环扎的 2 种手术方法为标准方法,效果相当。经腹宫颈环扎只适用于阴道环扎无法实现或阴道环扎失败者。目前尚无证据证明黄体酮联合宫颈环扎能提升预防效果。

另外,目前有证据支持的早产预防策略:①控制 39 周前无医学指征的择期剖宫产,减少晚期早产率;②孕期减少尼古丁暴露;③谨慎使用辅助生殖技术,降低多胎妊娠率。

六、治疗

1.宫缩抑制剂 因为子宫收缩是早产的主要临床表现,故在很长一段时间内认为,抑制宫缩是延长孕周的最主要方法。经过近 20 年的临床循证研究发现,宫缩抑制剂不能长时间延长孕周。无论何种宫缩抑制剂,都只能通过短时延长孕周,为完成促胎肺成熟治疗和孕妇转院到有早产儿抢救条件的单位分娩赢得时间,使早产儿获益。宫缩抑制剂本身对新生儿结局无直接帮助。宫缩抑制剂的主要适应证是先兆早产,即对有规律宫缩者,还应进行超声检查测量 CL,宫颈缩短者才应该用宫缩抑制剂。此外,在决定应用宫缩抑制剂前,应排除继续妊娠的禁忌证,包括死胎、致死性畸形、胎儿状态不稳定、重度子痫前期/子痫、母体大出血、绒毛膜羊膜炎、不能排除感染的胎膜早破或虽未足月胎膜早破(PPROM)延长 48 小时围生儿不获益者、母体对宫缩抑制剂本身有禁忌。宫缩抑制剂有以下四大类。

(1)β$_2$ 受体激动剂:利托君和特布他林,前者是美国 FDA 批准可用于早产抑制宫缩的药物。美国 FDA 发表公告指出,由于特布他林治疗早产不良反应多而且严重,建议禁止其用于治疗早产。

β$_2$ 受体激动剂作用机制是药物与子宫平滑肌细胞膜上 β$_2$ 受体结合,使细胞内环磷酸腺苷(cAMP)增高,抑制肌球蛋白轻链激酶活化,使宫缩停止。Cochrane 数据库包括 11 个随机对照研究的综述显示,β$_2$ 受体激动剂可减少 48 小时内的早产约 37%,减少 7 天内的早产约 33%,新生儿 RDS 发病率、围生儿病死率无明显改善。

β₂受体激动剂母体不良反应较多,包括恶心、头痛、鼻塞、低血钾、心动过速、胸痛、气短、高血糖、肺水肿,偶有心肌缺血等。胎儿及新生儿的不良反应有心动过速、低血糖、低血钾、低血压、高胆红素、偶有脑室周围出血等。禁忌证为明显的心脏病、心律不齐、糖尿病控制不满意、甲状腺功能亢进、绒毛膜羊膜炎者。有子宫大出血风险者慎用。

利托君使用剂量:起始剂量 50～100μg/min 静脉滴注,每 10 分钟可增加剂量 50μg/min,至宫缩停止,最大量不超过 350μg/min,共 48 小时,使用过程中注意患者的心率和主诉,如心率超过 120 次/分或诉心前区疼痛,则停止使用。

(2)钙通道阻滞剂:治疗早产研究最多的钙通道阻滞剂是硝苯地平。其作用机制是抑制钙通过平滑肌细胞膜上钙通道重吸收。Cochrane 数据库综述显示钙通道阻滞剂优于 β₂受体激动剂,能减少 7 天内的早产 24%、34 周前的早产 17%。最近一项随机对照研究显示,硝苯地平在延长孕周方面,似乎优于其他宫缩抑制剂。硝苯地平对胎儿无明显不良反应,对母体不良反应较轻微,包括低血压、头晕、心动过速、潮热。禁忌证包括左心功能不全、充血性心力衰竭。硝苯地平使用剂量尚无一致看法,通常首剂量为 20mg,口服,90 分钟后重复一次;或 10～20mg 口服,每 20 分钟一次,共 3 次,然后 10～20mg,每 4～6 小时 1 次。监测血压,如血压降低采取相应措施。

(3)前列腺素抑制剂:用于治疗早产的前列腺素抑制剂是非选择性环氧化酶抑制剂——吲哚美辛。抑制宫缩的作用机制是抑制环氧化酶,使花生四烯酸转化为前列腺素减少。Cochrane 数据库荟萃分析包括 13 个临床试验表明,与安慰剂相比,吲哚美辛可明显减少 48 小时与 7 天内的早产,也减少 37 周内的早产。对母体的不良反应包括恶心、胃酸反流、胃炎等;对于胎儿,如在妊娠 32 周前使用或使用时间不超过 48 小时,则不良反应很小,否则应监测羊水量和动脉导管宽度,若有动脉导管狭窄立即停药。禁忌证有血小板功能不良、出血性疾病、肝功能不良、活动性消化性溃疡和对阿司匹林过敏的哮喘。吲哚美辛使用剂量 50～100mg,经阴道/直肠给药或口服,然后每 6 小时给 25mg,维持 48 小时。

(4)缩宫素受体阻滞剂:阿托西班是一种选择性缩宫素受体阻滞剂。其作用机制是竞争性结合子宫平滑肌/蜕膜的缩宫素受体,使缩宫素作用削弱。该药对母儿的不良反应轻微。使用剂量:负荷剂量 6.75mg,静脉滴注,继之 300μg/min,维持 3 小时,接着 100μg/h,直到 45 小时。无明确禁忌证。

宫缩抑制剂给药疗程:几乎所有指南均推荐宫缩抑制剂持续应用 48 小时,以完成糖皮质激素促胎肺成熟的治疗或转诊。不推荐 48 小时后的持续宫缩抑制剂治疗,也不推荐不同宫缩抑制剂的联合使用。

2.硫酸镁 因缺血缺氧性脑病、颅内出血等中枢神经系统并发症是早产儿常见的脑损伤,可导致脑瘫、智力低下、癫痫及视听障碍等,将严重影响存活早产儿的生活质量。关于早产相关脑损伤和脑神经保护的临床研究已经展开。一项包括 5 个临床试验、6100 例孕妇使用硫酸镁的荟萃分析发现,与安慰剂组相比,婴儿脑瘫的发病率从 5.3%降到 4.1%。相继的荟萃分析得到类似结果,硫酸镁不但能降低早产儿脑瘫风险(RR = 0.71;

95%CI:0.55~0.91），而且能减轻 32 周早产存活儿脑瘫的严重程度。目前多数国家早产防治指南均推荐 32 周前的早产常规应用硫酸镁作为胎儿中枢神经系统保护剂治。但最近美国 FDA 基于药物不良反应报告系统和一些流行病学结果指出，长期应用硫酸镁可引起胎儿骨脱钙，造成新生儿骨折，将硫酸镁从妊娠期用药安全性分类中的 A 类降为 D 类；值得注意的是胎儿骨脱钙，新生儿骨折病例中，产前硫酸镁平均暴露时间是 9.6 周，母亲应用的平均总剂量是 3700g，远较目前产科推荐使用时间长、剂量大。ACOG 发表共识，硫酸镁用于产科几十年，数千名妇女入组的临床试验，包括最近硫酸镁对胎儿神经保护的临床试验均未观察到药物上述不良反应。故 ACOG、美国母胎医学会仍然推荐对产前子痫和子痫患者、<32 周妊娠的早产应用硫酸镁，建议应用硫酸镁时间不超过 48 小时。

3.糖皮质激素促胎肺成熟治疗　糖皮质激素（corticosteroids,CS）在产科的主要使用指征：①促胎肺成熟；②胎儿先天性肾上腺皮质增生症；③习惯性流产保胎。后两者胚胎/胎儿获益的证据不足，但有大量证据支持早产应用 CS 促胎肺成熟，降低早产儿严重并发症，提高存活率。

产前应用 CS 能有效促进胎肺成熟。最初 Liggin 等用羊研究分娩动因时发现，胎羊暴露于 CS，早产生存率提高。随后，该学者以妊娠 24~34 周早产高风险孕妇为研究对象，随机对照研究证明单疗程 CS 能减少新生儿 RDS 发病率，降低早生儿病死率。虽然当时 Liggin 等的研究中包含妊娠 24 周病例很少，但此后的相关指南均建议对妊娠 24~34 周有早产风险的孕妇，使用 CS 促胎肺成熟。CS 促胎肺成熟机制是其能增加肺表面活性物质 SP-A、SP-B、SP-C 的信使 RNA（mRNA）转录，但几天后回到给药前水平。这一现象可能与 CS 治疗后 7 天作用消失有关。因此，曾经提出 CS 治疗 7 天后，如果尚未分娩，早产警报未解除的患者可反复 CS 治疗。

但加拿大一项多中心研究通过单疗程与多疗程的随机对照结果表明，多疗程 CS 组平均新生儿体重降低、身长短、头围减小，提示多疗程可能对子代有不良影响。目前多个国家早产处理指南均推荐单疗程，如果需要重复使用，不能超过 2 个疗程。这就要求临床医师在处理早产时应掌握好 CS 应用时机——估计 7 天内发生早产者应用。

关于 CS 应用于早产促胎肺成熟能否扩大收益人群即产前应用 CS、能否降低极早产和>35 孕周的早产儿病死率的相关研究一直在进行中。日本新生儿网络组回顾性分析了 11 607 例妊娠 22~33 周出生的早产儿，发现产前 CS 使用率仅为 42%，其中妊娠 22~23 周及妊娠 24~29 周早产儿占研究组的比例分别为 6%和 62%。该研究结果显示，CS 可明显减少妊娠 24~29 周早产儿新生儿 RDS 和脑室内出血的发病率，且治疗组妊娠 22~27 周及妊娠 22~33 周总体早产儿存活率提高。2011 年美国儿童健康和人类发展研究所（NICHD）的新生儿研究网络组发表了一项针对 10 541 例妊娠 22~25 周早产儿产前应用 CS 治疗的队列研究结果，产前应用 CS 可显著降低妊娠 23~25 周新生儿病死率、Ⅲ~Ⅳ 级脑室内出血、脑室周围白质软化和坏死性小肠结肠炎的发病率；对早产儿随访至 18~22 月龄，发现治疗组妊娠 23~25 周早产儿的病死率及神经发育障碍发病率明显降低，但对妊娠 22 周早产儿无明显作用。

2016 年 ACOG 推荐≥妊娠 23 周且可能在 7 天内发生早产的孕妇给予单疗程 CS 治

疗。但因目前对<28周产前使用CS早产儿的远期随访研究较少,故CS对子代的远期影响仍有待进一步研究。晚期早产(34~36⁺⁶周的早产)占全部早产的70%,其呼吸系统并发症,如新生儿RDS、肺炎和新生儿暂时性呼吸急促的发病率及新生儿重症监护室入住率显著高于足月新生儿。关于晚期早产产前使用CS促胎肺成熟能否使围生儿获益,纳入病例最多,把握度最大的研究是近期在《新英格兰杂志》发表的由NICHD组织的一项多中心(17个大学医院)随机对照研究,共纳入2831例妊娠34~36⁺⁶周、单胎妊娠先兆早产孕妇,分别给予倍他米松与安慰剂治疗,结果发现,治疗组出生72小时内死亡、新生儿死亡及需要的呼吸支持者比对照组明显减少,进一步分析发现,择期剖宫产中,治疗组新生儿严重呼吸系统并发症的发病率也明显低于对照组(RR=0.58;95%CI:0.36~0.94)。该研究支持晚期早产产前使用CS促胎肺成熟。因此,ACOC在2016年10月发布的《早产防治指南》的基础上,补充推荐对妊娠34~36周,且在7天内有早产风险者给予1个疗程倍他米松治。

发达国家与地区已证实产前应用CS可明显降低早产儿的发病率和病死率,而在发展中国家CS使用率仍然较低,因此WHO建议将CS列为新生儿的4种急救药物之一,预计每年可减少40万例在欠发达地区早产儿的死亡。但是,发达国家与地区CS促胎肺成熟的成功经验能否复制到发展中国家,以及能否让欠发达地区的围生儿同样受益?由NICHD资助,在阿根廷、危地马拉、印度、肯尼亚、巴基斯坦和赞比亚的7个地区进行大样本整群抽样随机对照试验,旨在评估经济欠发达地区有早产风险者使用CS治疗的安全性和有效性。该研究共包括51个干预组、47 394例活产儿,以及50个对照组、50 743例活产儿。由于妊娠早期超声确定孕龄的方法在经济欠发达地区尚不普及,故该研究以出生体重及末次月经估算孕龄,将出生体重<第5百分位数的新生儿定义为早产儿。该研究发现,使用CS促肺成熟组新生儿病死率高于对照组(RR=1.12;95%CI:1.02~1.22),究其原因,在经济欠发达地区围生儿死亡的主要原因是产时窒息、中重度低体温和感染,如果出生后保温、有效新生儿复苏、抗感染等改善围生儿预后的基本措施不落实,CS的获益将得不到体现。此外该研究也提示,在不能准确确定胎龄的"早产"中,盲目使用CS不能获益。

产前糖皮质激素治疗的主要担忧是其对子代安全性的影响。研究主要集中在对神经系统和生长发育的影响等方面。CS对神经发育的影响可能与其削弱神经发生和诱导神经元凋亡有关。有人将未成熟小鼠暴露于临床相当剂量的CS,结果发现,发育中的小鼠小脑外部颗粒细胞层的神经祖细胞凋亡,并导致小脑神经元数目永久性减少。还有研究发现,产前CS治疗导致小鼠海马细胞凋亡增加,齿状回颗粒细胞区中增生细胞数量减少,海马体积减小。国外等报道了一项应用CS后人类新生儿脑组织变化的研究。该研究将妊娠24~32周、生后4天内死亡且接受尸检的21例早产儿脑组织进行切片分析,其中10例产前接受倍他米松治疗(每次12mg,共2次,间隔24小时)。结果显示,CS组新生儿海马区大神经元和总神经元密度低于对照组,提示胎儿暴露于外源性CS可能对边缘系统(主要是海马)产生深远影响,导致未来认知、行为、记忆、自主神经系统协调性的长期改变。提示临床医师应有指征地、谨慎地在产前使用CS。

CS 使用方法及疗程:作为促胎肺成熟的 CS,通常选用倍他米松/地塞米松。两者效果相当。这两种 CS 的主要特点:能以有生物活性的方式通过胎盘;半衰期相对长,用药后 40 小时,胎儿体内测不出药物;经胎盘代谢后,胎儿的生物利用度降低;胎儿药物血浓度相当于母血浓度的 35%。目前推荐确定先兆早产估计 7 天内可能分娩的患者,产前使用单 1 个疗程 CS。使用方案为地塞米松 6mg 肌内注射,每 12 小时 1 次,共 4 次;或倍他米松 12mg 肌内注射,每天 1 次,共 2 次。如果 1 周内未分娩,早产在即,可以重复 1 个疗程。

4.抗生素 对于胎膜完整的早产,预防性使用抗生素不能预防早产,除非分娩在即而下生殖道 B 族链球菌(GBS)阳性,否则不推荐预防性应用抗生素。

5.产时处理与分娩方式 极早产儿需要很好的新生儿救治条件,故有条件者可以转到有早产儿救治能力的医院分娩;产程中加强胎心监护有利于识别胎儿异常,尽早处理;分娩镇痛以硬膜外镇痛相对安全;没有证据表明常规会阴侧切对胎儿有保护作用,也不支持没有指征而应用产钳;对臀位特别是足先露者,根据当地早产儿治疗护理条件权衡剖宫产利弊。早产分娩胎儿出生后适当延长 30~120 秒再断脐,可减少新生儿输血的需要,且可减少约 50% 的新生儿脑室内出血。

第三章　妊娠合并疾病

第一节　妊娠期肝内胆汁淤积症

妊娠期肝内胆汁淤积症(intrahepatic cholestasis of pregnancy, ICP)是妊娠期特有的肝疾病之一,是仅次于病毒性肝炎的妊娠期黄疸常见原因。其发病率有明显的地域和种族差异,我国目前尚无确切的流行病学资料。本病病因未明,遗传、环境和内分泌等因素均起一定作用。常发生于妊娠中晚期,以皮肤瘙痒和胆汁酸等生化指标异常为主要临床特征,主要危及胎儿,使围生儿患病率和病死率增高。

一、发病情况

1.发病率　ICP 的发病率有明显的地域和种族差异,世界范围内发病率差异显著,从 0.1% 到 15.6% 不等。流行病资料显示南美的智利,北欧的瑞典、芬兰、玻利维亚和我国长江流域如四川、重庆、湖北、江西、安徽、江苏、上海等地都是高发地区,阿洛柯人、高加索人、艾玛拉人是高发种族,智利阿洛柯人的发病率曾高达27.6%,欧洲的发病率较低,小于 1%。发病率差异如此之大与诊断标准不一致有关,也和不同地区或种族的生活环境、饮食习惯有关。一些高发地区 ICP 发病率近年来呈下降趋势,如智利从过去高达 15.6% 下降到近年来的 1.5%~4%;这可能与对疾病认识不断加深、诊断标准日趋完善及环境变迁有关。由于我国各地环境和生活方式不同,孕期保健水平不同,尚缺乏来自全国范围内流行病学的研究报道。此外,有文献报道 ICP 发病可能存在季节性,冬季好发,主要是十一月、十二月和一月。

2.高危因素　具有 ICP 高危因素的人群其发病率明显升高,加强识别高危因素对提高该病的诊断具有临床价值,包括:①有慢性肝胆基础疾病,如丙型肝炎、非酒精性肝硬化、胆结石或胆囊炎、非酒精性胰腺炎,有口服避孕药诱导的肝内胆汁淤积症病史者;②有ICP 家族史者;③前次妊娠有 ICP 病史,再次妊娠其 ICP 复发率为40%~70%;④双胎妊娠孕妇 ICP 发病率较单胎妊娠显著升高,而 ICP 发病与多胎妊娠的关系仍需进一步研究并积累资料;⑤人工授精妊娠的孕妇,ICP 发病后危险度相对增加。

二、对母儿健康的影响

1.对胎儿结局的影响　ICP 的主要危害在于围生儿,可增加围生儿发病率和病死率,且与临床表现轻重无明显相关性。

(1)早产:是 ICP 常见的并发症之一,是造成新生儿低体重的主要原因之一。虽然部分 ICP 合并胎膜早破等可引起自发性早产,但大部分为医源性早产。如胆汁酸、肝功能升高、伴发胎儿生长受限、胎儿窘迫、子痫前期及其他严重并发症出现时,常提前终止妊娠以避免胎死宫内的不良结局。

从目前的文献中可知,ICP 相关的早产率差异较大,为 12%~66%,分析主要原因包括:①目前尚缺乏大样本的研究资料;②早产的诊断标准在临床上尚未统一,不同国家及地区早产的界定孕周不同;③自发性早产和医源性早产的临床统计问题。目前较统一的观点认为在 ICP 孕妇中早产的发生率明显高于正常孕妇。

(2)胎儿窘迫甚至胎死宫内:胎儿体内异常升高的胆汁酸水平可能是导致围生儿不良结局的关键因素,无任何先兆的死胎是 ICP 最严重的并发症。临床观察死胎的发生率相差甚大,可能与样本量有关,文献报道为 2.5%~9%。究其原因,一方面是由于羊水中胆汁酸水平明显升高,胎盘绒毛板静脉腔内(胎儿循环)、外(羊水)均暴露于高水平胆汁酸中,导致胎盘血管收缩,脐血流急性减少,胎儿血液灌注急剧下降;另一方面,ICP 时绒毛间隙狭窄、胎盘退行性病变及胎盘与胎膜炎症均可能导致胎盘储备能力下降,一旦发生子宫收缩等其他刺激,容易急剧发生胎儿缺氧甚至胎儿猝死。此外,高浓度胆汁酸水平下 ICP 胎儿心肌细胞改变导致心律不齐也可能是胎儿猝死的原因之一。

2.对母亲结局的影响

(1)产后出血:从理论上讲,肝内胆汁淤积可导致肝功能异常,另一方面,胆汁排泄异常后脂肪吸收减少可继发脂溶性维生素吸收障碍,上述异常均可导致凝血因子合成减少,增加产后出血风险。临床报道 ICP 患者产后出血的发生率为 7%~22%,但尚需考虑医源性因素导致的 ICP 患者剖宫产率上升及间接增加的产后出血风险。

(2)孕妇并发症:最常见的并发症是妊娠期高血压疾病。由于样本量少,国内外文献对于 ICP 与孕妇并发症的报道多为个例,缺乏代表性。ICP 合并妊娠期高血压疾病的主要危害在于:一方面可能存在胎盘血供不足,胎儿发育受到影响,导致胎儿生长受限、胎儿宫内缺氧等,出现自发性早产;另一方面,由于孕妇肝损害和高血压、肾功能损害并存,可能进展为重度子痫前期、多脏器功能损害,危及母儿生命,有提前终止妊娠的指征,从而造成医源性早产增加。

三、发病机制

1.遗传因素　对胆汁淤积病例和动物胆汁淤积模型的研究发现,肝细胞特定胆汁转运体蛋白表达降低或缺失最终可造成胆汁淤积。研究最多的是 ABCB4 的突变。ABCB4 基因位于人类染色体 7q21,其编码的 MDR3P-糖蛋白是磷脂通过肝毛细胆管膜的转运蛋白。目前已知与 ICP 有关的 MDR3 突变有十多种,突变后均通过破坏细胞表面的转运蛋白参与 ICP 的形成。此外,参与胆盐输出泵编码的 ABCB11 基因、多药抵抗性蛋白 2 即 ABCC2 基因、编码 B 型 ATP 酶(即家族性肝内胆汁淤积-1 型蛋白,FIC1)的 ATP-B1 基因及初级胆汁酸感受器 FXR(NRIH4)基因等也与 ICP 的发生相关。

2.激素因素　ICP 的发生与雌激素水平可能存在一定程度上的关联。目前通过对动物模型的研究认为,雌激素可能使 Na^+-K^+-ATP 酶的活性改变、增加肝细胞低密度脂蛋白受体和丙氨酸载体的合成、下调肝细胞 Na^+-牛磺胆酸共转运体的表达等,从而影响胆汁酸代谢,造成胆汁淤积。由于动物模型试验本身并不能完全模拟出人类的激素代谢过程,激素作用机制理论还不尽完善。此外,临床研究表明,虽然 ICP 患者体内黄体酮水平与正常妊娠者相比无明显异常,但其血清中黄体酮的代谢与正常孕妇差异显著,提示孕激素在 ICP 的发病机制中也可能发挥重要的作用。

3.其他因素　ICP 发病有明显的地域性和季节性,可能与高发地区居民饮食中某些微量元素的缺乏有关。两项分别在芬兰和智利开展的临床研究发现,ICP 患者的血清及血浆硒浓度和谷胱甘肽过氧化物酶的活性均低于正常的健康产妇,这两项指标的降低可引起抗氧化防御功能不全,甚至干扰微粒体的细胞色素 P450 系统,造成肝细胞功能和结构的损害。肝炎病毒可导致肝细胞的损伤或其他肝功能障碍,从而参与诱导胆汁淤积症。丙型肝炎病毒感染与 ICP 之间的关系密切,但尚不能确定丙型肝炎病毒(HCV)感染是 ICP 的原发病因,以及感染后肝细胞的损伤及程度与 ICP 的关系。此外,ICP 的发生还可能与杀虫剂污染物和菜籽油中的芥酸等环境因素有关。

四、诊断与鉴别诊断

1.诊断要点

(1)妊娠期出现其他原因无法解释的皮肤瘙痒,瘙痒涉及手掌和脚常具有提示性,尤其需鉴别 ICP 皮肤瘙痒严重导致的皮肤抓痕与其他妊娠期皮肤疾病。

(2)空腹血总胆汁酸水平升高,总胆汁酸水平≥10μmol/L 可诊断为 ICP。

(3)胆汁酸水平正常者,有其他原因无法解释的肝功能异常,主要是血清 ALT 和 AST 轻、中度升高,可诊为 ICP,谷酰转肽酶水平也可升高,可伴血清胆红素水平升高,以直接胆红素为主。

(4)皮肤瘙痒和肝功能异常在产后恢复正常:皮肤瘙痒多在产后 24~48 小时消退,肝功能在分娩后 4~6 周恢复正常。

2.鉴别诊断

(1)其他妊娠期皮肤疾病鉴别:ICP 继发的皮肤抓痕需与妊娠湿疹、妊娠痒疹、妊娠多形疹等相鉴别。主要结合皮疹的形态、发生部位及对称性、是否伴瘙痒及渗出、病程及迁延性等相鉴别,皮肤组织学表现一般为炎症性改变或出现其他疾病的特征性病损。

(2)与其他引起肝功能异常的疾病鉴别

1)妊娠期急性脂肪肝:该病病因不明,起病急骤,病情变化迅速,易发生于妊娠晚期,初产妇、孕育男胎、多胎是其高危因素。主要表现为妊娠晚期突然出现持续性恶心、呕吐、乏力、上腹痛或头痛,继而出现黄疸且进行性加深,常无瘙痒。严重者可出现凝血功能障碍、低血糖、意识障碍、精神症状及肝性脑病、尿少、无尿和肾衰竭。鉴别除根据病史、临床特点外,可参考辅助检查。血清总胆红素中度或重度升高,以直接胆红素为主,血转氨酶及碱性磷酸酶升高,甚至有酶-胆分离现象;血糖下降,血尿酸、肌酐和尿素氮均升高,尤其是尿酸的增高程度与肾功能不成比例。肝超声可见肝区的弥漫性高密度区,回声强弱不均,呈雪花状,有典型的脂肪肝波形。CT 及 MRI 检查可显示肝内多余的脂肪,肝实质呈均匀一致的密度减低。超声定位下行肝穿刺活检是唯一的确诊方法,但实用性较低。

2)病毒性肝炎(A 型、B 型、C 型、EB 型、CMV 型):患者常有乏力、食欲缺乏、恶心、腹胀等消化系统症状,重者可出现持续性呕吐及腹痛,甚至不同程度的肝性脑病,伴黄疸及腹腔积液,病程并不随妊娠终止而迅速好转或结束。实验室检查转氨酶及胆红素升高明显,肝炎病毒血清学检查是确诊病毒性肝炎的重要依据。鉴别诊断主要根据流行病学接触史,结合临床症状、体征及实验室检查综合分析。

3)原发性胆汁性肝硬化:常与其他免疫性疾病如类风湿关节炎、干燥综合征、慢性淋巴细胞性甲状腺炎等并存,早期症状轻微,患者一般情况良好,食欲与体重多无明显下降,可伴皮肤瘙痒和黄疸。实验室检查肝功能、胆酸、血脂可能增高,但自身抗体如抗平滑肌抗体、抗线粒体抗体可能阳性。瘙痒症状即使在妊娠结束仍不消失,或消失后重现。

4)HELLP综合征:以溶血、转氨酶升高及血小板减少为主要特点,是妊娠期高血压疾病的一种特殊形式或并发症。临床症状不典型,表现多样化,常伴有全身不适头痛、恶心呕吐、上腹痛、肝大、腹腔积液、黄疸、出血倾向,甚至呼吸窘迫、心力衰竭,体格检查可以没有任何阳性体征。患者一般均具有妊娠期高血压疾病的典型症状,根据血常规、凝血功能、肝肾功能紊乱,一般诊断不困难。妊娠终止后临床表现及实验室检查多能迅速恢复。

5)肝外胆汁淤积症:是指肝外胆道系统由于结石、炎症或肿瘤等引起部分或完全性的机械性梗阻。妊娠期与非妊娠期肝外胆汁淤积症表现基本相同,可出现不同程度腹痛,伴瘙痒或黄疸。除依靠病史和症状外,肝胆系统超声检查有助于提高诊断正确率。

6)药物性肝损伤:药物用量过大或用药时间过长,可能对肝造成伤害,出现黄疸、转氨酶升高等肝功能异常。鉴别主要依靠病史,患者一般有肝毒性药物的长时间使用史,如解热镇痛药、镇静催眠药、抗结核药、某些抗菌药和激素类药物等。

五、管理

(一)妊娠期筛查

由于ICP发病率较高,临床无特征性表现,一旦疾病进展,易对胎儿造成严重后果。因此,在ICP高发区有筛查的必要,且如何低费效利用围生保健资源提高疾病检出率、降低母儿并发症,值得进一步探讨。

产前检查应常规询问有无瘙痒,有瘙痒者即测定并跟踪血胆汁酸水平变化。发现有主诉瘙痒、妊娠合并黄疸、转氨酶和胆红素水平升高者,即测定血总胆汁酸和转氨酶水平。有ICP高危因素者,妊娠28~30周时测定总胆汁酸和转氨酶水平,测定结果正常者3~4周后重复。总胆汁酸水平正常,但存在无法解释的肝功能异常也应密切随访,每1~2周复查1次。对于一般孕妇于妊娠32~34周常规测定总胆汁酸和转氨酶水平。

(二)妊娠期监测

1.疾病严重程度判断 鉴于瘙痒症状、胆汁淤积及肝功能损害程度均与围生儿预后有一定的关联,ICP疾病分型有利于临床监护和管理。由于尚缺乏强灵敏度及特异度的指标来反映ICP的病情,因此需结合多个指标综合评估,国内外各医疗机构常用的分型指标包括瘙痒程度和持续时间、血总胆汁酸水平、转氨酶水平、黄疸及胆红素水平程度。目前没有一项指标能单独预测与不良围生儿结局间的确切关系,但比较一致的观点认为,总胆汁酸水平与围生结局的关系最为相关。

(1)轻型:①血清总胆汁酸 10~40μmol/L;②临床症状以皮肤瘙痒为主,无明显其他症状。

(2)重型:①血清总胆汁酸≥40μmol/L;②瘙痒严重;③伴有其他情况,如多胎妊娠、妊娠期高血压疾病、复发性 ICP、曾因 ICP 致围生儿死亡者;④早发型 ICP。

2.治疗时病情监测

(1)孕妇生化指标监测:主要筛查项目是总胆汁酸和肝功能。不论病情程度,每 1~2 周复查 1 次直至分娩,对程度特别严重者可适度缩短检测间隔。根据临床症状是否缓解及实验室检查综合评估是否有效,如治疗有效,则继续服药治疗;如病情无好转,需调整治疗方案,及时住院治疗。

(2)胎儿宫内状态监测

1)胎动:胎动是评估胎儿宫内状态最简便客观的方法,尤其是胎动次数明显减少甚至消失时,是胎儿宫内缺氧的危险信号。如果在一段时间内胎动超过正常次数,胎动频繁,或无间歇地躁动,也可能是宫内缺氧的表现,应立即就诊。

2)胎儿电子监护:胎心监护异常如胎心率短变异、基线变异消失等曾被认为是预测 ICP 患者发生胎儿宫内缺氧的有效指标。但近年来研究认为 ICP 患者中 NST 结果正常者和异常者的围生儿预后不良发生率无明显差异。鉴于 NST 操作简便、价格低廉、对母婴无任何创伤、可重复性强等,仍可将胎心监护作为 ICP 胎儿的首选监护方法,推荐妊娠 32 周起,每周 1 次,重度者每周 2 次。但更应认识到胎心监护的局限性,并强调 ICP 有无任何预兆胎死宫内的可能。产程初期缩宫素激惹试验(CST)对围生儿预后不良有很好的预测价值,因此,阴道分娩者必须在产程初期常规行宫缩负荷试验。

3)脐动脉血流分析:胎儿脐动脉收缩期与舒张期比值(S/D)对预测围生儿预后可能有意义,建议妊娠 32 周后每周 1 次,出现脐动脉 S/D 明显升高者需结合患者孕周、ICP 严重程度及时处理。

4)产科超声:在胎心监护出现不可靠图形,临床又难于做出确切判断时选用超声生物物理评分,但只能作为了解胎儿宫内情况的瞬间指标,其对 ICP 胎儿在宫内安危的灵敏度、特异度有待进一步研究。

(三)治疗

1.一般处理　①低脂饮食;②适当休息,左侧卧位为主,增加胎盘血流量,计数胎心、胎动;③重视其他不良产科因素治疗,如妊娠期高血压疾病、妊娠期糖尿病的治疗。

2.降胆酸药物治疗　药物治疗目标是缓解瘙痒、黄疸等母体症状,改善肝功能,降低血胆汁酸浓度,延长孕周,改善围生儿结局及预后。药物的选择需尽可能遵循安全、有效、经济和简便原则。目前尚无药物能治愈 ICP,鉴于 ICP 病理生理过程认识的局限性和环境、遗传等所导致的研究对象的异质性限制了 ICP 药物治疗的发展,临床医师应恰当掌握用药的风险与效益比。无论选用何种治疗方案,治疗前必须检查胆汁酸指标系列、肝功能、胆红素及凝血功能。治疗后及时复查,监测治疗效果。为避免药物不良反应,用药过程中应严密观察各生化指标并及时调整用药。

（1）熊去氧胆酸（ursodeoxycholic acid，UDCA）：可能通过保护肝细胞、减轻孕妇胆汁淤积、修复母胎胆酸转运系统等起效。最近有研究认为，UDCA 还可能直接刺激受损肝细胞分泌及促进孕激素硫化代谢产物排泄改善瘙痒症状。虽然 UDCA 作用机制未明，确切疗效缺乏大样本随机对照试验，但在与其他药物对照治疗时具有明显的优势，推荐作为 ICP 治疗的一线药物。UDCA 在缓解瘙痒症状和血清学指标及延长孕周、改善母儿预后方面的疗效得到越来越多临床试验的肯定。但也有一些研究认为 UDCA 疗效不肯定。在 Cochrane 系统综述数据库中只有一篇相关的系统评价，纳入 9 个随机对照试验共 227 例 ICP 孕妇，认为 UDCA 在治疗 ICP 中的疗效仍不确切，属于 A 级证据。

建议按照 15mg/（kg·d）的剂量分 3～4 次口服，常规剂量疗效不佳，而又未出现明显不良反应时，可加大剂量为每天 1.5～2.0g。停药后瘙痒症状会重新出现或生化指标回升，再次用药可能有效。常规治疗剂量疗效不佳而又未出现明显不良反应时，可考虑加大剂量，加快 UDCA 在体内蓄积，缩短达到治疗浓度所需的时间。主要的不良反应为恶心呕吐、腹泻、便秘、过敏、皮肤瘙痒、头痛、心动过速、过敏反应、胰腺炎等，但发生率较低，尚未观察到明显不良反应。动物实验证明 UDCA 对妊娠大鼠、小鼠及兔的胚胎和出生的幼仔无直接损害，目前未发现 UDCA 对围生儿远期不良影响，妊娠中晚期使用安全性良好，曾在个别妊娠早期发病的患者中使用，但缺乏经验。

（2）S-腺苷蛋氨酸（S-adenosylmethionine，SAMe）：是一种良好的生理解毒剂，较早应用于 ICP。国内外研究显示在改善 ICP 瘙痒症状及生化指标、延长孕周、降低早产率等方面有效，但在随后的临床使用中并未取得理想效果。国内有研究对 SAMe 治疗 ICP 疗效进行荟萃分析，纳入文献 8 篇，包括随机对照试验 2 篇，半随机对照试验 6 篇，共有研究对象 424 例，所有纳入研究的方法学质量均不高。结果显示 SAMe 可以改善某些妊娠结局，如降低剖宫产率、延长孕周、增加新生儿体重等，但其确切的疗效和安全性尚不能肯定，还需要大样本、高质量的随机对照试验加以证实。对于瘙痒或黄疸较轻、胆酸及肝功能指标轻度上升的 ICP 患者可使用 SAMe 治疗。对于重症或复发性的 ICP 患者可能疗效不佳。建议作为 ICP 临床二线用药或联合治疗。

SAMe 的常用剂量一般为每天 1g 静脉滴注，疗程为 12～14 天，或 500mg 每天 2 次口服。对胆汁酸和甘胆酸水平较高的患者推荐使用 2g/d 治疗，而 1g/d 治疗的患者效果不明显可先适当延长用药时间再考虑加大剂量。因本品只有在酸性片剂中才能保持活性，故可出现服药后上腹部不适、胃灼热，对本药特别敏感的个体，反应更重，睡前服用催眠药可减轻此症状，一般而言，以上作用均表现轻微，不需中断治疗。尚未发现 SAMe 有对胎儿的不良反应和对新生儿远期的不良影响，可能与样本量小、相关研究少及随访时间短有关。

（3）地塞米松（dexamethasone，DEX）：能通过胎盘抑制胎儿肾上腺脱氢表雄酮的分泌，从而减少雌激素生成而减轻淤胆；解除小血管痉挛性收缩，降低周围血管阻力，加强心肌收缩力，改善母体循环及灌注功能；非特异性降低胆红素，并能阻止胆汁淤积性肝损伤；降低胆酸浓度而减少死产的危险。此外，ICP 本身是免疫功能相关疾病，DEX 的免疫抑制作用是否与治疗 ICP 相关目前尚无定论。DEX 在缓解症状、改善生化指标、延长孕周及改良母儿结局方面的疗效仍未确定,仅在其他药物充分治疗后无明显好转的情况下可考虑使用。推荐一般用量为每天 12mg,口服连用 7 天,后 3 天逐渐减量至停药。无循证依据证明口服、肌内注射、静脉给药和羊膜腔注射的疗效差别。目前 ICP 治疗中激素的主要作用在于短期使用帮助早产风险增加的 ICP 孕妇促胎肺成熟,减少早产儿呼吸窘迫综合征的发生。

(4)降胆酸药物联合治疗:文献报道的样本量小或组合复杂,疗效难以评价。因 SAMe 可能与 UDCA 存在协同作用,对于重症、进展性、难治性 ICP 患者可使用两者联合治疗。一般常用 UDCA 250mg,每天 3 次口服,联合 SAMe 500mg 每天 2 次静脉滴注,目前临床上尚无统一的联合治疗方案,有待进一步优化。

3.辅助治疗　支持产前使用维生素 K 减少出血风险。转氨酶水平升高者可加用保肝药物,不宜同时应用多种抗感染保肝药物,以免加重肝负担及因药物间相互作用而引起不良反应。其余辅助治疗如血浆置换等可能有效,但存在医疗资源昂贵及血制品不良反应问题,目前不宜列入诊疗常规,应视临床症状严重程度、生化指标水平及药物治疗反应等综合评估病情后,结合各地医疗条件及孕妇意愿选择应用。

(四)分娩时机与分娩方式

虽然 ICP 导致胎儿窘迫的原因仍存在争议,但无任何先兆的胎心突然消失是不争的临床事实。在通过恰当治疗帮助患者顺利过渡到妊娠晚期后,选择分娩时机和方式最终获得良好的围生结局对 ICP 的整个妊娠期管理至关重要。矛盾在于继续妊娠可能增加胎死宫内风险,而主动干预则导致医源性早产。如何尽可能地延长孕周,又不至于发生胎死宫内是产科医师极为棘手的问题。

1.终止妊娠时机

(1)需考虑的因素

1)孕周:无充分的循证医学证据证明妊娠 37 周前终止妊娠能改善 ICP 孕妇的不良围生结局,故不建议过早终止妊娠。但对于早期发病、病程迁延的重度病例期待治疗不宜过久,终止妊娠的孕周应适当提早。

2)病情严重程度:病情程度的判断包括起病孕周、病程、瘙痒程度、生化指标(特别是总胆汁酸、转氨酶、胆红素)最高值和治疗后变化等,但至今无具体标准,更无涉及多个重要参考指标的评分标准。必须重视的是,产前总胆汁酸水平≥40μmol/L 者是预测围生结局不良的良好指标。

3)胎儿监护指标:无证据证明胎儿宫内死亡与胎儿监护指标异常之间有相关性。

(2)分娩孕周:鉴于目前无良好的循证医学证据,且 ICP 的产科处理又涉及多个重要参考指标。根据国内 ICP 指南,推荐孕周如下:①轻度:妊娠 38~39 周;②重度:妊娠 34~37 周,根据治疗反应、有无胎儿窘迫、双胎或合并其他母体并发症等因素综合考虑。

2.分娩方式

(1)阴道分娩:ICP 不是剖宫产的绝对指征,因此对于轻度 ICP、无其他产科剖宫产指征者、孕周<40 周的 ICP 孕妇可行阴道试产。对于引产者应避免宫缩过强加重胎儿缺氧。决定阴道分娩者,应制订产程中分娩计划,产程初期常规做 CST 检查,产程中密切监测孕妇宫缩、胎心变化,避免产程过长,做好新生儿窒息复苏准备。若存在胎儿窘迫状态,放宽剖宫产指征。

（2）剖宫产:对于以下情况,建议剖宫产分娩:①重症 ICP;②既往 ICP 相关的死胎、死产、新生儿窒息或死亡史;③胎盘功能严重下降或高度怀疑胎儿窘迫;④合并双胎或多胎、重度子痫前期等;⑤存在其他阴道分娩禁忌证者。

六、产后管理和随访

1.产后管理　包括产后复查、避孕方式选择、再次妊娠的劝告、母儿长期健康随访等。

（1）产后复查生化指标:肝功能复查应至少推迟至产后 10 天,绝大多数 ICP 患者的瘙痒症状和生化指标异常在分娩后会迅速缓解,产后复查时应有针对性地询问和检查。由于产后 10 天内肝功能指标会升高,建议生化指标复查至少推迟至产后 10 天。若分娩后症状或生化指标异常持续 3 个月以上,应建议其咨询肝病专家。

（2）建议避免使用含雌激素的避孕药物:口服雌激素可能引起瘙痒症状和增加 ICP 复发风险,故建议避免使用含雌激素的避孕药物,如果没有其他合适的避孕措施,服药同时需注意瘙痒症状并连续监测肝功能。

（3）ICP 患者再次妊娠、ICP 患者直系亲属妊娠的发病率增高,告知孕前检查重要性,同时妊娠早期应及时就诊。

2.远期随访　ICP 对于母儿的远期影响仍不确定。有研究显示 ICP 患者远期发生胆固醇性结石或其他肝胆系统疾病的风险增加,因此需长期随访。

第二节　妊娠合并心脏病

妊娠合并心脏病(包括妊娠前已有心脏病及妊娠后发现或发生心脏病)是孕产妇死亡的重要原因,在我国占孕产妇死亡原因第二位,是最常见的非直接产科死因。主要类型有先天性心脏病、风湿性心脏病、妊娠期高血压性心脏病、围生期心肌病、心肌炎等。

一、妊娠对心脏病及心脏病对妊娠的影响

1.妊娠、分娩期心脏血管方面的变化

（1）妊娠期:母体循环系统在妊娠期发生了一系列的适应性变化,主要表现在总血容量、心排血量逐渐增加,至妊娠 32~34 周达高峰;心率也逐渐增加,至妊娠晚期每分钟平均增加 10~15 次。心脏病孕妇的血容量与血流动力学变化增加了心力衰竭的风险。

（2）分娩期:为心脏负担最重的时期。子宫收缩使孕妇动脉压与子宫内压之间压力差减小,且每次宫缩时有 25~500mL 液体被挤入体循环,增加了全身血容量;每次宫缩时心排血量约增加 24%,同时有血压增高、脉压增宽及中心静脉压升高。第二产程时由于孕妇屏气,先天性心脏病孕妇有时可因肺循环压力增加,使原来左向右分流转为右向左分流而出现发绀。胎儿胎盘娩出后子宫突然缩小,胎盘循环停止,回心血量增加。加之

腹压骤减,大量血液向内脏灌注,造成血流动力学急剧变化。此时,患心脏病孕妇极易发生心力衰竭。

(3)产褥期:产后3天内仍是心脏负担较重的时期。除子宫收缩使一部分血液进入体循环外,妊娠期组织间潴留的液体也开始回到体循环。妊娠期出现的一系列心血管变化,在产褥期尚不能立即恢复到妊娠前状态。心脏病孕妇此时仍应警惕心力衰竭的发生。

从妊娠、分娩及产褥期对心脏的影响看,妊娠32~34周、分娩期(第一产程末、第二产程)、产后3天内心脏负担最重,是心脏病孕妇的危险时期,极易发生心力衰竭。

2.左向右分流型先天性心脏病对妊娠的影响

(1)房间隔缺损:是最常见的先天性心脏病,其对妊娠的影响,取决于缺损的大小。缺损面积<1cm^{2}者多无症状,仅在体检时被发现,多能耐受妊娠及分娩。若缺损面积较大,妊娠期及分娩期由于肺循环阻力增加、肺动脉高压、右心房压力增加,妊娠期体循环阻力下降、分娩期失血、血容量减少,可引起右至左的分流出现发绀,极有可能发生心力衰竭。房间隔缺损面积>2cm^{2}者,最好妊娠前手术矫治后再妊娠。

(2)室间隔缺损:可以单独存在,或与其他心脏畸形合并存在。以膜部缺损最常见。缺损大小及肺动脉压力的改变,直接影响血流动力学变化。缺损面积<1.25cm^2,既往无心力衰竭史,也无其他并发症者,较少发生肺动脉高压和心力衰竭,一般能顺利渡过妊娠与分娩期。室间隔缺损较大,常较早出现症状,多在儿童期肺动脉高压出现前已行手术修补,若缺损较大且未修补的成人,易出现肺动脉高压和心力衰竭,且细菌性心内膜炎的发生率也较高。妊娠能耐受轻、中度的左向右分流,当肺动脉压接近或超过体循环水平时,将发展为右向左分流或艾森-曼格综合征,孕产妇病死率将高达30%~50%。后者应禁止妊娠,如果避孕失败,应于妊娠早期行治疗性人工流产。

(3)动脉导管未闭:是较多见的先天性心脏病。儿童期可手术治愈,故妊娠合并动脉导管未闭者并不多见。与其他分流一样,妊娠结局与动脉导管未闭部分的管径大小有关,较大分流的动脉导管未闭,妊娠前未行手术矫治者,肺动脉高压使血流逆转可出现发绀和心力衰竭。若妊娠早期已有肺动脉高压或有右向左分流者,建议终止妊娠。未闭动脉导管口径较小、肺动脉压正常者,妊娠期一般无症状,可继续至妊娠足月。

3.右向左分流型先天性心脏病对妊娠的影响　临床上最常见的是法洛四联症及艾森-曼格综合征。

(1)法洛四联症:是一种联合的先天性心血管畸形,包括肺动脉狭窄、室间隔缺损、主动脉右位和右心室肥大,是最常见的发绀型心脏病。未行手术矫治者很少存活至生育年龄。此类患者对妊娠期血容量增加和血流动力学改变的耐受力极差,孕妇和胎儿病死率可高达30%~50%。若发绀严重,自然流产率可高达80%。故这类心脏病妇女不宜妊娠,若已妊娠也应尽早终止。经手术治疗后心功能为Ⅰ~Ⅱ级者,可在严密观察下继续妊娠。

(2)艾森-曼格综合征:也称肺动脉高压性右向左分流综合征。实际上是一组先天性心脏疾病发展的后果。如先天性室间隔缺损、房间隔缺损、动脉导管未闭等持续存在时,肺动脉高压进行性发展,使得右心系统压力持续增高甚至超过左心系统压力,原来的左向右分流转变为右向左分流而出现发绀,孕产妇病死率增高。

4.无分流型先天性心脏病对妊娠的影响

(1)肺动脉口狭窄:单纯肺动脉口狭窄的预后一般较好,多数可存活至生育期。轻度狭窄者,能渡过妊娠及分娩期。重度狭窄(瓣口面积减少60%以上)者,由于妊娠期及分娩期血容量及心排血量增加,加重右心室负荷,严重时可发生右心衰竭。因此,严重肺动脉狭窄宜于妊娠前行手术矫治。

(2)主动脉缩窄:妊娠合并主动脉缩窄较少见。此病常伴其他心血管畸形,预后较差,合并妊娠时20%会发生各种并发症,围生儿预后也较差,胎儿病死率10%~20%。轻度主动脉缩窄,心脏代偿功能良好,患者可在严密观察下继续妊娠。中、重度狭窄者即使经手术矫治,也应避孕或在妊娠早期终止妊娠。

(3)马方综合征:为结缔组织遗传性缺陷导致主动脉中层囊性退变。本病死亡原因多为血管破裂。患本病妇女应避孕,妊娠者若 B 超心动图发现主动脉根部直径>40mm时,应终止妊娠。妊娠时应严格限制活动,控制血压,必要时使用 β 受体阻滞剂以降低心肌收缩力。

5.风湿性心脏病对妊娠的影响   以单纯性二尖瓣狭窄最多见,部分为二尖瓣狭窄合并关闭不全。主动脉瓣病变少见。

(1)二尖瓣狭窄:最多见,占风湿性心脏病的2/3~3/4。无明显血流动力学改变的轻度二尖瓣狭窄(瓣口面积$1.5\sim2.0m^2$)患者,可以耐受妊娠。中、重度的二尖瓣狭窄患者,肺水肿和心力衰竭的发生率增高,母胎病死率增加,尤其在分娩时和产后孕产妇病死率更高。因此,病变较严重、伴有肺动脉高压患者应在妊娠前纠正二尖瓣狭窄,已妊娠者宜早期终止妊娠。

(2)二尖瓣关闭不全:因妊娠期外周阻力下降,使二尖瓣反流程度减轻,故单纯二尖瓣关闭不全者一般情况下能较好耐受妊娠。但风湿性二尖瓣关闭不全患者约半数合并二尖瓣狭窄。

(3)主动脉瓣狭窄及关闭不全:主动脉瓣关闭不全者,妊娠期外周阻力降低可使主动脉反流减轻,一般可以耐受妊娠。主动脉瓣狭窄增加左心射血阻力,严重者应手术矫正后再考虑妊娠。

6.妊娠期高血压疾病性心脏病对妊娠的影响   妊娠期高血压疾病性心脏病是指既往无心脏疾病史,在妊娠期高血压疾病的基础上,突然发生以左心衰竭为主的全心衰竭。妊娠期高血压疾病并发肺水肿的发生率为3%,这是由于冠状动脉痉挛,心肌缺血,周围小动脉阻力增加,水、钠潴留及血黏度增加等,加重了心脏负担而诱发急性心力衰竭。妊娠期高血压疾病合并中、重度贫血时更易引起心肌受累。这类心脏病在发生心力衰竭之前,常有干咳,夜间更明显,易被误诊为上呼吸道感染或支气管炎而延误诊疗时机,产后病因消除,病情会逐渐缓解,多不遗留器质性心脏病变。

7.围生期心肌病对妊娠的影响   发生于妊娠晚期至产后 6 个月内的扩张型心肌病为围生期心肌病。特征为既往无心血管疾病病史的孕妇,出现心肌收缩功能障碍和充血性心力衰竭。本病主要临床表现为呼吸困难、心悸、咳嗽、咯血、端坐呼吸、胸痛、肝大、水肿等心力衰竭的症状。25%~40%的患者出现相应器官栓塞症状。轻者仅有心电图T波改变而无症状。胸部X线片见心脏普遍增大、肺淤血。心电图示左室肥大、ST段及T波异常改变,可伴有各种心律失常。B超心动图显示心腔扩大,以左室、左房大为主,室壁运动普遍减弱,射血分数减少。部分患者可因发生心力衰竭、肺梗死或心律失常而死亡。初次心力衰竭经早期治疗后,1/3~1/2患者可以完全康复,再次妊娠可能复发。目前,围生期心肌病缺乏特异性的诊断手段,主要根据病史、症状体征及辅助检查,心内膜或心肌活检可见心肌细胞变性、坏死伴炎症细胞浸润,对鉴别诊断有意义。

8.心肌炎对妊娠的影响　近年来,病毒性心肌炎呈增多趋势,急慢性心肌炎合并妊娠的比例在增加。妊娠期合并心肌炎的诊断较困难。主要表现为既往无心瓣膜病、冠心病或先心病,在病毒感染后1~3周内出现乏力、心悸、呼吸困难和心前区不适。检查可见心脏扩大,持续性心动过速、心律失常和心电图ST段及T波异常改变等。急性心肌炎病情控制良好者,可在密切监护下继续妊娠。

二、妊娠合并心脏病的并发症

1.心力衰竭　是妊娠合并心脏病常见的严重并发症,也是妊娠合并心脏病孕产妇死亡的主要原因,因妊娠期及分娩期血流动力学的巨大变化,心力衰竭最容易发生在妊娠32~34周、分娩期及产褥早期。若出现下述症状与体征,应考虑为早期心力衰竭:①轻微活动后即出现胸闷、心悸、气短;②休息时心率每分钟超过110次,呼吸每分钟超过20次;③夜间常因胸闷而坐起呼吸,或到窗口呼吸新鲜空气;④肺底部出现少量持续性湿啰音,咳嗽后不消失。

2.亚急性感染性心内膜炎　妊娠期、分娩期及产褥期易发生菌血症,如泌尿生殖道感染,已有缺损或病变的心脏易发生感染性心内膜炎。若不及时控制,可诱发心力衰竭。

3.缺氧和发绀　妊娠时外周血管阻力降低,使发绀型先天性心脏病的发绀加重;非发绀型左至右分流的先天性心脏病,可因肺动脉高压及分娩失血,发生暂时性右至左分流引起缺氧和发绀。

4.静脉栓塞和肺栓塞　妊娠时血液呈高凝状态,若合并心脏病伴静脉压增高及静脉淤滞者,有时可发生深部静脉血栓。虽不常见,一旦栓子脱落可诱发肺栓塞,是孕产妇的重要死亡原因之一。

5.恶性心律失常　是指心律失常发作时导致患者的血流动力学改变,出现血压下降甚至休克,心、脑、肾等重要器官供血不足多在原有心脏病的基础上发生,是孕妇猝死和心源性休克的主要原因。

三、心脏病孕妇心功能分级

1.纽约心脏病协会(NYHA)依据患者生活能力状况,将心脏病孕妇心功能分为4级　①Ⅰ级:一般体力劳动不受限制;②Ⅱ级:一般体力劳动略受限制,休息时无症状,活动后心悸、轻度气短;③Ⅲ级:一般体力劳动显著受限,休息时无不适,轻微日常工作即感不适、心悸、呼吸困难,或既往有心力衰竭史;④Ⅳ级:一般体力活动严重受限制,不能进行任何活动,休息时有心悸、呼吸困难等心力衰竭征象。

2.根据心电图、负荷试验、X 线、超声心动图等客观检查结果,评估心脏病的严重程度 此方案将心脏功能分为 A~D 级:①A 级:无心血管病的客观依据;②B 级:客观检查表明属于轻度心血管病患者;③C 级:属于中度心血管病患者;④D 级:属于重度心血管病患者。其中轻、中、重没有做出明确规定,由医师根据检查进行判断。

以上两种方案可单独应用,也可联合应用,如心功能 Ⅱ 级 C、Ⅰ 级 B 等。

四、诊断

1.诊断依据 正常妊娠的生理性变化可以表现一些酷似心脏病的症状和体征,如心悸、气短、踝部水肿、乏力、心动过速等。心脏检查可以有轻度扩大、心脏杂音。妊娠还可使原有心脏病的某些体征发生变化,增加了诊断难度。诊断时应注意以下有意义的诊断依据。

(1)病史:妊娠前有心悸、气急或心力衰竭史;体检曾被诊断有器质性心脏病;曾有风湿热病史。

(2)症状:有劳力性呼吸困难、经常性夜间端坐呼吸、咯血、经常性胸闷胸痛等。

(3)体征:以下体征提示有心脏病:①发绀、杵状指、持续性颈静脉曲张;②心脏听诊有舒张期杂音或Ⅲ级及以上全收缩期杂音,性质粗糙;③有心包摩擦音、舒张期奔马律、交替脉。

(4)X 线、心电图及超声心动图的改变:①X 线提示心脏显著扩大;②心电图有严重的心律失常,如心房颤动、心房扑动、三度房室传导阻滞、ST 段及 T 波异常改变等;③超声心动图显示心腔扩大、心肌肥厚、瓣膜运动异常、心内结构异常。

2.心脏病患者对妊娠耐受能力的判断 能否安全渡过妊娠期、分娩期及产褥期,取决于心脏病的种类、病变程度、是否手术矫治、心功能级别及具体医疗条件等因素。

(1)可以妊娠:心脏病变较轻,心功能Ⅰ~Ⅱ级,既往无心力衰竭史,也无其他并发症者,妊娠后经密切监护,适当治疗多能耐受妊娠和分娩。

(2)不宜妊娠:心脏病变较重、心功能Ⅲ~Ⅳ级、既往有心力衰竭史、有肺动脉高压、右向左分流型先天性心脏病、严重心律失常、风湿热活动期、心脏病并发细菌性心内膜炎、急性心肌炎等,妊娠期极易发生心力衰竭,不宜妊娠。年龄在 35 岁以上,心脏病病程较长者,发生心力衰竭的可能性极大,不宜妊娠。若已妊娠,应在妊娠早期行治疗性人工流产。

五、治疗

1.妊娠期的处理

(1)人工流产终止妊娠的指征:凡妊娠 3 个月以内有以下情况者应考虑人工流产终止妊娠:①心功能Ⅲ级或Ⅲ级以上者;②以往有心力衰竭史或伴有严重内科并发症;③肺动脉高压者;④慢性心房颤动;⑤高度房室传导阻滞;⑥并发细菌性心内膜炎;⑦先天性心脏病有明显发绀或肺动脉高压者;⑧活动性风湿热。妊娠 12 周以上者应与内科医师配合,严格监护下行钳刮术或中期引产。

(2)继续妊娠的注意事项:①充分休息,避免过劳及情绪过度激动;②妊娠期应适当控制体重,整个妊娠期体重增加不超过 10kg,高蛋白、高维生素、低盐、低脂肪饮食;③定期进行产前检查,妊娠 20 周前,每 2 周产前检查 1 次,妊娠 20 周后每周 1 次。检查内容除针对产科情况外,还应判断心脏病的性质和心功能的分级;④及时发现心力衰竭早期症状,如轻微活动后即出现胸闷、心悸、气短;休息时心率每分钟超过 110 次,呼吸每分钟超过 20 次;夜间经常因胸闷而坐起呼吸,或到窗口呼吸新鲜空气;肺底部出现少量持续性湿啰音;⑤预防感染,尤其是上呼吸道感染;纠正贫血;治疗心律失常;防治妊娠期高血压疾病和其他合并症及并发症;⑥住院治疗,心功能Ⅲ级或Ⅲ级以上者,应立即住院治疗,心功能正常者应在预产期前 1~2 周住院待产,未临产的心力衰竭患者应先住入内科病房处理,待病情稳定,临近预产期可转入本科待产;⑦选择性剖宫产术,由于子宫下段剖宫产术是一种较为安全的分娩方式,因而对于心脏病患者,可就其骨盆情况、胎儿大小及其病情做出综合判定,估计从阴道分娩有一定困难者,可在胎儿成熟后尽早行选择性剖宫产术娩出胎儿,避免进入产程后的血流动力学变化更加加重病情,有心力衰竭者可在心力衰竭控制的情况下进行。

2.分娩期分娩方式的选择 心功能Ⅰ~Ⅱ级,胎儿不大,胎位正常,宫颈条件良好者,可考虑在严密监护下经阴道分娩。胎儿偏大,产道条件不佳及心功能Ⅲ~Ⅳ级者,均应择期剖宫产。剖宫产可减少产妇因长时间宫缩所引起的血流动力学改变,减轻心脏负担。由于手术及麻醉技术的提高,术中监护措施的完善及高效广谱抗生素的应用,剖宫产已比较安全,故应放宽剖宫产指征。以选择连续硬膜外阻滞麻醉为宜,麻醉剂中不应加肾上腺素,麻醉平面不宜过高。为防止仰卧位低血压综合征,可采取左侧卧位 15°,上半身抬高 30°。术中、术后应严格限制输液量。不宜再妊娠者,应建议同时行输卵管结扎术。

3.分娩期的处理

(1)第一产程:安慰及鼓励产妇,消除紧张情绪。适当应用地西泮、哌替啶等镇静剂。密切注意血压、脉搏、呼吸、心率。一旦发现心力衰竭征象,应取半卧位,高浓度面罩吸氧,并给毛花苷 C 0.4mg 加 25% 葡萄糖液 20mL 缓慢静脉注射,必要时 4~6 小时重复给药 0.2mg。产程开始后即应给予抗生素预防感染。

(2)第二产程:要避免屏气增加腹压,应行会阴后一侧切开、胎头吸引或产钳助产术,尽可能缩短第二产程。

(3)第三产程:胎儿娩出后,产妇腹部放置沙袋,以防腹压骤降而诱发心力衰竭。要防止产后出血过多而加重心肌缺血,诱发先心病发生发绀及心力衰竭。可静脉注射或肌内注射缩宫素 10~20U,禁用麦角新碱,以防静脉压增高。产后出血过多者应适当输血、输液,但需注意输液速度不可过快。

4.产褥期的处理

(1)继续严密监测患者生命体征和心力衰竭征象。

(2)保证产妇充分休息。

(3)继续应用广谱抗生素预防感染,直至产后 1 周左右无感染征象时停药。

(4)心功能Ⅲ级以上者不宜哺乳。

(5)产前、产时有心力衰竭者,产后继续用强心药。

（6）产后至少住院 2 周,如无心力衰竭,一般情况尚好,可酌情提前出院。

（7）不宜妊娠者,应严格避孕或行绝育术。

5.心脏手术的指征　妊娠期血流动力学的改变使心脏储备能力下降,影响心脏手术后的恢复,加之术中用药及体外循环对胎儿的影响,一般不主张在妊娠期手术,尽可能在幼年、孕前或延至分娩后再行心脏手术。如果妊娠早期出现循环障碍症状,孕妇不愿做人工流产,内科治疗效果又不佳且手术操作不复杂,可考虑手术治疗。手术时期宜在妊娠 12 周以前进行,手术前注意保胎及预防感染。

第三节　妊娠合并病毒性肝炎

病毒性肝炎是由肝炎病毒引起的以肝病变为主的传染性疾病,孕妇并发的最常见的肝疾病是病毒性肝炎,妊娠期感染可严重地危害孕妇及胎儿,发病率为非妊娠期妇女的 6~9 倍,急性重型肝炎发生率为非妊娠期妇女的 65.5 倍。常见的病原体有甲型(HAV)、乙型(HBV)、丙型(HCV)、丁型(HDV)和戊型(HEV)五种病毒。除乙型肝炎病毒为 DNA 病毒外,其余均为 RNA 病毒。这些病毒在一定条件下都可造成严重肝功能损害甚至肝衰竭。我国是乙型肝炎的高发国家,妊娠合并重型肝炎仍然是我国孕产妇死亡的主要原因之一。

一、病因

1.甲型病毒性肝炎　由甲型肝炎病毒(HAV)引起,HAV 是一种微小 RNA 病毒,病毒表面无包膜,外层为壳蛋白,内部含有单链 RNA。病毒耐酸、耐碱、耐热、耐寒能力强,经高热 100℃,5 分钟紫外线照射 1 小时,1：400,37℃甲醛浸泡 72 小时等均可灭活。

甲型肝炎主要经粪-口直接传播,病毒存在于受感染的人或动物的肝细胞质、血清、胆汁和粪便中。在甲型肝炎流行地区,绝大多数成人血清中都有甲肝病毒,因此,婴儿在出生后 6 个月内,由于血清中有来自母体的抗-HAV 而不易感染甲型肝炎。

2.乙型病毒性肝炎　由乙型肝炎病毒(HBV)引起,孕妇中乙型肝炎表面抗原(HBsAg)的携带率为 5%~10%。妊娠合并乙型肝炎的发病率为 0.025%~1.6%,70.3%产科肝病是乙型肝炎,HBsAg 携带孕妇的胎儿宫内感染率为 5%~15%。乙型肝炎病毒是嗜肝 DNA 病毒,由外壳蛋白和核心成分组成。外壳蛋白含有 HBsAg 和前 S 基因的产物;核心部分主要包括核心抗原(HBcAg)、e 抗原(HBeAg)、DNA 及 DNA 多聚酶,是乙型肝炎病毒复制部分。乙型肝炎的传播途径主要有血液传播、唾液传播和母婴垂直传播等。人群中 40%~50%的慢性 HBsAg 携带者是由母婴传播造成的。母婴垂直传播的主要方式有宫内感染、产时传播和产后传播。

3.丙型病毒性肝炎　由丙型肝炎病毒(HCV)引起,HCV 属披盖病毒科,有包膜,基因组 9.5kb,是单股正链 RNA 病毒。HCV 经血液和血液制品传播是我国丙型肝炎的主要传播途径,国外 90%以上的输血后肝炎是丙型肝炎,吸毒、性混乱、肾透析和医源性接触都是高危人群,除此之外,仍有 40%~50%的 HCV 感染无明显的血液及血液制品暴露史,其中母婴传播是研究的热点。

4.丁型病毒性肝炎　又称δ病毒,是一种缺陷的嗜肝RNA病毒。病毒直径38nm,含1678个核苷酸。HDV需依赖HBV才能复制,常与HBV同时感染或在HBV携带情况下重叠发生,导致病情加重或慢性化。国内各地的检出率为1.73%~25.66%。HDV主要经输血和血制品、注射和性传播,也存在母婴垂直传播,HBV标志物若为阴性,HDV阳性母亲的新生儿也可能有HDV感染。

5.戊型病毒性肝炎　又称流行性或肠道传播的非甲非乙型肝炎。戊型肝炎病毒(HEV)直径为23~37nm,病毒基因组为正链单股RNA。戊型病毒性肝炎主要通过粪－口途径传播,输血可能也是一种潜在的传播途径,目前尚未见母婴垂直传播的报道。

二、妊娠对病毒性肝炎的影响

妊娠本身不增加对肝炎病毒的易感性,但妊娠期的生理变化及代谢特点,导致肝炎病情易波动。孕妇基础代谢率增高,各种营养物质需要量增加,肝内糖原储备减少;胎儿代谢产物部分靠母体肝完成解毒;妊娠期产生的大量雌激素需在肝内代谢和灭活;妊娠期内分泌系统变化,可导致体内HBV再激活;分娩时的疲劳、缺氧、出血、手术及麻醉等均加重肝负担;妊娠期细胞免疫功能增强,因而妊娠期重型肝炎发生率较非妊娠期增高。此外,妊娠并发症引起的肝损害、妊娠剧吐等,均易与病毒性肝炎的相应症状混淆,增加诊断的难度。

三、HBV经胎盘感染胎儿的机制

HBV经胎盘感染胎儿的机制可能有:①HBV使胎盘屏障受损或通透性改变,通过细胞与细胞间的传递方式实现的母血HBV经蜕膜毛细血管内皮细胞和蜕膜细胞及绒毛间隙直接感染绒毛滋养层细胞,然后进一步感染绒毛间质细胞,最终感染绒毛毛细血管内皮细胞而造成胎儿宫内感染的发生;②HBV先感染并复制于胎盘组织;③HBV患者精子中存在HBV DNA,提示HBV有可能通过生殖细胞垂直传播。父系传播不容忽视。

四、临床表现

1.甲型肝炎　临床表现均为急性,好发于秋冬季,潜伏期为2~7周。前期症状可有发热、厌油、食欲缺乏、恶心呕吐、乏力、腹胀和肝区疼痛等,一般3周内好转。此后出现黄疸、皮肤瘙痒、肝大,持续2~6周或更长。多数病例症状轻且无黄疸。

2.乙型肝炎　分急性乙型肝炎、慢性乙型肝炎、重症肝炎和HBsAg携带者。潜伏期一般为6~20个月。妊娠合并乙肝急性期出现不能用妊娠反应或其他原因解释的消化道症状,与甲肝类似,但起病更隐匿,前驱症状可能有急性免疫复合物样表现,如皮疹、关节痛等,黄疸出现后症状可缓解。乙型肝炎病程长,5%左右的患者转为慢性。极少数患者起病急,伴高热、寒战、黄疸等,如病情进行性加重,演变为重症肝炎则黄疸迅速加深,出现肝性脑病症状,凝血功能障碍,危及生命。妊娠时更易发生重症肝炎,尤其是妊娠晚期多见。

3.其他类型的肝炎　临床表现与乙型肝炎类似,症状或轻或重。丙型肝炎的潜伏期为 2~26 周,输血引起者为 2~16 周。丁型肝炎的潜伏期为 4~20 周,多与乙型肝炎同时感染或重叠感染。戊型肝炎的潜伏期为 2~8 周,与甲肝症状相似,暴发流行时易感染孕妇,妊娠后期发展为重症肝炎,导致肝衰竭,病死率可达 30%。

五、肝功能检查

妊娠合并病毒性肝炎的肝功能检查主要包括血清丙氨酸氨基转移酶(ALT)、血清天冬氨酸氨基转移酶(AST)等,其中 ALT 是反映肝细胞损伤程度最常用的灵敏指标。1% 的肝细胞发生坏死时,血清 ALT 水平即可升高 1 倍。总胆红素升高在预后评估上较 ALT 及 AST 更有价值。胆红素持续上升而转氨酶下降,称为胆-酶分离,提示重型肝炎的肝细胞坏死严重,预后不良。

六、"乙肝两对半"监测的指标

1.乙型肝炎表面抗原(HBsAg) 阳性是 HBV 感染的特异性标志,其效价高低与乙型病毒性肝炎传染性强弱相关,可用于预测抗病毒治疗效果。

2.乙型肝炎表面抗体(HBsAb) 是保护性抗体,表示机体有免疫力,不易感染 HBV。接种 HBV 疫苗后,HBsAb 效价是评价疫苗效果的指标。

3.乙型肝炎 e 抗原(HBeAg) 是 HBV core/Precore 基因编码的蛋白,在 HBV 感染肝细胞进行病毒复制时产生。通常被视为存在大量病毒的标志,效价高低反映传染性的强弱。在急性 HBV 感染情况下,HBeAg 在 HBsAg 出现之后几天或几周内出现。如果 HBeAg 存在的时间超过 12 周,将被视为 HBV 慢性感染。在慢性 HBV 感染时,HBeAg 阳性提示肝细胞内有 HBV 活动性复制。在急性 HBV 感染的恢复期,HBeAg 是第一个转阴的标志物。慢性 HBV 感染经过抗病毒治疗,HBeAg 可以消失并且产生相应的乙型肝炎 e 抗体(HBeAb)。

4.HBeAb 阳性表示血清中病毒颗粒减少或消失,传染性减弱。

5.乙型肝炎核心抗体(HBcAb) 分为 IgM 和 IgG 型,IgM 型阳性见于急性乙型病毒性肝炎及慢性肝炎急性活动期,IgG 型阳性见于乙型病毒性肝炎恢复期和慢性 HBV 感染。

七、乙型病毒性肝炎的临床分型

1.急性肝炎 病程在 24 周内,分为急性无黄疸型和急性黄疸型。急性黄疸型起病急,常在出现消化道症状后约 1 周皮肤黏膜出现黄染、瘙痒,大便颜色变浅,小便呈茶水样。无黄疸型起病相对较慢,因无黄疸,易被忽视。

2.慢性肝炎 病程在 24 周以上,乙型病毒性肝炎根据 HBeAg 是否阳性可分为 HBeAg 阳性或 HBeAg 阴性慢性乙肝。此外,慢性肝炎还可根据病情分为轻度、中度和重度(表3-1)。

表 3-1 慢性肝炎分度标准

	轻度	中度	重度
转氨酶(U/L)	≤正常 3 倍	>正常 3 倍	>正常 3 倍
总胆红素(μmol/L)	<正常 2 倍	正常 2~5 倍	>正常 5 倍

（续表）

	轻度	中度	重度
血清白蛋白(g/L)	35	31~35	<31
N/G 比值	>1.5	1.1~1.5	<1.1
凝血酶原活动度(%)	>70	60~70	<60
胆碱酯酶(U/L)	>5400	4500~5400	<4500

八、诊断与鉴别诊断

1.诊断要点

（1）病史：有与病毒性肝炎患者密切接触史，半年内有输血、注射血制品史。

（2）潜伏期：甲型肝炎为2~7周；乙型肝炎为6~20个月；丙型肝炎为2~26周；丁型肝炎为4~20周；戊型肝炎为2~8周。

（3）临床表现：患者出现不能用早孕反应或其他原因解释的消化系统症状，如食欲缺乏、恶心、呕吐、肝区疼痛、乏力等；部分患者有皮肤巩膜黄染、尿色深黄，妊娠早期、中期可触及肝大，肝区触痛或叩击痛。

（4）实验室检查：①血清 ALT 增加，血清胆红素增加，尿胆红素阳性；②病原学检查：甲型肝炎抗体（抗 HAV-IgM）、丙型肝炎抗体（抗 HCV-IgM）检查，以及乙型肝炎病毒的两对半检查（HBsAg、HBsAb、HBcAb、HBeAg 和 HBeAb）。

2.妊娠合并急性重型肝炎的诊断要点 出现以下情况时可考虑重型肝炎。

（1）消化道症状严重，表现食欲极度缺乏、频繁呕吐、腹胀，出现腹腔积液。

（2）黄疸迅速加深，血清总胆红素值>171μmol/L，每天上升 17.1μmol/L。

（3）出现肝臭气味，肝呈进行性缩小，肝功能明显异常，酶-胆分离，N/G 比值倒置。

（4）凝血功能障碍，全身出血倾向，凝血酶原活动度（PTA）<40%。

（5）迅速出现肝性脑病表现，烦躁不安、嗜睡、昏迷。

（6）肝肾综合征出现急性肾衰竭。

3.鉴别诊断

（1）妊娠剧吐引起的肝损害：妊娠剧吐多发生在妊娠早期，由于反复呕吐，可造成脱水、尿少、酸碱失衡、电解质失调、消瘦和黄疸等。实验室检查血胆红素和转氨酶轻度升高、尿酮体阳性。与病毒性肝炎相比，妊娠剧吐引起的黄疸较轻，经过治疗如补足液体、纠正电解质紊乱和酸中毒后，症状迅速好转。

（2）妊娠高血压综合征（妊高征）引起的肝损害：重度妊高征子痫和先兆子痫常合并肝功能损害，恶心、呕吐、肝区疼痛等临床症状与病毒性肝炎相似。但妊高征症状典型，除有高血压、水肿、蛋白尿和肾损害及眼底小动脉痉挛外，还可有头痛、头晕、视物模糊与典型子痫抽搐等，部分患者转氨酶升高，但妊娠结束后可迅速恢复。如合并 HELLP 综合征，应伴有溶血、肝酶升高及血小板减少。妊娠期肝炎合并妊高征时，两者易混淆，可检测肝炎病毒抗原抗体帮助鉴别诊断。

（3）妊娠期急性脂肪肝：多发生于妊娠28~40周，临床罕见。本病起病急，进展快，以忽然剧烈、持续的呕吐开始,有时伴上腹疼痛及黄疸。1~2 周后,病情迅速恶化,出现弥散性血管内凝血、肾衰竭、低血糖、代谢性酸中毒、肝性脑病、休克等。其主要病理变化为肝小叶弥漫性脂肪变性,但无肝细胞广泛坏死,可与病毒性肝炎鉴别。实验室检查转氨酶轻度升高,血清尿酸、尿素氮增高,直接胆红素明显升高,尿胆红素阴性。B 超为典型的脂肪肝表现,肝区内弥漫的密度增高区,呈雪花状,强弱不均;CT 为肝实质呈均匀一致的密度减低。

(4)妊娠期肝内胆汁淤积综合征:又称为妊娠期特发性黄疸、妊娠瘙痒症等,是发生于妊娠中、晚期,以瘙痒和黄疸为特征的疾病。其临床特点为先有皮肤瘙痒,进行性加重,黄疸一般为轻度。分娩后 1~3 天黄疸消退,症状缓解。患者一般情况好,无病毒性肝炎的前驱症状。实验室检查转氨酶正常或轻度升高,血胆红素轻度增加。肝组织活检无明显的实质性肝损害。

(5)药物性肝炎:妊娠期易引起肝损害的药物主要有氯丙嗪、异烟肼、利福平、对氨基水杨酸钠、呋喃妥因、磺胺类、四环素、红霉素、地西泮(安定)和巴比妥类药物等。酒精中毒、氟烷、氯仿等吸入也可能引起药物性肝炎。有时起病急,轻度黄疸和转氨酶升高,可伴有皮疹、皮肤瘙痒、蛋白尿、关节痛和嗜酸性粒细胞增多等,停药后可自行消失。诊断时应详细询问病史,尤其是用药史。妊娠期禁用四环素,因其可引起肝脏急性脂肪变,出现恶心呕吐、黄疸、肌肉酸痛、肝肾衰竭,并可致死胎、早产等。

九、治疗

1.孕前、妊娠期、分娩期及产褥期的处理

(1)孕前处理:感染 HBV 的育龄妇女应在妊娠前行肝功能、血清 HBV DNA 检测及肝超声检查。患者最佳的受孕时机是肝功能正常、血清 HBV DNA 低水平、肝超声无特殊改变。若有抗病毒治疗指征,可采用干扰素或核苷类药物治疗。应用干扰素治疗的妇女,停药后 6 个月可考虑妊娠。口服核苷类药物需要长时间治疗,最好应用替诺福韦或替比夫定,可以延续至妊娠期使用。

(2)妊娠期处理:轻症急性肝炎,经积极治疗后好转者可继续妊娠。慢性活动性肝炎者妊娠后可加重,对母儿危害较大,治疗后效果不好应考虑终止妊娠。治疗主要采用护肝、对症、支持疗法。常用护肝药物有葡醛内酯、多烯磷脂酰胆碱、腺苷蛋氨酸、还原型谷胱甘肽注射液、天冬氨酸钾镁等。主要作用在于减轻免疫反应损伤,协助转化有害代谢产物,改善肝循环,有助于肝功能恢复。治疗期间严密监测肝功能、凝血功能等指标。

(3)分娩期处理:非重型肝炎可阴道分娩,分娩前数天肌内注射维生素 K_1,每天 20~40mg。准备好新鲜血液。防止滞产,宫口开全后可行胎头吸引术助产,以缩短第二产程。防止产道损伤和胎盘残留。胎肩娩出后立即使用缩宫素预防产后出血。

(4)产褥期处理:注意休息和护肝治疗。应用对肝损害较小的广谱抗生素预防或控制感染,是防止肝炎病情恶化的关键。

对 HBsAg 阳性母亲的新生儿,经过主动免疫及被动免疫后,不管孕妇 HBeAg 阳性还是阴性,其新生儿都可以母乳喂养,无须检测乳汁中有无 HBV DNA。因病情严重不宜哺乳者应尽早回奶。回奶禁用雌激素等对肝有损害的药物,可选择口服生麦芽或乳房外敷芒硝。

2.妊娠合并非重型病毒性肝炎的治疗　非重型肝炎主要采用护肝、对症、支持疗法。常用护肝药物有葡醛内酯、多烯磷脂酰胆碱、腺苷蛋氨酸、还原型谷胱甘肽注射液、复方甘草素、丹参注射液、天冬氨酸钾镁等。主要作用在于减轻免疫反应损伤,协助转化有害代谢产物,改善肝循环,有助于肝功能恢复。必要时补充白蛋白、新鲜冰冻血浆、冷沉淀等血制品。

治疗期间严密监测肝功能、凝血功能等指标。患者经治疗后病情好转,可继续妊娠。治疗效果不好、肝功能及凝血功能指标继续恶化的孕妇,应考虑终止妊娠。分娩方式以产科指征为主,但对于病情较严重者或血清胆汁酸明显升高的患者可考虑剖宫产。

3.妊娠合并重型病毒性肝炎的治疗

(1)护肝治疗:主要目的是防止肝细胞坏死、促进肝细胞再生、消退黄疸。可采用高血糖素-胰岛素-萄糖联合应用,高血糖素 1～2mg、胰岛素 6～12U 溶于 10% 葡萄糖液 500mL 内静脉滴注,每天 1 次,2～3 周为 1 个疗程,可以促进肝细胞再生。人血白蛋白可促进肝细胞再生,改善低蛋白血症,每次 10～20g,每周 1～2 次。新鲜血浆 200～400mL,每周 2～4 次输入能促进肝细胞再生和补充凝血因子。天冬氨酸钾镁可促进肝细胞再生,降低胆红素,使黄疸消退,40mL/d 加于 10% 葡萄糖溶液 500mL 缓慢滴注,高钾血症患者慎用。

(2)对症支持治疗:可采用新鲜冰冻血浆与冷沉淀改善凝血功能,注意维持水和电解质平衡。必要时可以考虑短期使用肾上腺皮质激素。酸化肠道,减少氨的吸收。肝肾综合征、肝性脑病、高钾血症、肺水肿时可考虑血液透析。

(3)防治肝性脑病:主要为去除诱因,减少肠道氨等毒性产物,控制血氨。蛋白质摄入量每天应<0.5g/kg,增加碳水化合物。保持大便通畅,减少氨及毒素的吸收。口服新霉素或甲硝唑抑制肠内细菌繁殖,减少氨等有毒物质的形成和吸收。醋谷胺 600mg 溶于 5% 葡萄糖溶液或精氨酸 15～20g,每天 1 次,静脉滴注,降低血氨、改善脑功能。六合氨基酸注射液 250mL 静脉滴注,每天 1～2 次,补充支链氨基酸,调整血清氨基酸比值,使肝性脑病患者清醒。适当限制补液量,控制在每天 1500mL 以内,有脑水肿者,可适当使用甘露醇。

(4)防治肾衰竭:严格限制入液量,一般每天入液量为 500mL 加前一天尿量。呋塞米 60～80mg 静脉注射,必要时 2～4 小时重复一次,2～3 次无效后停用。多巴胺 20～80mg,扩张肾血管,改善肾血流。监测血钾浓度,防止高血钾。避免应用对肾有损害的药物。急性肾衰竭大量使用利尿剂后仍无尿并出现高钾血症、肺水肿时应考虑血液透析。

(5)防治凝血功能障碍:可输注新鲜冰冻血浆与冷沉淀等改善凝血功能。

(6)防治感染:重型肝炎患者易发生胆道、腹腔、肺部等部位的细菌感染。注意无菌操作、口腔护理、会阴擦洗等护理,预防感染;有计划地逐步升级使用强有力的广谱抗生素,最初可选用第二、第三代头孢类;使用广谱抗生素 2 周以上可经验性使用抗真菌药物;使用丙种球蛋白增强机体抵抗力。

（7）严密监测病情变化：包括肝功能、凝血功能、生化、血常规等指标，尤其是注意凝血酶原活动度（PTA）、总胆红素、转氨酶、白蛋白、纤维蛋白原、肌酐等指标。监测中心静脉压、每小时尿量、24小时出入量、水及电解质变化、酸碱平衡、胎儿宫内情况。根据实验室指标与患者病情变化，及时调整血制品与药品的使用顺序与剂量。

4.妊娠合并重型肝炎的产科处理

（1）早期识别、及时转送：要重视妊娠合并重型肝炎患者的早期临床表现，早期识别并及时转送是现阶段降低妊娠合并重型肝炎病死率的重要举措之一。

（2）适时终止妊娠：妊娠合并重型肝炎在短期内病情多数难以康复，临床上应积极治疗，待病情有所稳定后选择人力充足的有利时机终止妊娠，即凝血功能、白蛋白、胆红素、转氨酶等重要指标改善并稳定24小时左右；或在治疗过程中出现以下产科情况，如胎儿窘迫、胎盘早剥或临产。

（3）分娩方式的选择及子宫切除：妊娠合并重型肝炎孕妇宜主动选择有利时机采用剖宫产方式终止妊娠。妊娠合并重型肝炎常发生产时产后出血，这是患者病情加重与死亡的主要原因之一。必要时剖宫产同时行子宫次全切除术。在子宫下段部位行子宫次全切除手术，方法简便安全，手术时间短、出血少、恢复快，有助于预防产后出血、防止产褥感染、减轻肝肾负担，可明显改善预后。对部分患者，如病情较轻，并发症少，特别是凝血功能较好、PTA经治疗后接近40%，子宫收缩良好、术中出血不多，探查肝缩小不明显者，也可考虑保留子宫。若子宫保留，术中及术后应采取足够措施减少及预防出血，如子宫动脉结扎、B-lynch缝合、促宫缩剂物应用等。

（4）围术期处理：术前行中心静脉插管，建立静脉通路，监测中心静脉压；留置导尿管，用精密尿袋测量尿量，及时发现肾衰竭并调整补液量；请新生儿科医师到场协助处理新生儿；术时取下腹正中纵切口，有利于术中出血处理及探查肝关腹前用无醇型安尔碘液浸泡盆腹腔数分钟，随后以大量温生理盐水冲洗，以杀灭腹腔内细菌，清除腹腔内毒素等有害炎性物质。盆腔部位放置腹腔引流管将腹腔积液送检，包括生化检测和细菌培养。腹部切口可用50%葡萄糖溶液20mL加胰岛素8U局部浸润注射，以促进切口愈合。关腹后用无醇型安尔碘液行阴道冲洗，消毒阴道以减少上行感染的机会。术后注意口腔、腹部切口、腹腔引流管、导尿管、中心静脉插管、补液留置管等管道的护理；注意防治并发症，同时继续抗感染，补充凝血因子、白蛋白、护肝对症支持治疗。

5.肝炎病毒的母婴传播阻断

（1）甲型肝炎：接触甲型肝炎后，孕妇应于7天内肌内注射丙种球蛋白2~3mL。新生儿出生时及出生后1周各注射1次丙种球蛋白可以预防感染。甲型肝炎急性期禁止哺乳。

（2）乙型肝炎

1）HBV母婴传播的阻断措施：①所有孕妇应筛查夫妇双方的HBsAg；②妊娠中晚期HBV DNA载量≥$2×10^6$/mL，在与孕妇充分沟通和知情同意后，可于妊娠24~28周开始给予替诺福韦或替比夫定进行抗病毒治疗，可减少HBV母婴传播；③分娩时应尽量避免产程延长、软产道裂伤和羊水吸入；④产后新生儿尽早联合应用乙型肝炎免疫球蛋白

（HBIg）和乙肝疫苗可有效阻断母婴传播。

2）随访检测结果：①HBsAg 阴性，HBsAb 阳性，且>100mU/mL，说明预防成功，无须特别处理；②HBsAg 阴性，HBsAb 阳性，但<100mU/mL，表明预防成功，但对疫苗应答反应较弱，可在 2~3 岁加强接种 1 针，以延长保护年限；③HBsAg 和 HBsAb 均阴性（或<10mU/mL），说明没有感染 HBV，但对疫苗无应答，需再次全程接种（3 针方案），然后再复查；④HBsAg 阳性，HBsAb 阴性，高度提示免疫预防失败；6 个月后复查 HBsAg 仍阳性，可确定预防失败，已为慢性 HBV 感染。

（3）丙型肝炎：尚无特异的免疫方法。减少医源性感染是预防丙肝的重要环节。对易感人群可用丙种球蛋白进行被动免疫。对 HCV 抗体阳性母亲的婴儿，在 1 岁前注射免疫球蛋白可对婴儿起保护作用。

6.妊娠合并病毒性肝炎的新生儿处理　新生儿出生后应隔离 4 周，母亲为甲型肝炎传染期的新生儿，可于出生时及出生后 1 周内各接受 1 次丙种球蛋白注射。急性期禁止哺乳。乙肝等存在垂直传播的肝炎不宜哺乳。

第四节　产科危重患者的救治

一、产科多器官功能障碍综合征诊断标准

产科危重症主要是指因妊娠并发症或合并症而使孕产妇处于危重状态。严重的妊娠并发症或合并症可累及孕产妇单个或多个生命重要脏器如心脏、肝、脑、肾、胰腺等，引起脏器功能损害，危及生命安全。产科危重症的处理主要是产科多器官功能障碍综合征（multiple organ dysfunction syndrome，MODS）救治。

MODS 是危重监护患者后期死亡的主要原因之一（占 50%~80%），是多数产科危重症患者死亡的最终原因。目前，虽然国内外学者对 MODS 的基础和临床做了大量研究，使 MODS 的发生率有所下降，但病死率仍高达 40%~100%。目前，国内将 MODS 定义为严重创伤（包括休克、重型胰腺炎）、感染和病理产科等原发病发生 24 小时后，同时或序贯发生 2 个或 2 个以上脏器功能失常以致衰竭的临床综合征。除心、肺、肝、肾及脑等重要脏器的功能障碍，也可由血液、消化、神经及免疫的功能障碍。

近年来，许多学者认为 MODS 的发病实质上是一个过渡的全身性炎症反应综合征（systemic inflammatory reaction syndrome，SIRS）发展到一定程度，从而导致 2 个或 2 个以上器官功能不全的病理过程，即当 SIRS 发展到一定程度，则称为 MODS。MODS 的诊断强调临床过程变化的重要性，MODS 随时间的延伸而改变，既可加重，也可以逆转。

目前国际上虽无产科 SIRS 和 MODS 的诊断标准，但多数专家建议仍沿用成人标准。SIRS 是 MODS 的早期表现，特征是持续高代谢、高动力循环状态及过度的炎症反应。SIRS 的及时发现，有助于 MODS 的早期防治。SIRS 的诊断标准，目前较普遍采用的是美国胸内科医师学会（ACCP）/重症医学会（SCCM）提出的，认为凡具备下列四项指标中的 2 项或 2 项以上者即可诊断为 SIRS：①体温>38℃ 或<36℃；②心率>90 次/分；③呼吸频

率>20 次/分,或动脉血二氧化碳分压(PaCO$_2$)<4.3kPa(32mmHg);④白细胞计数>12×10^9/L,或不成熟白细胞>10%。

值得注意的是,妊娠期心率、呼吸次数、白细胞计数均有升高,因而灵敏度很高,但特异度较差。符合 SIRS 诊断标准者不一定都有全身炎症反应存在。但 SIRS 标准有助于病情估计及预后判定,SIRS 诊断意义更多的是关注病情是否可能发展为 MODS。

目前国内 MODS 的诊断多采用"MODS 中西医结合诊治/降低病死率研究课组"推荐的多器官功能障碍综合征诊断标准。由于妊娠期生理高代谢、高容量、高凝状态的改变,且 MODS 的主要病因是产科并发症及合并症,因此产科 MODS 具有其相应的特点:①原发致病因素是急性的,常见为子痫和先兆子痫、产科出血性休克、羊水栓塞、妊娠期急性脂肪肝和感染等;②继发受损器官均远隔原发损伤部位,来势凶猛,病死率高;③常呈序贯性多器官受累;④孕产妇发生 MODS 之前,机体器官功能基本健康,功能损害是可逆的,一旦发病机制阻断,及时救治器官功能可望恢复;⑤产科 MODS 与妊娠合并严重的器质性疾病如肝硬化、慢性肾炎、心脏病、血液病、恶性肿瘤等所引发的器官功能衰竭是两个完全不同的概念,后者已受损的器官功能难以恢复;⑥产科 MODS 首发功能障碍器官报道不一,美国依次为呼吸、循环和 DIC,印度为神经、肾和心血管,我国为报道病例为心血管、呼吸、神经、肝、血液系统及肾。不同病因引起不同器官功能障碍,产后出血依次为循环、血液及肾,重度子痫前期为心血管、呼吸及肾,妊娠合并肝炎为肝、肾及脑。

二、危重症患者的产科诱发因素及处理

产科危重症的主要是妊娠本身引发或妊娠加重了原发疾病的病情所造成的,而且一旦发生各重要脏器受累,孕妇生命受到严重威胁,胎死宫内的发生率也大大增加。因此,当孕妇诊断为 MODS 时,应及时终止妊娠,减轻各器官系统的负担,缓解病情,使尚有希望存活的胎儿及时脱离恶劣的宫内环境。妊娠期 MODS 的常见诱发疾病主要是妊娠期高血压疾病、产科出血、妊娠期重症肝炎、各种产科感染、妊娠合并心脏病、胎盘早剥和羊水栓塞等,积极治疗上述诱发疾病,及时终止妊娠是治疗和预防 MODS 的主要措施。

妊娠期高血压疾病病理特征为全身小血管痉挛,全身的血流动力学发生变化,尤其是心排血量降低外阻增加时,心室功能处于高动力状态,血管内皮细胞损伤,心肌点状出血或坏死、肺水肿,容易引发呼吸循环功能受损。当重度子痫前期的患者发生胎盘早剥、产后出血、感染等并发症时,也使 MODS 的发生可能性大大增加。临床上重度子痫前期患者的一些特殊表现本身就造成全身多个器官受累,如 HELLP 综合征包括有肝和凝血系统功能障碍,子痫患者发生呼吸衰竭、心力衰竭、肾衰竭等。

产科出血仍然是目前产科主要的并发症及孕产妇死亡的主要原因之一。与正常非孕妇女相比较,孕产妇面临更多出血的风险因素。妊娠期生理高代谢、高容量,且出血量难以估计,容量复苏常欠妥当,而产褥早期心率相对快较常见,也可掩盖真正的血容量缺失。此外,腰麻和硬膜外麻或其他麻醉导致交感神经抑制也可能抑制失血大于 1000mL 后代偿性心率增加,使得失血休克导致产科 MODS 发展快,辨识慢。

产妇生殖道和全身性防御能力下降,产科操作及产科分娩后的较大创面均使厌氧菌

感染的概率明显增加。产科的一些病理因素如妊娠孕期贫血、胎膜早破、羊膜腔感染、产科手术和产后出血等,必然会增加感染的发生率和严重程度,而脓毒血症、严重或持续的脏器感染一直是导致 MODS 的重要诱发因素。

妊娠合并症或妊娠并发症首发受累器官严重受损如妊娠合并重症心脏病(心功能Ⅲ~Ⅳ级)、妊娠合并重症肝炎等,由于首发脏器受损严重,肝衰竭容易导致肾功能不全,肝凝血物质合成受损、代谢产物将大量蓄积于体内,进一步加重形成肝性脑病,往往在短期内出现 MODS,导致孕妇死亡。

产科患者多数年轻,发病前脏器功能良好,易恢复。产科医师尽早与重症监护病房(ICU)医师对危重患者共同监护及治疗,能早期预防、及时识别 MODS。一旦并发 MODS,可在危害最小时,采取治疗措施,使病情局限,预后良好。积极抢救第一个功能障碍的器官同时兼顾全身各重要器官,阻断 MODS 序贯发展,是减少孕产妇死亡的关键。

三、加强各器官系统的监测

妊娠期 MODS 严重威胁孕产妇的生命,必须重视对各主要器官系统功能状态的监测,了解病情变化,指导并调整治疗方案,对降低高危孕产妇的病死率具有非常重要的意义,现将各主要器官系统的监测手段和指标分述如下。

1.心功能的监测

(1)心电图的监测:目的是观察心率和心律,及时发现和诊断心律失常、心肌缺血、传导阻滞及电解质紊乱。最常采用的方法是无创性的心电监护仪监测。

(2)心肌酶谱检测:目的是观察是否存在心肌损害。方法是采取静脉血进行检测。

2.外周循环的监测 主要监测内容包括动脉血压、尿量、中心静脉压(CVP)和肺动脉楔压(PCWP)。

(1)动脉血压监测:动脉血压反映心脏后负荷、心肌耗氧和做功及周围组织和器官血流灌注,是判断循环功能的有用指标,它与心排血量(CO)和体循环血管阻力(SVR)有直接关系。可分为无创和有创两种。无创血压监测的主要指标包括收缩压(SBP)、舒张压(DBP)、脉压和平均动脉压(MAP)。有创血压监测可提供准确、可靠和连续的动脉血压数据,还可根据动脉压波形判断循环障碍类型。监测时需动脉穿刺插管,常用桡动脉。但是,有创血压监测有一定的并发症,如血栓形成与栓塞、血肿和感染等,故需掌握适应证,并由有经验的医师进行动脉穿刺插管。

(2)尿量监测:对于各种原因导致的外周循环障碍的孕产妇,尤其是产后出血、心力衰竭的孕产妇,应留置导尿观察每小时尿量。

(3)中心静脉压监测(CVP):是指右心房、腔静脉及其主要分支内的压力,主要反映右心室前负荷,其高低与血容量、静脉血管张力和右心房功能有关,它不能完全反映左心功能和整个循环系统动能的好坏。监测 CVP 需经皮穿刺中心静脉,主要经颈内静脉、颈外静脉和锁骨下静脉,也可经股静脉或肘静脉,将导管插入上或下腔静脉,简便易行,一般较为安全,但也有可能出现感染、血肿、气胸和血胸等并发症。通过插管可以监测 CVP同时,便于快速静脉补液给药、输血及静脉高营养疗法。

（4）肺动脉楔压（PAWP）：PAWP 是用 Swan-Ganz 导管，从右颈内静脉、左肘静脉或股静脉插入，经上或下腔静脉-右心房-右心室-肺动脉及其分支所测得的压力。PAWP是一项创伤性监测方法，有一定的并发症和危险性，如心律失常、气囊破裂、血栓形成、肺栓塞、肺出血和肺动脉破裂等，危及生命，而且费用昂贵，故应严格掌握适应证和禁忌证。

3.肺功能的监测

（1）无创伤性监测：指标主要有呼吸频率、脉搏血氧饱和度（SaO_2）和胸部 X 线片。

1）SaO_2：是采用无创脉率-血氧饱和度仪监测机体氧合功能的指标，可早期发现低氧血症，在危重患者中常规使用，大大提高了危重患者抢救及呼吸治疗的安全性。其优点为无创、连续、准确可靠。

2）胸部 X 线片：主要目的是观察有无肺水肿的表现和肺部感染，视病情而定，属于非常规检查。

（2）呼吸功能监测：采用肺量计监测潮气量、功能残气量、肺顺应性等，如潮气量明显下降，肺顺应性下降至 50mL/kPa 以下，必须使用呼吸机。

（3）动脉血气分析：动脉血气分析是动脉血经血气分析仪，测定出 pH、$PaCO_2$、动脉血氧分压（PaO_2），再通过计算机计算并显示其他血气和酸碱参数。它能全面精确地判断患者的呼吸功能，包括通气、换气、组织供氧与氧耗，是重症患者诊治中的一项重要监测项目。

4.肾功能的监测　监测指标主要包括尿量、尿比重、尿钠和血肌酐。

（1）尿量：是评价循环血容量、心功能及微循环灌注的有效指标之一，是肾小球滤过率的直接反映，急性肾损伤时最突出的表现就是少尿。监测尿量可以观察病情的发展情况如在休克早期，主要表现为少尿，而到无尿时往往进入休克晚期。

（2）尿比重：监测肾浓缩尿液的功能，反映肾性肾衰竭（肾小管受损）的指标，因此尿比重测量的诊断价值也较大。

（3）内生肌酐清除率：是早期反映肾小球滤过功能的灵敏指标。

（4）血清尿素氮：肾功能轻度受损时，尿素氮检测值可以无变化。当此值高于正常时，说明有效肾单位的 60%~70% 已受到损害。

（5）血肌酐的检测：反映肾小球滤过功能减退，在肾功能不全代偿期，血肌酐可以完全正常，当肾功能丧失 70% 时，才出现血肌酐升高，所以血肌酐并不是判定肾功能损害和肾小球滤过率下降的早期指标。

5.凝血系统的监测　主要包括出血临床表现和相关的实验室检查。

（1）出血表现：皮肤及黏膜出血点，或注射部位渗血及周围有片状瘀斑，应考虑 DIC。皮下广泛出血，肌肉出血常由于存在抗凝物质和纤维蛋白溶解引起。并注意是否为全身性出血。

（2）实验室检查：主要指标有血小板计数及其功能检测、凝血酶原时间（PT）、纤维蛋白原、血浆鱼精蛋白副凝试验（3P 试验）和优球蛋白溶解时间。

6.肝功能的监测　主要包括 ALT 和血清总胆红素。①ALT：正常值5~35μmol/mL，大于正常值 2 倍以上，提示肝功能早期障碍；②血清总胆红素：正常值 1.7~17μmol/L（0.1~1.0mg/dL），大于 2.0mg/dL，提示肝功能早期障碍。

7.代谢的监测　主要包括血糖和水电解质测定,相关指标超过正常持续 12 小时以上才能提示有代谢障碍。

8.氧代谢监测　监测组织的氧代谢状态,及早发现组织、器官水平的氧代谢紊乱,并给予及时处理与治疗,阻断病情发展。

(1)脉搏氧饱和度(SpO₂):主要反映氧合状态,可在一定程度上表反映组织灌注状态。

(2)动脉血乳酸与碱缺失监测:动脉血乳酸浓度是反映组织缺氧的高度敏感的指标之一,持续动态的动脉血乳酸、乳酸清除率监测对休克的早期诊断、判定组织缺氧情况、指导液体复苏及预后评估具有重要意义。血乳酸初始水平及高乳酸持续时间与器官功能障碍的程度及病死率相关。碱缺失可间接反映血乳酸的水平。组织低灌注时碱缺失下降,提示乳酸血症的存在。碱缺失与血乳酸结合是判断组织灌注水平较好的方法。

(3)pH 和 PaCO₂的监测:pH 和 PaCO₂能够反映肠道组织的血流灌注情况和病理损害,同时能够反映出全身组织的氧合状态,对评估复苏效果和评价胃肠道黏膜内的氧代谢情况有一定的临床价值。

(4)氧供(oxygen delivery,oxygen transport,DO₂):是机体通过循环系统单位时间内向外周组织提供的氧量,也就是动脉血运送氧的速率,其数值为心排血量与动脉血氧含量的乘积,即 $DO_2 = CI \times CaO_2 \times 10 mL/(min \cdot m^2)$,$CaO_2 = 1.38 \times HB \times SaO_2 + PaO_2 \times 0.0031$,正常值为 $520 \sim 720 mL/(min \cdot m^2)$。

(5)氧耗(oxygen consumption,oxygen uptake,VO₂):VO₂表示组织单位时间内实际摄取的氧量。在正常情况下,VO₂反映机体对氧的需要量。通常用反向 Fick 公式:$VO_2 = (CaO_2 - CvO_2) \times CI \times 10 mL/(min \cdot m^2)$ 计算,也可用代谢监测仪测定,根据公式 $VO_2 = VE(FiO_2 - FeO_2)$ 计算,两种方法有一定差别。其正常值为 $110 \sim 160 mL/(min \cdot m^2)$。

(6)氧债:是在缺血缺氧期间所积累的、必须在缺血缺氧期后组织供氧恢复时偿还的氧缺失量。在循环功能衰竭时 VO₂很低,后来在循环功能改善后的一段时间内达到超正常水平(超射)。就 VO₂来说,低于正常值的时期代表持续存在的缺氧,这就是氧债形成时期。超正常水平的氧耗量就是偿还发生于缺血期形成的氧债的偿还期。

总之,当以上监测指标提示有单一脏器严重受损或 2 个以上脏器出现早期功能障碍时,必须严密监测各脏器功能,调整治疗方案。由于此时需要某些特殊的监测和治疗设备,如持续心电监护、有创动脉血压监测、CVP 监测、呼吸机等,所以,有条件者应及时将患者迁入重症监护病房(ICU),由产科医师与危重病专科医师积极配合,组织抢救和制订治疗方案。如条件限制,则待病情稍稳定后,及时转入综合性大医院。如此才能很大程度上提高抢救治疗的成功率。

四、器官支持与保护

MODS 的防治必须在去除病因的前提下进行综合治疗,最大限度地保护各器官系统功能,切断它们可能存在的恶性循环。MODS 的治疗策略仍然以支持治疗为主,应及早采取各种保护器官功能的支持疗法,主要是纠正器官功能障碍已经造成的生理紊乱,防止器官功能进一步损害,通过延长治疗时间窗、消除致病因素,促进脏器功能逐渐恢复。各器官脏器的支持及治疗具体如下。

(一)妊娠期急性肺损伤与急性呼吸窘迫综合征

1.病因与病理生理机制

(1)造成妊娠期急性肺损伤(acute lung injury,ALI)和急性呼吸窘迫综合征(acute respiratory distress syndrome,ARDS)的原因

1)直接损伤:羊水栓塞或妊娠期下肢静脉血栓脱落造成肺栓塞。

2)间接损伤:①休克:低血容量性、感染性、心源性、过敏性休克;②液体复苏导致高灌注状态,再灌注损伤;③急性重症胰腺炎;④妊娠期糖尿病酮症酸中毒、尿毒症等;⑤血液学紊乱,如弥散性血管内凝血(DIC);⑥妊娠高血压疾病。

尽管引起妊娠期肺损伤的产科病因复杂,对各种原因导致 ARDS 的大量实验研究表明,感染、创伤等引发的 SIRS 是 ARDS 的根本原因。ARDS 是 SIRS 导致 MODS 的肺部表现,可以肺损伤为主要表现,也可继发于其他器官功能损伤而表现为 MODS。

(2)病理生理机制:ALI 与 ARDS 两者共同的病理基础是肺泡毛细血管损伤,肺泡膜通透性增加,肺泡表面活性物质破坏,透明膜形成和肺泡萎陷,造成肺顺应性降低、通气/血流比值失调和肺内分流增加的病理生理改变,产生以进行性低氧血症和呼吸窘迫为特征的临床表现。ALI 是以低氧血症为特征的急性起病的呼吸衰竭,以肺部炎症和通透性增加为主要表现的临床综合征,ALI 与 ARDS 是连续的病理生理过程,ARDS 其病情最严重的极端阶段。认识及强调此连续病理生理过程,对早期认识和处理 ARDS 有着积极的临床意义。

2.临床表现

(1)症状:呼吸频数、呼吸窘迫、口唇及指端发绀是 ARDS 的主要临床表现之一。妊娠期为增加供氧量,潮气量约增加39%,残气量约减少20%,因此当出现 ALI 时较非妊娠期呼吸困难表现得更为明显。当呼吸频率大于20次/分,并逐渐进行性加快,呼吸困难也逐渐明显,呈现呼吸窘迫症状。随着呼吸频数和呼吸困难的发展,缺氧症状也日益明显,缺氧症状以鼻导管或面罩吸氧的常规氧疗方法无法缓解。

(2)体征:疾病初期除呼吸频数外,可无明显的呼吸系统体征,随着病情进展,出现唇及指甲发绀,吸气时锁骨上窝及胸骨上窝下陷,有的患者两肺听诊可闻及干、湿啰音,后期可出现肺实变体征,如呼吸音减低或湿啰音等。

3.辅助检查及监测指标

(1)胸部 X 线片:ARDS 的 X 线改变常较临床症状延迟4~24小时。早期胸部 X 线片常为阴性,进而出现肺纹理增加和斑片状阴影,后期为大片实变阴影。X 线片结果也可受到救治治疗的影响,产科失血性休克进行大量液体复苏时,可使肺水肿加重而引起胸部 X 线片上斑片状阴影增加,而加强利尿可使肺水肿减轻,阴影减少;机械通气,特别是呼气末正压(PEEP)和其他提高平均气道压力的手段,也增加肺充气程度,使胸部 X 线片上阴影减少,但气体交换异常并不一定能缓解。

(2)CT:与胸部 X 线正位片相比,CT 能更准确地反映病变肺区域的大小。通过病变

范围可较准确地判定气体交换和肺顺应性病变的程度。

(3)肺气体交换监测:动脉血气分析是评价肺气体交换的主要临床手段,对诊断及治疗有重要意义。ARDS 早期至急性呼吸衰竭期,常表现为呼吸性碱中毒和不同程度的低氧血症,肺泡-动脉氧分压差[(A-a)DO$_2$]高于 35～45mmHg。PaO$_2$/吸入氧浓度(FiO$_2$)进行性下降,研究表明,发病早期低氧血症的程度与预后无相关性,发病后 24～72 小时 PaO$_2$/FiO$_2$ 的变化趋势可反映 ARDS 低氧血症程度,与 ARDS 患者的预后直接相关。

(4)肺力学监测:肺力学监测是反映肺机械特征改变的重要手段,可通过床边呼吸功能监测仪监测。主要改变包括顺应性降低和气道阻力增加。

(5)肺功能检测:肺容量和肺活量、用力肺活量(FRC)和残气容积均减少;呼吸无效腔增加,无效腔量/潮气量>0.5;肺动-静脉分流量增加。

(6)血流动力学监测:可表现为 PAWP 正常或降低。监测 PAWP 有助于与心源性肺水肿的鉴别;同时,可直接指导 ARDS 的液体治疗。

(7)支气管肺泡灌洗液:支气管肺泡灌洗及保护性支气管刷片是诊断肺部感染及细菌学调查的重要手段。

(8)肺泡毛细血管屏障功能和血管外肺水:肺泡毛细血管屏障功能受损是 ARDS 的重要特征。测定屏障受损情况,对评价肺损伤程度具有重要意义。测定支气管肺泡灌洗液(BALF)中蛋白浓度或 BALF 蛋白浓度与血浆蛋白浓度的比值,可反映从肺泡毛细血管中漏入肺泡的蛋白量,是评价肺泡毛细血管屏障损伤的常用方法。

4.诊断标准　目前妊娠期的诊断标准仍然参考临床上广泛应用的欧美 ARDS 联席会议提出的诊断标准:急性发病;胸部 X 线片表现为双肺弥漫性渗出性改变;氧合指数(oxygenation index,OI,即 PaO$_2$/FiO$_2$)<300mmHg;肺动脉楔压(PAWP)≤18mmHg,或无左心房高压的证据。达上述标准为 ALI,而 PaO$_2$/FiO$_2$<200mmHg 为 ARDS。

5.治疗　对 ARDS 的治疗是防治 MODS 的一部分。其原则为纠正缺氧,提高全身氧输送,维持组织灌注,防止组织进一步损伤,同时尽可能避免医源性并发症,主要限于器官功能及全身支持治疗,特别是呼吸支持治疗,为肺损伤的缓解和恢复创造时间。

(1)病因治疗

1)控制致病因素:原发病是影响 ARDS 预后和转归的关键,及时去除或控制致病因素是 ARDS 治疗最关键的环节。产科处理包括及时终止妊娠,产科出血控制,妊娠合并症及并发症的处理。

2)调控机体炎症反应:ARDS 作为机体过度炎症反应的后果,SIRS 是其根本原因,调控炎症反应不但是 ARDS 病因治疗的重要手段,而且也可能是控制 ARDS、降低病死率的关键。目前临床上尚无疗效确切的抗感染治疗药物,糖皮质激素、环氧化酶抑制药及前列腺素 E$_1$ 及酮康唑在临床仅在小范围,临床疗效还有待于进一步的大规模临床、前瞻性、对照研究进行验证。

(2)呼吸支持治疗:早期有力的呼吸功能支持是纠正或改善顽固性低氧血症的主要及关键手段,使患者不至死于早期严重的低氧血症,保证全身氧输送,改善组织细胞缺氧,为治疗转机赢得时间。呼吸功能支持可以根据是否建立人工气道分为"有创"或"无创",主要区别在于连接方式不同,无创通气通过鼻/面罩等非侵入性方式与患者连接;有创通气通过气管插管与气管切开的侵入性方式与患者连接。无创通气与有创通气在临床应用方面的关系相互补充而不是相互代替。

ALI 概念的提出,使 ARDS 诊断明显提前。一旦出现低氧血症,较好的意识状态、咳痰能力、自主呼吸能力、血流动力学稳定和良好的配合的能力。如患者可首先采用面罩法持续气道内正压治疗;如不能奏效或出现较为严重的呼吸功能障碍时,应立即气管插管实施机械通气。如果延迟实施机械通气,患者因严重低氧和 CO_2 潴留而出现多脏器功能受损,机械通气的疗效显著降低。因此,机械通气宜早实施。符合下述条件应实施机械通气:经积极治疗后病情仍继续恶化;意识障碍;呼吸形式严重异常,如呼吸频率>35~40 次/分或<6~8 次/分,呼吸节律异常,自主呼吸微弱或消失;血气分析提示严重通气和(或)氧合障碍:PaO_2<50mmHg,尤其是充分氧疗后仍<50mmHg;$PaCO_2$ 进行性升高,pH 动态下降。

妊娠期肺损伤的患者,如无意识障碍、呼吸微弱或停止,无力排痰,上消化道大出血、面部畸形及血流动力学不稳定等禁忌证,目前多尽可能保留自主呼吸,采用保留部分自主呼吸的通气模式是 ARDS 呼吸支持的趋势。部分通气支持模式可部分减少对机械通气的依赖,降低气道峰值压,减少对静脉回流和肺循环的影响,从而可能通过提高心排血量而增加全身氧输送;有助于使萎陷肺泡复张,而改善通气/血流比值;可减少镇静剂和肌松剂的使用,保留患者主动运动能力和呼吸道清洁排痰能力,减少对血流动力学和胃肠运动的干扰,同时,有助于早期发现合并症。

常用的支持自主呼吸的压力预设通气主要包括压力支持通气(PSV)、容量支持通气(VSV)、气道压力释放通气(APRV)及双相气道压力正压通气(BIPAP)等。BIPAP 是一种定时改变持续性气道正压(CPAP)水平的通气模式,可支持患者的自主呼吸。高水平 CPAP 促使肺泡扩张,CPAP 的压力梯度、肺顺应性、气道阻力及转换频率决定肺泡通气量。在无自主呼吸情况下,BIPAP 实际上就是压力控制通气,但有自主呼吸时,自主呼吸可在高、低两个水平 CPAP 上进行。目前认为 BIPAP 是实施低潮气量通气的最佳模式之一。成比例通气(PAV)是一种新型的通气模式,吸气期呼吸机提供与患者吸气气道压力成比例的辅助压力,而不控制患者的呼吸方式。该通气模式需要患者具有正常的呼吸中枢驱动。采用 PAV 时,患者较舒适,可减少人-机对抗和对镇静剂的需求量;同时利于恢复和提高患者的呼吸控制能力,适应自身通气的需求。可见,PAV 是根据患者自主呼吸设计的通气模式,更接近于生理需求,或许是治疗 ARDS 的更有前途的通气模式。

体外膜肺氧合(ECMO)加二氧化碳清除:理论上防治呼吸机相关性肺损伤的最好办法是以肺外气体交换供氧气和排出二氧化碳,让已受损的肺充分休息和修复愈合。常用的装置有 ECMO、体外膜肺氧合加二氧化碳去除($ECCO_2R$)等,对羊水栓塞、重症肺炎、产后出血导致的产科 MODS 已有成功使用的报道。

在进行 ARDS 呼吸功能支持和治疗的同时,不容忽视对循环功能、肾功能、肝功能等器官功能的监测和支持。加强肺外器官功能支持,可以避免肺外器官的衰竭加重 ARDS,造成恶性循环。

(二)胃肠功能损伤与治疗

1.病因与病理生理机制 妊娠期受大量雌激素影响,胃肠平滑肌张力降低,贲门括约肌松弛,胃内酸性内容物可反流至食管。胃酸及胃蛋白酶分泌量减少,胃排空时间延长,肠蠕动减弱。妊娠期的生理改变,增加了产科危重患者的胃肠道损伤潜在风险,胃肠道损伤主要为胃肠道出血性疾病、胃肠道动力性疾病及肠道屏障功能障碍。产妇受累脏器越多,胃肠功能障碍发生率越高。国内有报道产科 MODS 出现胃肠功能障碍发生率为42.86%。产科危重患者合并消化道出血的基础病变较为罕见,胃肠道出血多由胃肠黏膜应激性溃疡导致,肠道黏膜溃疡性病变可在 ICU 5 小时之内即可出现,72 小时可见到明显病变,应激性溃疡导致胃肠道出血可明显增加病死率。胃肠道动力受损,胃的排空能力丧失,胃食管反流,最终增加了上消化道出血、吸入性肺炎发生率。腹泻是危重症患者最常见的非出血性胃肠道并发症,发生率较高,约占 ICU 患者的1/3,由于腹泻导致水、电解质及营养素的严重丢失,促使病情恶化。肠道屏障功能发生障碍,可能致病菌入侵血流,引起菌血症、真菌血症或迁徙性感染,即肠源性细菌或内毒素易位,诱发多种炎症介质释放,引起远隔器官损伤。一是非细菌依赖性,即再灌注的肠道释放出某些心肌抑制因子,腔内微生物及其产物透过黏膜屏障,均可对炎症免疫细胞产生预激的作用,形成炎症介质的瀑布反应。

2.临床诊断 目前胃肠功能损伤的临床诊断缺乏简便、有效的实验室及影像学诊断指标以明确诊断胃肠道损伤,特别是对胃肠道动力障碍,故临床诊断主要根据患者的临床症状:①腹部胀气;肠鸣音减弱;②高度腹部胀气;肠鸣音近于消失;③麻痹性肠梗阻;应激性溃疡出血。具备 3 项中 1 项者即应考虑胃肠功能受损。

3.治疗 针对具有高危因素的患者积极预防,尽可能避免胃肠道损伤。

(1)胃肠减压:早期治疗常应用胃肠减压和禁食,减轻腹胀、肠麻痹等症状,可以改善胃肠血液循环及促进功能的恢复,可及时观察上消化道出血情况。

(2)预防应激性溃疡:H_2受体阻滞剂及抗酸剂是预防应激性溃疡最常用的药物,一般要求维持胃液 pH 在 4 以上。质子泵抑制剂能确切持续地控制胃酸水平,不但预防应激性溃疡引发的出血,也是胃食管反流抑酸治疗的最有效的药物。如果胃肠道可以使用,可口服片剂或经鼻胃管给予混悬液。如肠道不能应用,则应采用静脉制剂。硫糖铝也有良好的预防应激性溃疡的作用,同时并不影响胃液的酸度,因而能够降低医院获得性肺炎的发生率。通常通过鼻胃管给予 4~6g/d。

(3)胃肠动力药物:尽可能减少应用或停用能够使胃排空减慢的药物如麻醉剂等。甲氧氯普胺是在美国唯一被临床认证具有促胃动力作用并可在 ICU 中应用的药物。但是甲氧氯普胺的使用并不能防止吸入性肺炎的发生。静脉应用红霉素,作为促胃动素的激动剂,可促进胃排空,并有利于幽门下营养管的放置,但作为抗菌药物,长期应用可诱导细菌耐药的发生。促胃动力作用的剂量常低于常规抗感染应用的剂量,可给予3mg/kg,每天 3~4 次。如果发生恶心、呕吐、腹泻等不良反应,可试予低剂量每次 1.0~1.5mg/kg,仍有促胃动力作用。及时纠正电解质紊乱:对腹泻、肠麻痹的患者监测电解质结果,及时补充水、钠、钾、镁、磷等;维持正常血清电解质浓度。

(4)抗生素的使用:避免应用广谱抗菌药物,尤其是具有抗厌氧菌活性的抗菌药物,避免破坏肠道菌群。难辨梭状芽孢杆菌感染引起的假膜性肠炎(PMC),是 ICU 应特别注意抗生素相关性腹泻,可在进行抗难辨梭状芽孢杆菌治疗的同时继续应用抗菌药物或换用其他致腹泻危险小的抗菌药物。经肠道给予万古霉素治疗 PMC 的历史悠久,疗效可靠,95%的患者病情可得到改善,口服甲硝唑或杆菌肽有着与万古霉素等同的效果。常用剂量:甲硝唑 250mg,口服,每天 4 次,或 500mg,口服,每天 3 次;杆菌肽 25 000U,口服,每天 4 次;万古霉素 125~500mg,口服,每天 4 次,疗程为 7~14 天。通过口服肠道不吸收的抗菌药物,实施选择性肠道去污染(SDD),可明显降低肠道毒素和细菌易位。SDD 最常选用的药物是多黏菌素 E、妥布霉素和两性选择性肠道去污染霉素 B。但有研究证实,SDD 可以抑制肠道机会致病菌的过度生长,但无助于维护正常肠道屏障功能,也可能增加细菌耐药性,不能防止 MODS 的发生,不能改善最终预后,其临床效果仍有待进一步考量。肠道生态制剂:可以调节肠道屏障功能,尽早恢复肠道菌群。目前应用较广的是益生菌和益生元,益生菌是一些活菌制剂,可阻断细菌易位,对宿主起到保护作用。益生元能够促进益生菌的存活并且能够刺激宿主内源性细菌的活性,两者的协同使用也被称为"共生学"。

(5)积极维护血流动力学稳定:以保证脏器充足的血流供应,创伤或休克早期,根据黏膜 pH(pHi)进行快速而有效的输液治疗,以防止或减轻黏膜缺血,选用具有 β 受体兴奋作用的儿茶酚胺药物,如多巴酚丁胺可增加胃血流量,纠正 pHi 及胃黏膜 PCO_2-血 PCO_2 梯度。多巴胺可使胃的血流量减少,胃黏膜 PCO_2-血 PCO_2 梯度增加。多陪沙明具有选择性 DA1 受体和 $β_2$ 受体兴奋作用,可增加肠绒毛中央小动脉的灌注压,防止黏膜缺血。

(6)胃肠道内营养(EM):早期使用胃肠道内营养(危重症发生后 24~48 小时)既可早期达到营养支持目标,又能早期恢复肠道运动,缩短住院时间。但早期 EM 补充谷氨酰胺是维持肠绒毛功能的重要手段,可以防止肠黏膜萎缩,有助于恢复肠道机械屏障。早期 EM,避免使用抗胆碱能药物及镇静、肌松药,尽早恢复肠蠕动。

(三)肾脏支持治疗

在产科感染、子痫、胎盘早剥、产后出血休克等的基础上,患者出现少尿或无尿,血清尿素氮、肌酐升高,诊断肾功能受损,表现为妊娠期急性肾衰竭。在大多数情况下,肾功能受损其起因不是器官自身疾病或创伤,而是由于产科并发症所致 MODS。

1.病因与病理生理机制 产科失血性休克导致肾灌注的急剧下降所致的肾前性氮质血症,以及由此所引起的急性肾小管坏死(ATN),仍然是产科急性肾衰竭最主要的原因。产科危重患者孕前多无基础病变,纠正循环功能障碍,改善全身组织灌注,消除组织灌注不足导致的缺血性肾前性氮质血症,等待并帮助肾恢复功能,肾功能往往得以完全或大部分恢复。部分产科患者孕前合慢性肾衰竭是由于肾组织本身的感染或自身免疫等损伤因素如慢性肾小球肾炎、SLE 肾损伤,肾组织的基本结构受到进行性损害,往往导致失代偿的不可逆变化,肾最终失去其正常的组织结构形态和生理功能,需要长期依靠人工替代(血液透析)或等待肾移植治疗。

2.评估 欧美澳一些国家的学者共同提出了基于血清肌酐和(或)尿量变化分级的"RIFLE"诊断标准,将急性肾功能损害划分为危险(risk,R)、损伤(injury,I)、衰竭(failure,F)3个级别,并根据肾替代治疗时间的延长而增加两个附加级别,丧失(loss,L,替代治疗时间>4周)和终末期肾病(替代治疗时间>3个月)。"RIFLE"标准可以较好地反映急性肾损伤的程度与预后,但其评估需要知道患者的基础血清肌酐水平。国际上一些学者最近又提出了"急性肾损伤"的概念(表3-2),急性肾损伤明确急性肾功能损伤往往是继发于某一引起肾功能或结构变化的损伤因素,既可以在正常肾、也可以在慢性肾脏疾病的基础之上。急性肾损伤的概念也是对于急性肾衰竭的认识和诊治理念的发展前移。

表3-2 急性肾损伤分级标准

分期	血清肌酐水平	尿量 mL/(kg·h)
1	上升>0.3mg/dL 或≥150%～200%(基础值)	<0.5,6 小时以上
2	>200%～300%(基础值)	<0.5,12 小时以上
3	>300%(基础值)或≥4mg/dL 或急性上升≥0.5mg/dL	<0.3,24 小时以上或无尿 12 小时以上

3.支持治疗 当出现无尿、血清肌酐水平上升时,对于肾前性,应积极扩容,宜采用新鲜冰冻血浆。如为肾性,应该限制补液,使用利尿剂,大量临床循证医学研究表明,对于急性肾功能损害,干预越早,患者的生存率和肾功能恢复的可能性就越大,特别是 RIFLE标准推出以来,许多国内外学者的研究观察发现,在危险(R)和损伤(I)期开始血液净化治疗的患者,较之衰竭期(F)才开始者有着更好的预后,特别是肾功能的恢复,明显优于处于同期的未行血液净化治疗的患者。而早期干预的效果,往往取决于临床医师如何合理地判断血液净化治疗的指征、选择何种方式方法,以及治疗剂量和时间。

连续性肾替代疗法又称连续性血液净化,是近年来血液净化技术的革新与进步,连续性血液净化不仅是替代肾功能,同时还担负多器官功能支持,故人们提出肾替代治疗及器官支持治疗指征两部分。故人们提出脏替代治疗及器官支持治疗指征两部分。

(1)肾替代指征

急诊治疗指征:高钾血症,酸中毒,肺水肿,尿毒症并发症;控制溶质水平;清除过多液体负荷;调节酸碱和电解质平衡。

欧洲 ICU 中心连续性血液净化治疗的指征:①非梗阻性少尿(<200mL/12h)、无尿(<50mL/12h);②严重代谢性酸中毒(pH<7.1);③高血钾(>6.5mmol/L);④氮质血症(尿素氮>30mmol/L);⑤明显的组织水肿(尤其是肺);⑥尿毒症性脑病、尿毒症心包炎、尿毒症神经/肌肉损伤;⑦严重高钠血症(>160mmol/L)或低钠血症(<115mmol/L);⑧药物过量和可透析的毒素;⑨难以控制的高热;⑩肺水肿和 ARDS 或伴有发生肺水肿和 ARDS 危险的患者伴有凝血功能障碍,需要迅速补充大量血液制品。

(2)多器官支持的指征:营养支持;急性心力衰竭时清除液体;心肺旁路时清除液体与炎症介质;脓毒症时调节细胞因子平衡;肿瘤溶解综合征时清除磷和尿酸;急性呼吸窘

迫综合征(ARDS)时纠正呼吸性酸中毒,清除水分与炎症介质;MODS时调节液体平衡。

目前认为妊娠期MODS和急性肾衰竭时,可以接受各种连续的血液滤过及间断的滤过方式,对血流动力学不稳定的患者、液体负荷过多的患者更加适合连续性的血液滤过,使得血流动力学更加稳定,但是如果监控不佳,容易出现血容量不足。在妊娠期的患者,各种滤过方式可以合理组合、选择,根据患者的病情制订个体化的血液滤过方案。

(四)肝损伤与支持治疗

妊娠期MODS的肝损伤可以是首发受累器官,也可以由产科失血性休克、内毒素血症导致MODS中的继发受累器官。原发或继发的因素均使肝细胞(肝实质细胞和Kupffer细胞)受到严重损害,导致其代谢、分泌、合成、解毒与免疫功能障碍,机体出现黄疸、出血、继发感染、肾功能障碍、肝性脑病等一系列临床综合征,引发MODS或加重MODS病情。妊娠期MODS以肝损伤为首发受累器官,常见于妊娠期重症肝炎、妊娠期急性脂肪肝和HELLP综合征等,其器官功能障碍顺序一般为肝、血液、脑、肾、胃肠、代谢、呼吸和循环系统。

以肝损伤为首发受累器官导致的MODS是临床常见的产科重症,综合治疗包括基础治疗,清除致病因素,减少毒物生成(如内毒素、氨)、纠正代谢紊乱,改善肝血液循环及提高氧供、促进肝细胞再生,防治及阻断MODS病程。

1.营养支持,护肝治疗

(1)根据患者的代谢状态给予适当的营养支持,一般主张每天25~30kcal/kg,给予高糖、低脂、适量蛋白质(25g/d)饮食,补充多种维生素;不能进食者,可给予肠外营养。中长链脂肪乳剂不易引起肝脂肪浸润,是理想的营养剂。注意监测血糖并防治低血糖。酌情输注新鲜血浆或全血、白蛋白。新鲜血浆、白蛋白有利于肝细胞的再生。

(2)暂时性肝支持疗法,促进肝细胞再生。

1)肝细胞生长因子(HGF)可促进肝细胞再生,增强吞噬、免疫功能,降低肝炎症反应,促进肝损伤修复,阻止肝细胞坏死。常规剂量100~120mg,溶于10%葡萄糖液250mL中缓慢静脉滴注,每天1次,1个月为1个疗程。天冬氨酸钾镁、N-乙酰半胱氨酸、还原型谷胱甘肽等均具有保护肝细胞、改善肝细胞代谢、维持肝细胞正常生理功能、促进肝细胞再生的作用。

2)改善微循环:前列腺素E_1、复方丹参注射液、山莨菪碱等具有改善微循环、促进肝细胞再生作用。

3)暂时性肝支持疗法:暂时性人工肝支持系统(ALSS)是借助体外机械、化学或生物性装置,给予体外支持和暂时及部分替代肝功能。人工肝的分类:①非生物型人工肝:血液透析、全血/血浆灌流、连续动-静脉血液滤过、血浆置换、血浆吸附等,这些方法可单用或联合应用;②生物人工肝:将肝细胞培育技术与血浆置换、血流透析、血液滤过、血液吸附相结合,是新一代的混合型人工肝支持系统。产科的危重患者大部分孕前身体健康,基于肝损伤的可逆性及肝细胞的强大再生能力,通过人工肝辅助治疗,期望在内环境改善的情况下,暂时阻断有害物质损害肝的恶性循环,使肝细胞有机会再生而使肝功能好转。人工肝支持系统在妊娠期急性脂肪肝、妊娠期重症肝炎已开展应用,并有较好的临床疗效。国内学者多主张以肝损伤为首发受累器官的妊娠并发症及合并症不必等待病程进入晚期,应及早行人工肝支持治疗,以阻断病情进展。

2.肝外受损脏器的治疗　肝功损害病情进展快,可快速导致其他脏器受损,进展成MODS。肝为首发受累器官时,凝血因子及纤维蛋白原缺乏造成出血倾向,更易出现DIC;肝功能障碍易导致肾皮质缺血、肾小球滤过率下降及急性肾小管坏死,进而发生肾衰竭即肝肾综合征。蛋白合成减少,营养不良,导致肠源性内毒素血症,严重者出现肝性脑病。

(1)血液系统:由于肝衰竭既有凝血因子的异常,又有血小板的减少、功能缺陷及抗凝系统的异常,有时还伴有 DIC,且常是多种因素共同作用,导致肝衰竭的出血。若 PT>25~35 秒应选用新鲜全血、新鲜冰冻血浆、凝血酶原复合物(含因子Ⅱ、Ⅶ、Ⅸ、Ⅹ)。大量出血危及生命者应酌情输入新鲜全血以维持血容量,适当补充凝血因子、血小板(维持血小板>50×10^9/L)、纤维蛋白原(维持纤维蛋白原在 2g/L 以上)、维生素 K 及肝素制剂(DIC 早期)。对无出血征象者,不主张预防性输注新鲜冰冻血浆及单纯输注提纯的凝血因子,避免大量的血管内凝血启动或加重 DIC。

(2)神经系统:急性肝衰竭导致的神经系统损伤主要表现为肝性脑病及脑水肿。

1)肝性脑病:减少肠道有毒物质的产生,降低血氨。可清洁洗肠并肠道内应用抗菌药物和乳果糖。口服甲硝唑或氨苄西林;乳果糖疗法:50%乳果糖 30~50mL 口服,每天 3次,应达到每天排 2 次糊状大便。也可选用富含支链氨基酸的复方氨基酸溶液,如六合氨基酸 250mL,每天 2 次,与等量 10%葡萄糖液,内加 L-乙酰谷氨酰胺 500mg,缓慢静脉滴注,若神志转为基本清醒则减半,直至完全清醒,疗程一般为 1 周。若未取得预期效果,可使用左旋多巴拮抗假性神经递质,剂量为 100~200mg,溶于 10%葡萄糖液 250mL 中缓慢静脉滴注,具有良好的苏醒作用。

2)脑水肿:甘露醇是急性心力衰竭(AHF)伴脑水肿患者的首选用药,治疗的目的应维持颅压(ICP)<20mmHg,如 ICP>20~25mmHg 持续 5 分钟以上,血浆渗透压<310mOsm/(kg·H_2O),应立即用 20%的甘露醇脱水,每次 250mL 快速加压静脉滴注,半小时内滴完,其后每 4~6 小时1 次,以防 ICP 反跳。如神志与脑水肿体征明显改善,可减半量而不延长间隔。血浆渗透压 ≥320mOsm/(kg·H_2O),不适于用甘露醇;ICP>60mmHg 时,应用甘露醇效果不理想。对于顽固性颅高压或肾功能不全而不能用甘露醇者,可次选硫喷妥钠,其降低 ICP 的效应与甘露醇相同,此药具有起效快、肾功能不全用药无影响的特点。其可能的缺点为引起低血压,可用缩血管药维持血压,维持脑灌流压高于 50mmHg。用法:开始时硫喷妥钠 100mg 静脉注射,每 15 分钟 1 次,共 4 次,然后1mg/(kg·h)静脉滴注,持续数天。同时应注意下列因素可影响脑水肿时 ICP 的变化:患者上半身抬高 20°~30°;纠正低氧血症与高碳酸血症;适当控制过度通气,将 $PaCO_2$ 调控在 25~30mmHg 水平;维持血流动力学稳定,维持脑灌流压>50mmHg。对于将要发生脑水肿者可应用苯妥英钠预防用药。

(3)肾衰竭的治疗:见肾损伤的处理。

（4）感染的治疗：急性肝衰竭引起的并发感染的发生率与病死率均较高，但目前对预防性使用抗生素尚无统一的意见。

1）肠道途径给药：可选用新霉素（抑制革兰阴性杆菌）、万古霉素（抑制革兰阳性球菌）、甲（替）硝唑（抑制厌氧菌）。

2）胃肠外途径给药：预防用药时可先用头孢菌素类制剂。感染已明确者，可选用大剂量、广谱抗菌药物；一旦病原体被确定，则根据药敏试验结果调整抗菌药物，把握以临床治疗反应为主的原则，避免使用对肝肾有毒性的抗菌药物。真菌感染首选对肝无损害作用的药物，常用者为氟康唑、伊曲康唑、伏立康唑、卡泊芬净等。

（5）人工肝支持系统：对肝衰竭引发的 MODS 有着较好的治疗效果，由于人工肝可清除因肝衰竭而产生的多种有害物质，降低了血氨，减轻内毒素血症、减少炎性因子，纠正电解质紊乱，避免或减轻了肝性脑病、脑水肿及肾损伤。可根据继发受损脏器的情况选择人工肝的治疗方案：①肝衰竭伴有肝性脑病：血浆置换+血液灌流；②肝衰竭伴有肾衰竭：血浆置换+血液灌流（或）血液滤过；③肝衰竭伴有高胆红素血症：血浆胆红素吸附+血液灌流；④肝衰竭伴有电解质紊乱：血浆置换+血液滤过。

（五）脑功能障碍

妊娠期 MODS 的脑功能障碍，基本上均由其他脏器损伤引发的脑损伤而导致。产科并发症及合并症常可直接或间接造成脑损伤，以颅内弥漫性病灶多见，表现为脑组织坏死、水肿、血管扩张、炎症细胞浸润、胶质细胞增生等，这些反应使大脑皮质、边缘系统、丘脑非特异投射系统受到破坏，导致意识障碍。如产科失血性休克时脑灌注处于低灌注状态，由于脑耗氧量很高，对缺氧极为敏感，休克不能及时改善更易发生脑水肿和颅压增高，造成缺血缺氧性脑病。羊水栓塞造成心搏呼吸骤停后脑缺血再灌注损伤。此外孕产妇子痫发作时，会引起呼吸暂停、血氧饱和度下降，脑组织缺血、缺氧、水肿造成脑功能障碍，且重度子痫前期时脑出血可直接造成脑细胞损伤。

MODS 时毒素及代谢障碍等因素作用于上行网状激活系统而致意识障碍，如妊娠期重症肝炎来自肠道的许多毒性代谢产物，未被肝解毒和清除，经侧支进入体循环，透过血-脑脊液屏障而至脑部，引起脑功能障碍。妊娠期 MODS 累及脑功能病死率明显升高，且预后不良。

1.临床表现及监测　脑功能障碍的临床表现，除原发疾病的各种临床表现外，主要表现为急性意识障碍、脑部局限性或弥漫性损害的症状和体征及颅压增高症等，可伴有癫痫发作和呼吸功能的紊乱等。

目前评估脑功能障碍的主要依据为格拉斯哥昏迷评分（Glasgow Coma Scale，GCS）（表3-3），评估从患者睁眼、言语反应、非偏瘫侧运动反应三个方面进行评定，最高得分15分，预后最好；最低得分3分，预后最差；8分或以下为昏迷。Marshall 评分标准将脑功能与 GCS 评分对照，Marshall 评分≥1分为脑功能障碍，≥3分为脑功能衰竭。

表3-3　格拉斯哥昏迷评分

运动能力	语言能力	睁眼能力
6-可依指令动作		
5-施以刺激时,可定位出疼痛位置	5-正常交谈	
4-对疼痛刺激有反应,肢体会回缩	4-言语错乱	4-自发睁眼
3-对疼痛刺激有反应,肢体会弯曲	3-只能说出(不适当)单词	3-语言吩咐睁眼
2-对疼痛刺激有反应,肢体会伸直	2-只能发音	2-疼痛刺激睁眼
1-无反应	1-无发音	1-无睁眼

近年来器官支持治疗中能反映局部重要脏器氧代谢的监测方法日益受到重视。目前,脑氧代谢监测已逐步在临床上得到应用。对危重患者进行脑氧代谢监测可了解脑氧代谢的变化,及时调整以最大限度维持脑组织氧平衡,防止由于治疗不善所造成的脑组织缺血、缺氧;了解患者的预后及转归。脑氧代谢监测的常用指标:颈静脉氧饱和度($SjvO_2$)监测和脑动静脉氧含量差($A-VDO_2$),$SjvO_2$是指颈内静脉球血氧饱和度,为临床上最早采用的脑组织氧代谢监测方法,可间接反映整个脑组织血流和氧代谢状况,被认为是评估脑氧代谢的"金标准"。$SjvO_2$监测可分为间断和持续监测两种,间断监测通过颈内静脉穿刺逆行插管到位于乳突水平的颈内静脉球采血测定。$SjvO_2$监测可用于发现脑氧供需失衡。$SjvO_2$的正常值为55%~71%,当$SjvO_2$<55%时提示脑氧合不足,>71%时提示过度灌注。经颅近红外线频谱法(NIRS)是近年来发展的一种安全、无创伤性的测定局部脑氧饱和度($rScO_2$),反映脑氧代谢的方法。$rScO_2$主要反映大脑静脉氧饱和度(SvO_2)。目前认为$rScO_2$是反映脑氧供量(DO_2)的良好指标,可反映脑DO_2满意程度。在脑氧代谢监测中,$SjvO_2$与$rScO_2$均可反映脑氧供需平衡,但前者反映的是全脑的氧供需平衡,而后者反映的是局部脑组织的氧供需平衡。

2.支持治疗　在积极治疗原发病的同时,保护神经系统器官功能尤其是脑神经细胞功能,必须在第一时间采取脑保护措施,争取在脑功能障碍尚在可逆转时治疗,可明显改善预后。临床上除常规尽快进行脑外器官的支持治疗,尽可能保证脑组织灌注外,还要有针对性地采取措施减轻脑水肿,降低脑组织代谢率,避免复苏后代谢紊乱及血流动力学改变所造成的进一步损伤。

支持治疗包括维持基本生命体征,维持循环状态的稳定,以保证脑组织的血液供应,维持呼吸道的通畅和充分供氧,以保证脑组织的氧气供应,维持血电解质及酸碱平衡,保持水出入量平衡。

降低颅压时应用脱水剂的原则:根据患者的临床症状和实际需要,决定脱水剂的用量和用法,并密切观察颅内压的动态变化,调整治疗方案,做到有效控制,合理用药。

使用改善脑代谢的药物:如细胞色素C、三磷酸腺苷(ATP)、胞磷胆碱、纳洛酮等均具有促进脑细胞的氧化代谢,改善脑循环的作用,起到促醒的作用。

亚低温:在心肺复苏后,脑功能保护已广泛开展,亚低温可降低代谢、减少大脑对氧的需求,使患者增强大脑组织对缺血缺氧的耐受性,有利于神经系统功能的恢复。在低温治疗过程中,改善高凝状态及炎症反应从而改善大脑的灌注损伤。目前认为对于心肺复苏后而血流动力学稳定的患者,自发产生的轻度低温(>33℃),无须复温治疗;心肺复苏后昏迷但血流动力学稳定者,应将其体温降至32~34℃,并维持12~24小时,对患者的恢复有益。

(六)心功能不全的处理

妊娠期心脏负担加重,妊娠期血容量的明显增加和分娩期急剧的血流动力学改变,均使孕产妇的心脏负担明显加重。尤其,心脏病孕产妇在妊娠32~34周及以后、分娩期及产后3天内极容易发生心力衰竭。妊娠合并重症心脏病(心功能Ⅲ~Ⅳ级)、重度子痫前期、围生期心肌病均可引发MODS,危及孕产妇的生命。妊娠期MODS常发生心功能不全在积极治疗原发病的基础上,适时终止妊娠。

1.控制基础病因和矫治引起心力衰竭的诱因 应用静脉和(或)口服降压药物以控制高血压;选择有效抗生素控制感染;积极治疗各种影响血流动力学的快速性或缓慢性心律失常;应用硝酸酯类药物改善心肌缺血。糖尿病伴血糖升高者应有效控制血糖水平,又要防止出现低血糖。对血红蛋白低于60g/L的严重贫血者,可输注浓缩红细胞悬液或全血。

2.缓解各种严重症状

(1)低氧血症和呼吸困难:采用不同方式吸氧,包括鼻导管吸氧、面罩吸氧,以及无创或气管插管的呼吸机辅助通气治疗;充分保证氧供,减少氧债发生是防治MODS的关键步骤。

(2)胸痛和焦虑:应用吗啡。

(3)呼吸道痉挛:应用支气管解痉药物。

(4)淤血症状:利尿剂有助于减轻肺淤血和肺水肿,也可缓解呼吸困难。

3.稳定血流动力学状态,维持收缩压≥90mmHg 纠正和防止低血压可应用各种正性肌力药物。血压过高者的降压治疗可选择血管扩张药物。

4.纠正水、电解质紊乱和维持酸碱平衡 静脉应用袢利尿剂应注意补钾和保钾治疗;血容量不足、外周循环障碍、少尿或伴肾功能减退患者要防止高钾血症。低钠血症者应适当进食咸菜等补充钠盐,严重低钠血症(<110mmol/L)者应根据计算所得的缺钠量,静脉给予高张钠盐如3%~6%氯化钠溶液,先补充缺钠量的1/3~1/2,而后酌情继续补充。出现酸碱平衡失调时,应及时予以纠正。

5.保护重要脏器如肺、肾、肝和大脑,防止功能损害。

6.降低死亡危险,改善近期和远期预后。

(七)MODS 的综合管理

产科重症患者存在单个或多个生命重要脏器损害,使孕产妇处于危重状态。产科危重症的处理不能单纯纠正单一器官的功能障碍,积极处理首发受累器官,并需要注意各脏器损伤之间的联系,阻断器官损伤的恶性循环。

目前大多数的学者支持MODS是由于机体受到创伤和感染刺激而发生的炎症反应过于强烈以至促炎-抗炎失衡,从而损伤自身细胞的结果的观点。因此控制炎症反应是目前治疗MODS的策略之一。控制炎症反应的治疗途径有以下几类。

1.免疫营养调节治疗　免疫加强治疗是在机体陷入免疫麻痹时,使用免疫增加剂等来逆转这种状态。在炎症过度反应时,给予抗感染治疗,尽管免疫治疗在实验研究中已经证明其积极的临床意义,但目前临床上尚无确切的免疫治疗方案,如何恢复抗炎与促炎平衡是免疫调整的治疗目标。

2.肠道管理与各脏器的支持治疗　胃肠道在 MODS 形成中的作用正受到越来越密切的关注。肠黏膜的屏障结构或功能受损,使大量细菌和内毒素吸收、迁移至血液循环和淋巴系统,导致全身多器官功能损害,是 MODS 发病机制中的重要环节。肠源性的细胞因子可以通过门脉系统影响到肝或通过肠系膜淋巴管系统首先到达肺并引起 ARDS,肠、肝、肺在解剖结构上是独立器官,但在救治中应注重彼此在功能上是相互联系、相互影响的。

基于以上的理论治疗多器官功能的重要环节,近年提出需要进行"全方位内脏复苏治疗,液体治疗不仅单纯的血容量维持,对输液种类及输液量的管理可以稳定血流动力学状态,保证各重要脏器的血流灌注,纠正组织的低氧血症,减轻脏器损伤。快速有效的液体复苏还可以防止或减轻肠道黏膜缺血,监测组织氧代谢指标如肠道黏膜 pH(pHi)、血乳酸等指导液体复苏,以防止或减轻黏膜缺血,从根本上避免次黄嘌呤及黄嘌呤氧化酶的大量聚积,可同时使用 β-受体兴奋血管活性药,增加脏器的灌注血流量。适宜的液体管理可以减轻各器官肠源性的损伤,同时对已经对发生 ARDS 的患者,在维持足够心排血量的前提下,通过限制输液和利尿而保持较低 PAWP(<12mmHg),减轻肺泡毛细血管通透性,缓解肺水肿。

3.连续性肾替代疗法　现已被认识是不同治疗的共同平台,由初始的血液净化和肾支持发展到控制体温、控制酸碱平衡、控制液体平衡,心、肺、脑、肝重要脏器保护,免疫调节和内皮细胞功能支持,能同时发挥多种临床功效,这在 MODS 器官支持治疗中是非常重要的。

4.营养支持　营养支持途径的选择取决于营养缺乏的程度、胃肠功能受损程度、预计持续时间及患者接受程度等。基础能量消耗估计公式:$BEE = 655 + \{9.6 \times$ 体重(kg) $+ [1.8 \times$ 身长(cm) $-4.7 \times$ 年龄]$\}$,妊娠期为:$BEE \times 1.25 + 300$(kcal)(单胎妊娠)或者 500(kcal)(双胎妊娠),营养支持时应将危重孕产妇母体的血糖维持在 $0.9 \sim 1.2g/L$,母体发生高血糖应使用胰岛素治疗以避免胎儿胰岛素生成的增加。

第四章　围生期并发症

第一节　产后出血

产后出血是我国孕产妇死亡的首要原因,约占孕产妇死亡的1/4。绝大多数产后出血所导致的孕产妇死亡是可避免或创造条件可避免的,其预防、早期诊断和正确处理都非常关键。产后出血的处理强调多学科团队协作。

产后出血是指胎儿娩出后24小时内,阴道分娩者出血量≥500mL,剖宫产者≥1000mL,是分娩期严重并发症,是我国孕产妇死亡的首要原因。严重产后出血是指胎儿娩出后24小时内出血量≥1000mL。难治性产后出血是指经过宫缩剂、持续性子宫按摩或按压等保守措施无法止血,需要外科手术、介入治疗甚至切除子宫的严重产后出血。

一、病因

子宫收缩乏力、胎盘因素、软产道裂伤及凝血功能障碍是产后出血的主要原因。这些原因可共存、相互影响或互为因果。

1.子宫收缩乏力　是产后出血最常见的原因。胎儿娩出之后,子宫肌正常的收缩和缩复能有效地压迫肌束间的血管,这是防止产后出血过多最有效的自我止血方式。任何影响子宫肌正常收缩和缩复功能的因素都有可能使得子宫肌肉不能正常挤压血管,导致子宫收缩乏力性产后出血,短时间就可能发生严重的失血甚至休克。子宫收缩乏力的常见高危因素包括以下几种。

(1)全身因素:产妇精神过度紧张,对分娩恐惧,体质虚弱,高龄,肥胖或合并慢性全身性疾病等。

(2)产科因素:产程延长使体力消耗过多;前置胎盘、胎盘早剥、妊娠期高血压疾病、宫腔感染等。

(3)子宫因素:①子宫过度膨胀(如多胎妊娠、羊水过多、巨大胎儿);②子宫肌壁损伤(剖宫产史、肌瘤切除术后、产次过多等);③子宫病变(子宫肌瘤、子宫畸形、子宫肌纤维变性等)。

(4)药物因素:临产后过多使用镇静剂、麻醉剂或子宫收缩抑制剂等。

2.胎盘因素

(1)胎盘滞留:胎盘多在胎儿娩出后15分钟内娩出,若30分钟后胎盘仍不排出,将导致出血。常见原因:①膀胱充盈,使已剥离胎盘滞留宫腔;②胎盘嵌顿,宫缩剂物应用不当,宫颈内口肌纤维出现环形收缩,使已剥离的胎盘嵌顿于宫腔;③胎盘剥离不全。

(2)胎盘植入:指胎盘绒毛穿过子宫底蜕膜,附着于或侵入子宫肌层。根据胎盘绒毛侵入子宫肌层深度分为胎盘粘连、胎盘植入、穿透性胎盘植入。胎盘绒毛黏附于子宫肌层表面为胎盘粘连;绒毛深入子宫肌壁间为胎盘植入;穿过子宫肌层到达或超过子宫浆膜面为穿透性胎盘植入。胎盘植入危害极大,可导致严重产后出血,甚至子宫破裂等,穿透性胎盘植入也可导致膀胱或直肠损伤。

根据胎盘植入的面积分为部分性或完全性。部分性胎盘粘连或植入表现为胎盘部分剥离,部分未剥离,导致子宫收缩不良,已剥离面血窦开放发生致命性出血。完全性胎盘粘连与植入因胎盘未剥离而出血不多。胎盘植入常见原因:①子宫内膜损伤,如多次人工流产、宫腔感染等;②胎盘附着部位异常,如附着于子宫下段、宫颈部或子宫角部,因此处子宫内膜菲薄,使得绒毛易侵入宫壁肌层;③子宫手术史,如剖宫产术、子宫肌瘤切除术、子宫整形后。尤其是多次剖宫产者,发生前置胎盘并发胎盘植入的概率增加,是导致凶险性前置胎盘、产后出血的主要原因;④经产妇子宫内膜损伤及发生炎症的机会较多,易引起蜕膜发育不良而发生植入。

(3)胎盘部分残留:指部分胎盘小叶、副胎盘或部分胎膜残留于宫腔,影响子宫收缩而出血。

3.软产道裂伤　分娩过程中可能出现软产道裂伤而导致产后出血,软产道裂伤包括会阴、阴道和宫颈,严重裂伤者可达阴道穹窿、子宫下段甚至盆壁,导致腹膜后或阔韧带内血肿,甚至子宫破裂。导致软产道裂伤的原因有阴道手术助产、巨大胎儿分娩、急产、软产道静脉曲张、外阴水肿、软产道组织弹性差等。

4.凝血功能障碍　任何原发或继发的凝血功能异常,均能造成产后出血。原发性血小板减少、再生障碍性贫血、肝疾病等,因凝血功能障碍可引起手术创伤处及子宫剥离面出血。胎盘早剥、死胎、羊水栓塞、重度子痫前期等产科并发症,可引起弥散性血管内凝血(DIC),从而导致子宫大量出血。

二、临床表现

胎儿娩出后阴道大量流血、严重者出现贫血、失血性休克等相应症状。

1.阴道出血　胎儿娩出后立即发生阴道出血,色鲜红,应考虑软产道裂伤;胎儿娩出后数分钟出现阴道出血,色暗红,应考虑胎盘因素;胎盘娩出后阴道出血较多,应考虑子宫收缩乏力或胎盘、胎膜残留;胎儿或胎盘娩出后阴道持续流血,且血液不凝,应考虑凝血功能障碍;失血表现明显,伴阴道疼痛而阴道出血不多,应考虑隐匿性软产道损伤,如阴道血肿。剖宫产时主要表现为胎儿胎盘娩出后胎盘剥离面的广泛出血,也有子宫切口出血严重者。

2.低血压症状　患者头晕、面色苍白,出现烦躁、皮肤湿冷、脉搏细数等。

三、诊断

产后出血的主要临床表现是产后阴道出血过多、剖宫产时胎盘剥离面出血不止及失血过多引起休克。突然大量的产后出血易得到重视和早期诊断,而缓慢的持续少量出血和血肿易被忽视,如果产后阴道出血量虽不多,但产妇有严重失血的症状和体征,需考虑到以上情况,应仔细检查子宫收缩情况、软产道损伤情况及有无血肿形成。产后失血量的绝对值对不同体重者意义不同,最好能计算出失血量占总血容量的百分数,妊娠末期总血容量(L)的简易计算方法为非妊娠期体重(kg)×7%×(1+40%),或非妊娠期体重(kg)×10%。

产后出血事实上是一个临床事件或临床过程,其诊断应建立在准确估计出血量的同时积极寻找出血原因的基础之上。一旦怀疑产妇发生产后出血,需要快速监测产妇的生命体征、回顾产程有无异常、检查软产道有无损伤、观察产妇有无焦躁不安、评估血流动力学是否稳定。诊断产后出血要做到及时、准确,诊断延误可能危及产妇生命。

1.估计产后出血量的方法　包括目测法、称重法、容积法、面积法、监测生命体征、休克指数、测定血红蛋白及血细胞比容的变化等。值得注意的是,妊娠期血容量的增加使孕妇对失血的耐受性提高,从失血到发生失代偿休克常无明显征兆,并且失血性休克的临床表现往往滞后,容易导致诊断及处理不及时。因此,失血速度也是反映病情轻重的重要指标。重度产后出血的情况包括失血速度>150mL/min、3小时内出血量超过血容量的50%、24小时内出血量超过全身血容量等。

(1)称重法:失血量(mL)=[胎儿娩出后接血敷料湿重(g)-接血前敷料干重(g)]/1.05(血液比重g/mL)。

(2)容积法:用产后接血容器收集血液后,放入量杯测量失血量。

(3)面积法:可按纱布血湿面积估计失血量。

(4)生命体征:可参考Benedetti出血程度的分级标准(表5-1)。

表5-1　Benedetti出血程度分级

指标	I级	II级	III级	IV级
出血量	15%	20%~25%	30%~35%	40%
脉搏	正常	100次/分	120次/分	140次/分
收缩压	正常	正常	60~80mmHg	<60mmHg
平均动脉压	80~90mmHg	80~90mmHg	50~70mmHg	<50mmHg
组织灌注	直立性低血压	外周血管收缩	面色苍白、烦躁、少尿	虚脱、无尿、缺氧

(5)休克指数(shock index,SI)法:SI=脉率/收缩压(mmHg),SI=0.5为正常;SI=1时则为轻度休克;SI为1.0~1.5时,失血量占全身血容量的20%~30%;SI为1.5~2.0时,失血量占全身血容量的30%~50%,为重度休克(表5-2)。

表5-2　休克指数与估计失血量

休克指数	估计失血量	占血容量的比例
<0.9	<500mL	<20%
1.0	1000mL	20%
1.5	1500mL	30%
2.0	2500mL	50%

(6)血红蛋白测定:血红蛋白每下降10g/L,失血量为400~500mL。但是在产后出血的早期,由于血液浓缩,血红蛋白常无法准确反映实际的出血量。

2.失血原因的诊断 根据阴道出血发生时间及出血量与胎儿、胎盘娩出之间的关系,能初步判断引起产后出血的原因。产后出血原因之间常互为因果。

(1)子宫收缩乏力:胎盘娩出之后,应常规触诊子宫底检查子宫张力和大小,以了解子宫收缩情况。具体方法是单手或双手置于宫底处,触诊子宫前壁,注意不要把腹壁的脂肪组织误认为子宫肌肉。正常情况下胎盘娩出后,宫底平脐或脐下一横指,子宫收缩呈球状、质硬。子宫收缩乏力时,宫底升高,子宫质软、轮廓不清,阴道出血多。按摩子宫及应用缩宫剂后,子宫变硬,阴道出血减少或停止,可确诊为子宫收缩乏力。

(2)胎盘因素:胎儿娩出后胎盘未娩出,阴道大量出血,应考虑胎盘因素,胎盘部分剥离、嵌顿、胎盘部分粘连或植入、胎盘残留等是引起产后出血的常见原因。胎盘娩出后应常规检查胎盘及胎膜是否完整,确定有无残留。胎盘胎儿面如有断裂血管,应想到副胎盘残留的可能。徒手剥离胎盘时如发现胎盘与宫壁关系紧密,难以剥离,牵拉脐带时子宫壁与胎盘一起内陷,可能为胎盘植入,应立即停止剥离。

(3)软产道裂伤:疑有软产道裂伤时,应立即仔细检查宫颈、阴道及会阴处是否有裂伤。①宫颈裂伤:巨大胎儿、手术助产、臀牵引等分娩后,常规检查宫颈。裂伤常发生在宫颈3点与9点处,有时可上延至子宫下段、阴道穹窿。如宫颈裂口不超过1cm,通常无活动性出血;②阴道裂伤:检查者用中指、示指压迫会阴切口两侧,仔细查看会阴切口顶端及两侧有无损伤及损伤程度,有无活动性出血。如有严重的会阴疼痛及突然出现张力大、有波动感、可触及不同大小的肿物,且表面皮肤颜色有改变为阴道壁血肿;③会阴裂伤:按损伤程度分为4度,Ⅰ度裂伤指会阴部皮肤及阴道入口黏膜撕裂,出血不多;Ⅱ度裂伤指已达会阴体筋膜及肌层,累及阴道后壁黏膜,向阴道后壁两侧沟延伸并向上撕裂,解剖结构不易辨认,出血较多;Ⅲ度裂伤指裂伤向会阴深部扩展,肛门外括约肌已断裂,直肠黏膜尚完整;Ⅳ度裂伤指肛门、直肠和阴道完全贯通,直肠肠腔外露,组织损伤严重,出血量可不多。

(4)凝血功能障碍:主要因为失血过多引起继发性凝血功能障碍,表现为持续阴道出血,血液不凝;全身多部位出血、瘀斑瘀点。先天性的遗传性假血友病、血友病等凝血功能障碍常在非妊娠期即诊断。另外,妊娠并发症如子痫前期、胎盘早剥、死胎或妊娠合并症如重症肝炎、急性脂肪肝等也可导致凝血功能障碍。如果产妇阴道持续出血,且血液不凝、止血困难,同时合并穿刺点渗血或全身其他部位出血,并排除了因子宫收缩乏力、胎盘因素及软产道损伤引起的出血,应考虑到凝血功能障碍或DIC的发生,检测血小板计数、凝血时间、纤维蛋白原等指标不难做出诊断。

四、治疗

产后出血的治疗目标包括两个方面:一是维持正常组织灌注和氧气供应的循环血容量,二是采用有效方法阻止进一步失血。因此,产后出血的抢救相应地要做到积极补充并维持有效的循环容量,尽量减少出血的时间及失血性休克的进展,同时有效地针对病因进行止血。

(一)一般处理

在寻找产后出血原因的同时需要进行一般处理。首先向有经验的助产士、产科医师求助,严重者呼叫麻醉医师及重症医学医师参与抢救;迅速建立双静脉通道,积极补充血容量并交叉配血;监测生命体征和出血量;通知检验科和血库做好准备;进行呼吸管理,保持气道通畅,必要时给氧;留置尿管,记录尿量;进行基础的实验室检查(血常规、凝血功能及肝肾功等)并动态监测。

(二)针对产后出血原因的处理

1.子宫收缩乏力 加强宫缩能迅速止血。导尿排空膀胱后可采用以下方法。

(1)按摩或按压子宫:①腹壁按摩宫底,胎盘娩出后,术者一手的拇指在前、其余四指在后,在下腹部按摩并压迫宫底,挤出宫腔内积血,按摩子宫应均匀而有节律。若效果不佳,可选用腹部-阴道双手压迫子宫法;②腹部-阴道双手压迫子宫法:一手戴无菌手套伸入阴道,握拳置于阴道前穹窿,顶住子宫前壁,另一手在腹部按压子宫后壁,使宫体前屈,两手相对紧压并均匀有节律地按摩子宫或按压子宫。注意:按摩子宫一定要有效,评价有效的标准是子宫轮廓清楚、收缩有皱褶、阴道或子宫切口出血减少。按压时间以子宫恢复正常收缩并能保持收缩状态为止,有时可长达数小时,按摩时配合使用宫缩剂。

(2)应用宫缩剂

1)缩宫素:预防和治疗产后出血的一线药物,治疗产后出血方法为缩宫素 10IU 肌内注射或子宫肌层或宫颈注射,以后 10~20IU 加入 500mL 晶体液中静脉滴注,给药速度根据患者的反应调整,常规速度 250mL/h,约 80mIU/min。静脉滴注能立即起效,但半衰期短(1~6 分钟),故需持续静脉滴注。缩宫素应用相对安全,大剂量应用时可引起高血压、水中毒和心血管系统不良反应;快速静脉注射未稀释的缩宫素,可导致低血压、心动过速和(或)心律失常,禁忌使用。因缩宫素有受体饱和现象,无限制加大用量反而效果不佳,并可出现不良反应,故 24 小时总量应控制在 60IU 内。

2)卡贝缩宫素:长效缩宫素九肽类似物,可 100μg 缓慢静脉推注或肌内注射,2 分钟起效,半衰期 1 小时,效果优于短效缩宫素,且为单次给药,使用便捷。

3)麦角新碱:治疗产后出血的一线药物。产后出血时应尽早加用马来酸麦角新碱 0.2mg 直接肌内注射或静脉推注,每隔 2~4 小时可以重复给药。该药高选择性作用于子宫的 α 受体,收缩子宫平滑肌及子宫血管平滑肌,是全子宫强有力的收缩剂,也用于预防产后出血,但禁用于妊娠期高血压疾病及其他心血管病变者。

4)前列腺素类药物:主要包括卡前列素氨丁三醇、米索前列醇和卡前列甲酯等。当缩宫素及麦角新碱无效时,加用前列腺素类药物,首选肌内注射。卡前列氨丁三醇是前列腺素 $F_{2\alpha}$ 的衍生物(15-甲基 $PGF_{2\alpha}$),子宫收缩效果强,可引起全子宫协调有力地收缩。用法为 250μg 深部肌内注射或子宫肌层注射,3 分钟起作用,30 分钟达作用高峰,可维持 2 小时;必要时可重复使用,总量不超过 2000μg。哮喘、心脏病和青光眼患者禁用,高血压患者慎用;不良反应包括暂时性的恶心、呕吐等。米索前列醇系前列腺素 E_1 的衍生物,可引起全子宫有力收缩,在没有缩宫素的情况下也可作为治疗子宫收缩乏力性产后出血的一线药物,使用方法为 $200\sim600\mu g$ 顿服或舌下给药。米索前列醇的不良反应明显,恶心、呕吐、腹泻、寒战和体温升高较常见;高血压和活动性心、肝、肾病,以及肾上腺皮质功能不全者慎用,青光眼、哮喘及过敏体质者禁用。

(3)宫腔填塞:如果子宫按摩或按压联合强效宫缩剂都无法有效止血,可首先采用宫腔填塞的方法来止血。宫腔填塞包括水囊压迫填塞和纱条填塞两种方法。阴道分娩后宜选用水囊压迫,剖宫产术中可选用水囊或纱条填塞。宫腔填塞后应密切观察出血量、子宫底高度、生命体征变化等,动态监测血红蛋白、凝血功能的状况,避免宫腔积血,水囊或纱条放置 $24\sim48$ 小时后取出,要注意预防感染。同时配合强有力宫缩剂,取出纱条或球囊时也应使用麦角新碱等强有力宫缩剂。

(4)子宫压缩缝合术:常用 B-Lynch 缝合法。适用于子宫收缩乏力、胎盘因素和凝血功能异常性产后出血,子宫按摩和宫缩剂无法有效止血并有可能切除子宫的患者。首先将子宫从腹壁切口托出,用两手托住并挤压子宫体,观察出血情况,判断缝合成功的概率。加压后出血明显减少或停止,则成功可能性大。近年来出现了多种改良的子宫缝合技术,如 Hayman 缝合术、Cho 缝合术及 Pereira 缝合术等,可根据不同的情况选择不同术式。

(5)结扎盆腔血管:以上治疗无效时,可行子宫动脉上、下行支结扎,必要时行髂内动脉结扎。子宫血管结扎适用于难治性产后出血,尤其是剖宫产术中子宫收缩乏力或胎盘因素的出血,经宫缩剂和按摩子宫无效,或子宫切口撕裂而局部止血困难者。髂内动脉结扎术手术操作困难,适用于宫颈或盆底渗血、宫颈或阔韧带出血、腹膜后血肿、保守治疗无效的产后出血。

(6)经导管动脉栓塞术:此方法在有介入条件的医院使用。适用于保守治疗无效的难治性产后出血且患者生命体征平稳者。经股动脉穿刺插入导管至髂内动脉或子宫动脉,注入吸收性明胶海绵颗粒栓塞动脉。栓塞剂可于 $2\sim3$ 周后吸收,血管复通。

(7)切除子宫:经积极抢救无效、危及产妇生命时,应果断行子宫次全切除术或子宫全切术,以挽救产妇生命。

2.胎盘因素 胎儿娩出后,疑有胎盘滞留时,立即做宫腔检查。若胎盘已剥离则应立即取出胎盘;若胎盘粘连,可试行徒手剥离胎盘后取出。若剥离困难疑有胎盘植入,停止剥离,根据患者出血情况及胎盘剥离面积行保守治疗或子宫切除术。

(1)胎盘滞留伴出血:对胎盘未娩出伴活动性出血可立即行人工剥离胎盘术,并加用强效宫缩剂。对于阴道分娩者术前可用镇静剂,手法要正确轻柔,勿强行撕拉,防止胎盘残留、子宫损伤或子宫内翻。

(2)胎盘胎膜残留:对胎盘、胎膜残留者应用手或器械清理,动作要轻柔,避免子宫穿孔。

(3)胎盘植入:胎盘植入伴活动性出血,若为剖宫产可先采用保守治疗方法如盆腔血管结扎、子宫局部楔形切除、介入治疗等;若为阴道分娩应在输液和(或)输血的前提下,进行介入治疗或其他保守手术治疗,如果保守治疗方法不能有效止血,则应考虑及时行子宫切除术。

1)保守治疗:适应于孕产妇一般情况良好,无活动性出血;胎盘植入面积小、子宫壁厚、子宫收缩好、出血量少者。可采用局部切除、经导管动脉栓塞术、米非司酮、氨甲蝶呤等治疗。保守治疗过程中应监测血 β-hCG、彩色多普勒超声监测胎盘周围血流变化、观察阴道出血量及是否有感染,如出血增多或感染,应使用抗生素同时行清宫或子宫切除术。

2)切除子宫:如有活动性出血、病情加重或恶化、穿透性胎盘植入时应切除子宫。需要注意的是,胎盘全部植入可无活动性出血或出血较少,此时切忌强行剥离胎盘而造成大量出血,可直接切除子宫。

特别强调瘢痕子宫合并前置胎盘,尤其胎盘附着于子宫瘢痕,即凶险性前置胎盘,因常合并有胎盘植入,产后出血量往往较大,处理较为棘手。采用彩色多普勒超声检查判断有无胎盘植入,有条件者行 MRI 检查。若保守治疗措施如局部缝扎或楔形切除、血管结扎、压迫缝合、子宫动脉栓塞等无法有效止血,应早期做出子宫切除的决策,以免发展为失血性休克和多器官功能衰竭而危及产妇生命。对于有条件的医院,也可采用预防性髂内动脉球囊阻断技术,以减少术中出血。

3.软产道损伤　应彻底止血,按解剖层次逐层缝合裂伤。宫颈裂伤<1cm 且无活动性出血不需缝合;若裂伤≥1cm 且有活动性出血应缝合。缝合第一针应超过裂口顶端0.5cm,常用间断缝合;若裂伤累及子宫下段,可经腹修补,缝合时应避免损伤膀胱和输尿管。修补阴道和会阴裂伤时,需按解剖层次缝合各层,不留无效腔,避免缝线穿透直肠黏膜。软产道血肿应切开血肿、清除积血,彻底止血、缝合,必要时可置橡皮引流。

4.凝血功能障碍　尽快补充凝血因子并纠正休克。常用的血液制品包括新鲜冰冻血浆、冷沉淀、血小板等,以及纤维蛋白原或凝血酶原复合物、凝血因子等。若并发 DIC 应按 DIC 处理。

(1)血小板:产后出血尚未控制时,若血小板计数低于 $75×10^9/L$ 或血小板计数降低出现不可控制的渗血时,则需考虑输注血小板,治疗目标是维持血小板水平在 $50×10^9/L$以上。

(2)新鲜冰冻血浆:新鲜冰冻血浆是新鲜抗凝全血于 6~8 小时分离血浆并快速冷冻,几乎保存了血液中所有的凝血因子、血浆蛋白、纤维蛋白原。使用剂量 10~15mL/kg。

(3)冷沉淀:输注冷沉淀主要为纠正纤维蛋白原的缺乏,如纤维蛋白原浓度高于1.5g/L不必输注冷沉淀。冷沉淀常用剂量为 1~1.5IU/10kg。

(4)纤维蛋白原:输入纤维蛋白原 1g 可提升血液中纤维蛋白原 0.25g/L,一次可输入纤维蛋白原 4~6g。

总之,补充凝血因子的主要目标是维持凝血酶原时间及活化凝血酶原时间<1.5 倍平均值,并维持纤维蛋白原水平在 2g/L 以上。

5.失血性休克处理

(1)密切观察生命体征,保暖、吸氧、呼救,做好记录。

(2)建立有效静脉通道,及时快速补充血容量,纠正低血压;有条件的医院应监测中心静脉压指导输血输液。

（3）血压低时临时应用升压药物及肾上腺皮质激素,改善心、肾功能。

（4）抢救过程中随时做血气检查,及时纠正酸中毒。

（5）防治肾衰竭,如尿量少于 25mL/h,应积极快速补充液体,监测尿量。

（6）保护心脏,出现心力衰竭时应用强心药物的同时加用利尿剂,如呋塞米 20~40mg 静脉滴注,必要时 4 小时后可重复使用。

（7）抢救过程中,应注意无菌操作,并给予大剂量广谱抗生素,预防感染。

（三）围生期子宫切除术

各种保守治疗均不能达到百分之百的止血成功率,当发生难治性产后出血且保守治疗失败时,子宫切除术是挽救孕产妇生命的重要措施,尤其是当合并有凶险性前置胎盘、胎盘植入及胎盘穿透等情况时,可能需要在剖宫产术中直接同时行子宫切除术以降低术中严重出血而危及孕产妇生命的风险。

国内外报道围生期子宫切除率为 0.2‰~1.9‰,不同国家报道的发生率不尽相同,同一国家不同地区和不同级别医院的围生期子宫切除率也有差别。近年来,由于剖宫产率的升高,瘢痕子宫再次妊娠越来越多,前置胎盘和胎盘植入的发病率增加,导致围生期子宫切除率呈上升趋势。

因严重出血而需行围生期子宫切除术的情况:①胎盘植入,且植入面积大、胎盘穿透、子宫壁薄,出血难以控制或子宫无法修补者;②子宫收缩乏力,经各种保守治疗仍无法止血,出现凝血功能障碍或多器官功能衰竭者;③短期内发生失血性休克及多器官功能障碍;④严重或复杂子宫破裂,破口向下延伸至宫颈或阴道,无法修补者。

因严重出血而需行围生期子宫切除术者都是急诊手术,由于在切除子宫时仍有活动性出血,故需以最快的速度"钳夹、切断、下移",直至钳夹至子宫动脉水平以下,然后缝合打结,注意避免损伤输尿管。建议在子宫切除过程中,先用血浆管将子宫下段捆扎以减少子宫切除术中的出血量。如果出血凶猛、手术难度大或产科医师对手术技术不熟练,需要请有丰富临床经验的妇产科医师一起完成产科子宫切除术。

（四）产后出血的输血治疗

成分输血在治疗严重产后出血中起着非常重要的作用。目的在于增加血液的携氧能力和补充丢失的凝血因子。应结合临床实际情况掌握好输血指征,既要做到输血及时合理又要尽量避免浪费。

1.红细胞悬液 产后出血应该何时输注红细胞尚无统一的指征,往往是根据失血量的多少、临床表现如休克相关的生命体征变化、止血情况和继续出血的风险、血红蛋白水平等综合考虑以决定是否输血。一般情况下,血红蛋白>100g/L 可不考虑输红细胞,而血红蛋白<60g/L 几乎都需输血,血红蛋白<70g/L 应考虑输血,如果出血较为凶险且出血尚未完全控制或继续出血的风险较大,可适当放宽输血指征。在我国,每个单位红细胞悬液是从 200mL 全血中提取的,每输注 2 个单位红细胞可使血红蛋白水平提高约10g/L,对于保留子宫者,应尽量维持血红蛋白>80g/L。另外,有条件的医院还可酌情考虑自体血过滤后回输。

2.凝血因子 包括新鲜冰冻血浆、冷沉淀、血小板和纤维蛋白原等。冷沉淀主要用于纠正纤维蛋白原的缺乏,常用剂量为 0.1~0.15IU/kg。输入纤维蛋白原 1g 可以提升血液中纤维蛋白原 0.25g/L,一次可输入 4~6g。另外,在药物和手术治疗都无法有效止血且出血量较大,并存在凝血功能障碍的情况下,有条件的医院还可考虑使用重组活化Ⅶ因子(rFⅦa)作为辅助的治疗方法,但不推荐常规使用,使用剂量为 90μg/kg,可在 15~30 分钟重复给药。

3.止血复苏及产科大量输血方案 止血复苏强调在大量输注红细胞时早期、积极地输注血浆及血小板,以纠正凝血功能异常(无须等待凝血功能检查结果),而限制早期输入过多的液体来扩容,允许在控制性低压的条件下进行复苏。过早输入大量的液体容易导致血液中凝血因子及血小板的浓度降低而发生"稀释性凝血功能障碍",甚至发生DIC;过量的晶体液往往积聚于第三间隙中,可能造成脑、心、肺的水肿及腹腔间隔室综合征等并发症。产科大量输血是抢救严重产后出血的重要措施,但目前并无统一的产科大量输血方案,按照国内外常用的推荐方案,建议红细胞、血浆、血小板以 1∶1∶1 的比例(如 10IU 红细胞悬液+1000mL 新鲜冰冻血浆+1IU 机采血小板)输注。

五、预防

产后出血的预防应从产前保健做起,分娩期的处理尤其是第三产程的积极干预是预防产后出血的关键,产后 2 小时或有高危因素者产后 4 小时是产后出血发生的高峰,因此,产后观察也非常重要。

1.产前预防 加强围生期保健,预防及治疗贫血,对有可能发生产后出血的高危人群进行一般转诊和紧急转诊,尤其是凶险性前置胎盘、胎盘植入者应在有输血和抢救条件的医院分娩,并做好抢救措施。产前积极治疗基础疾病,如纠正贫血和凝血功能障碍。

2.产时预防 密切观察产程进展,防止产程延长,正确处理第二产程,积极处理第三产程,包括胎儿娩出后预防性使用宫缩剂、控制性牵拉脐带等。其中,积极处理第三产程是预防产后出血的关键。积极处理第三产程一般包括使用宫缩剂、控制性牵拉脐带和预防性子宫按摩。

(1)预防性使用宫缩剂:使用宫缩剂是积极处理第三产程,以预防产后出血常规推荐的最重要的措施。一线药物是缩宫素;如果缺乏缩宫素,还可使用麦角新碱,若无上述药物时,可考虑使用米索前列醇。

1)缩宫素:缩宫素使用方法为头位胎儿前肩娩出后、胎位异常胎儿全身娩出后、多胎妊娠最后一个胎儿娩出后予缩宫素 10IU 加入 500mL 液体中以 100~150mL/h 静脉滴注或肌内注射。

2)卡贝缩宫素:可用做预防剖宫产产后出血用,其半衰期长(40~50 分钟),起效快(2 分钟),给药简便,100μg 单剂静脉推注,可减少治疗性宫缩剂的使用,其安全性与缩宫素相似。

3)麦角新碱:妊娠子宫对麦角新碱非常敏感,产后少量应用即可引起显著的子宫收缩,使用方法为 0.2mg 肌内注射。高血压者禁用。

4)米索前列醇:可口服、舌下给药、直肠给药或阴道内给药,口服吸收较快、生物利用度高。米索前列醇用于预防产后出血的常用剂量为200~600μg,建议单次给药,当剂量超过600μg时,呕吐、寒战和发热等不良反应的发生明显增加且具有剂量相关性。

(2)控制性牵拉脐带:控制性牵拉脐带以协助胎盘娩出并非预防产后出血的必要手段,仅在接产者熟练牵拉方法且认为确有必要时选择性使用。

(3)预防性子宫按摩:预防性使用宫缩剂后,不推荐常规进行预防性的子宫按摩来预防产后出血。但是,助产者应该在产后常规地触摸宫底,以适时了解子宫收缩情况。

3.产后预防 因产后出血多发生在产后2小时内,故胎盘娩出后,应密切监测生命体征,包括血压、脉搏、阴道出血量、子宫高度、膀胱充盈情况及会阴有无血肿等,及早发现异常,并及时处理。鼓励产妇排空膀胱,与新生儿早接触、早吸吮,以便反射性引起子宫收缩,减少出血量。

第二节 羊水栓塞

羊水栓塞在世界范围内的发生率为1/80 000~1/8000,之所以存在较大的范围,主要是临床表现的多样性和缺乏客观、统一的诊断标准,有些研究存在过度诊断现象。基于全国的登记系统和统一的诊断标准,羊水栓塞10年发生率在日本为5/100 000,英国为2/100 000,美国为8/100 000。在我国,羊水栓塞居于孕产妇死因的第2位,东部地区部分省份已超过了产科出血,成为孕产妇死亡的首位死因。但我国缺乏大规模的羊水栓塞发生率的调查,应建立全国性的统一规范登记、报告和专家审核制度,以明确我国羊水栓塞的发生率。

一、羊水栓塞对母儿健康的影响

无论是发达国家还是发展中家,羊水栓塞都是孕产妇死亡的主要原因之一,在孕产妇死亡排序中居第1~3位。当前发达国家的羊水栓塞孕产妇病死率为13.5%~44.0%,而在1994年以前为60%以上,存活者中约60%留下了永久性的神经系统损伤。羊水栓塞所致的孕产妇死亡原因主要是心搏骤停、难以控制的大出血、成人呼吸窘迫综合征和多器官功能衰竭。心搏骤停、意识丧失是孕产妇死亡的高危因素,发生心搏骤停的孕产妇病死率高达70%~87%。

二、发病机制

临床研究和动物实验证据显示,在母体血循环中发现羊水有形成分与羊水栓塞的发病并没有直接的联系。羊水栓塞的发病机制尚不十分明确,还有待于进一步研究。通常认为,羊水成分通过孕妇的子宫颈内静脉、胎盘附着部位、子宫的某些创伤部位等突然大量进入孕妇血循环,一方面引起机械性的阻塞,另一方面是母体对胎儿抗原及羊水成分的严重过敏反应,产生一系列内源性免疫介质导致的炎症反应性肺血管床痉挛,快速引起肺动脉高压、右心衰竭、左心衰竭,进一步导致肺水肿、通气障碍、呼吸衰竭,临床表现为发绀、低血压、喘憋、昏迷甚至心搏骤停。羊水中含有大量的促凝物质,这些促凝物质和炎症介质还可引起孕妇体内血小板聚集、血管内皮细胞损伤、DIC,消耗大量凝血因子,引起孕产妇严重出血。补体系统的活化可能在羊水栓塞中发挥着重要的作用。

已报道的羊水栓塞的危险因素:当母胎连接之间有羊水成分的交换情况时,发病的可能性更大,如手术产(剖宫产或阴道)、前置胎盘、胎盘植入及胎盘早剥。引产和羊水栓塞之间的关联还尚有争议。子宫张力的异常(低或高)在羊水栓塞病例中常有报道,通常可能是由于产妇休克及缺氧伴大量儿茶酚胺释放导致子宫灌注不足的结果,而不是原因。其他可能的危险因素包括宫颈裂伤、子宫破裂、子痫、羊水过多及多胎妊娠。社会人口危险因素,如母亲年龄和种族/族裔因素等也有报道。由于羊水栓塞的罕见且具有不可预测性。

三、临床表现

羊水栓塞的临床表现通常都来势迅猛,有70%发生在分娩时,11%发生在阴道分娩后,19%发生在剖宫产时。通常在分娩过程中或产后立即发生,大多发生在分娩前2小时及产后30分钟之内。有极少部分发生在妊娠中期引产、羊膜腔穿刺术中和外伤时。

羊水栓塞的典型表现是产时、产后出现突然低氧血症和低血压,随之凝血功能异常,但症状不一定同时出现。

1.前驱症状 30%~40%的羊水栓塞患者会出现非特异性的前驱症状,主要表现为呼吸急促、胸痛、憋气、寒战、呛咳、头晕、心悸、恶心、呕吐、乏力、麻木、针刺样感觉、焦虑、烦躁、精神状态的改变及濒死感,临床上需重视这些前驱症状。

羊水栓塞如在分娩前发生,电子胎心监护将提示胎心减速,胎心基线变异消失,胎心过缓,严重的胎儿心动过缓可为非典型羊水栓塞的首发表现。

2.心肺功能衰竭 出现突发呼吸困难和(或)发绀、心动过速、低血压、抽搐、意识丧失或昏迷、突发手指血氧饱和度下降、插管患者潮气末二氧化碳分压测不出、心电图ST段改变及右心功能受损、肺底部较早出现湿啰音等。病情严重者,产妇心搏骤停、心室颤动或无脉性室性心动过速,于数分钟内猝死。

3.凝血功能障碍 大部分羊水栓塞的患者都存在DIC,发生率高达83%以上。表现为以子宫出血为主的全身出血,如全身皮肤黏膜出血、血尿、消化道出血、手术切口及静脉穿刺点出血等。

4.急性肾衰竭等器官功能受损 本病全身脏器均可受损,除心肺功能衰竭及凝血功能障碍外,中枢神经系统和肾是最常受损的器官,存活的患者可出现中枢神经系统功能受损和肾衰竭的表现。

羊水栓塞的具体临床表现还取决于主要被累及的脏器和系统,因此临床表现具有多样性。

四、诊断

目前尚无国际统一的羊水栓塞诊断标准和有效的实验室诊断依据,结合国内外诊断标准,采用如下标准。

1.通常采用美国的羊水栓塞诊断标准。典型的羊水栓塞要符合以下5条,且需全部符合。

（1）急性发生的低血压或心搏骤停。

（2）急性低血氧：呼吸困难、发绀或呼吸停止。

（3）凝血功能障碍：有血管内凝血因子消耗或纤溶增加的实验室证据，或临床上表现为严重的出血，但是无其他原因可以解释。

（4）上述症状发生在分娩、剖宫产、刮宫术或产后短时间内（多数发生在产后30分钟内）。

（5）对于出现的症状和体征不能用其他疾病来解释。

2.有些患者临床表现并不是如此"典型"，英国产科监视系统具体规范了其诊断标准。当其他原因不能解释的急性孕产妇衰竭伴以下一种或几种情况者：低血压、心律失常、呼吸短促、抽搐、急性胎儿窘迫、心搏骤停、凝血功能障碍、孕产妇出血、前驱症状（乏力、麻木、烦躁、针刺感），可以诊断羊水栓塞。这不包括产后出血但没有早期凝血功能障碍证据者和（或）心肺功能衰竭者。

羊水栓塞的诊断是临床诊断，符合羊水栓塞临床特点的病例，不需要实验室检查支持，母血中找到胎儿或羊水成分不是诊断的必须依据。不具备羊水栓塞临床特点的病例，仅仅依据实验室检查不能做出羊水栓塞的诊断。孕产妇尸体解剖肺内见胎儿鳞状上皮或毳毛可以支持羊水栓塞的诊断。

血常规、凝血功能、血气分析、心肌酶谱、心电图、胸部X线片、经食管超声心动图（TEE）、血栓弹力图、血流动力学监测等有助于羊水栓塞病情的监测及优化治疗。

分娩前后突发心搏呼吸骤停、血氧饱和度下降吸氧也不能改善、原因不明的严重宫缩乏力对缩宫素无反应、产后出血不凝或先凝后不凝、出血不多很早出现血压的下降、出血不多很早出现DIC、出血不多深度昏迷不醒、抽搐后深度昏迷、血尿不能用其他原因解释、抽血化验血液很快凝固、有纤维蛋白原和血小板消耗的证据，当有这些症状、体征和实验室检查时，需综合判断，以提高羊水栓塞的早诊断能力。

羊水栓塞的诊断强调细致全面的排他性诊断。排除引起心力衰竭、呼吸衰竭、循环衰竭的疾病，其中包括肺栓塞、空气栓塞、心肌梗死、心律失常、围生期心肌病、主动脉夹层、脑血管意外、药物引发的过敏性反应、输血反应、麻醉并发症（全身麻醉或高位硬膜外麻醉）、子宫破裂、胎盘早剥、子痫、脓毒血症等。

羊水栓塞需特别注意与严重产后出血引起的凝血功能异常相鉴别：一旦发生产后不凝血或大量阴道出血、血压下降与出血量不符或深度昏迷不醒，应立即进行凝血功能检查，有低纤维蛋白原血症时，高度怀疑羊水栓塞的诊断。而子宫收缩乏力性出血引起的低血容量休克及消耗或稀释性凝血功能异常、持续出血和低血容量的情况下突发心血管衰竭引起的轻微凝血功能异常不能归咎于羊水栓塞。

一旦产程中或产后出现心肺功能异常等表现，在保证基本的呼吸循环支持治疗的同时，充分结合病史、起病特征及心脏超声、凝血功能等辅助检查，多数情况下做出正确的鉴别并不困难，重要的是能考虑到羊水栓塞的诊断。

五、管理

一旦怀疑羊水栓塞,立即按羊水栓塞急救,分秒必争。推荐多学科协作参与抢救处理,包括麻醉科、呼吸科、心内科、重症监护、母胎医学及新生儿科等。羊水栓塞单纯依赖产科或母胎医学专家难以组织全程的有效救治,及时、有效的多学科合作对改善患者预后至关重要。

疑似羊水栓塞的患者需要迅速稳定血流动力学,立即开始有效的心肺复苏和高级心脏生命支持并呼救帮助,立即通知抢救团队,包括产科和(或)母胎医学科、麻醉科、呼吸科、心血管科、重症医学科和新生儿科,并考虑立即可行的分娩方式:阴道分娩或剖宫产。

羊水栓塞的治疗主要采取支持性、对症性方法,包括呼吸支持、保证心排血量和血压稳定、纠正凝血功能障碍、器官功能的对症支持治疗等。

1.呼吸支持治疗 适当给氧和通气非常关键,保持气道通畅、面罩吸氧、气管插管、人工辅助呼吸,尽早实施是成功的关键,尽力维持氧供避免呼吸、心搏骤停。

2.迅速全面地监测 应进行严密监护,包括血压、呼吸、心率、血氧饱和度、心电图、中心静脉压、心排血量、动脉血气等。经食管超声心动图和肺动脉导管可以作为血流动力学监测的有效手段。

3.循环支持治疗

(1)应用去甲肾上腺素和正性肌力药物维持血流动力学稳定:羊水栓塞初始阶段主要是右心衰竭,心脏超声检查可提供有价值的信息。应避免缺氧、酸中毒和高碳酸血症,因为它们增加了肺血管阻力导致右心衰竭加重。多巴酚丁胺[$2.5\sim5.0\mu g/(kg\cdot min)$]、米力农[$0.25\sim0.75\mu g/(kg\cdot min)$]兼具强心、扩张肺动脉的作用,是治疗的首选药物。针对低血压使用去甲肾上腺素[$0.05\sim3.3\mu g/(kg\cdot min)$]或血管升压素等药物维持血压。

(2)解除肺动脉高压:如果肺动脉高压不能有效缓解,建议选择磷酸二酯酶-5抑制剂、前列环素、一氧化氮(NO)及内皮素受体阻滞剂等特异性舒张肺血管平滑肌的药物。西地那非20mg,每天3次,口服或通过鼻饲/胃管;NO吸入$5\sim40$ppm;环前列腺素吸入$10\sim50$ng/(kg·min);环前列腺素静脉注射,起始剂量$1\sim2$ng/(kg·min),逐步增加直至达到预期效果。也可给予盐酸罂粟碱、阿托品、氨茶碱、酚妥拉明等药物。

(3)液体管理:在循环支持治疗时一定要注意限制液体入量,否则很容易引发左心衰竭、肺水肿,且肺水肿也是治疗后期发生严重感染、脓毒血症的诱因之一。

(4)糖皮质激素应用:糖皮质激素用于羊水栓塞的治疗存在争议。基于临床实践的经验,尽早使用糖皮质激素或有裨益,仍应作为有益的尝试。氢化可的松$100\sim200$mg加于5%~10%葡萄糖注射液$50\sim100$mL快速静脉滴注,再用$300\sim800$mg加于5%葡萄糖注射液$250\sim500$mL静脉滴注,每天剂量可达$500\sim1000$mg;或地塞米松20mg加于25%葡萄糖注射液静脉推注后,再加20mg于5%~10%葡萄糖注射液中静脉滴注。

(5)当患者出现羊水栓塞相关的心搏骤停时,应即刻进行标准的基础心脏生命支持和高级心脏生命支持等高质量心肺复苏。心搏骤停复苏初期不需要羊水栓塞明确的诊断,首先应予以最及时、高质量的心肺复苏。

妊娠期高质量心肺复苏特别需要强调的是"及时"和"高质量":快速胸外按压(100次/分)、实施有力的按压至少达到5cm的深度、保证按压间期有足够的胸部反弹、尽量不中断胸外按压、避免长时间检查脉搏(不超过10秒)、除颤后立即恢复胸外心脏按压、每2分钟替换按压者避免疲劳、复苏时徒手子宫左牵(首选,缓解子宫对下腔静脉压迫以避免影响回心血量),心脏电复律或除颤时要注意去除母体腹壁的胎儿监护探头,避免电弧损伤。

4.处理凝血功能障碍　凝血功能障碍可在羊水栓塞并发心血管系统异常后出现,推荐早期进行凝血状态评估。羊水栓塞引发的产后出血、DIC往往比较严重,应积极处理,快速补充凝血因子、纤维蛋白原和红细胞至关重要,尤其需要额外补充纤维蛋白原,在大出血的治疗过程中,不可以因为等待实验室结果而延误输血治疗,早期就按大量输血方案进行输血治疗可使抢救更有效。

羊水栓塞常伴有宫缩乏力,需要积极治疗,必要时使用宫缩剂,如缩宫素、麦角新碱和前列腺素。阴道分娩者要注意检查是否存在宫颈和阴道裂伤。

临床上对于肝素治疗羊水栓塞DIC的争议很大。由于羊水栓塞进展迅速,难以掌握何时是DIC的高凝阶段,使用肝素治疗弊大于利,因此不常规推荐肝素治疗,除非有早期高凝状态的依据。

5.产科处理　若羊水栓塞发生在胎儿娩出前,抢救的同时应及时终止妊娠,阴道助产或短时间内剖宫产终止妊娠。尤其当孕妇发生心搏骤停时,如果胎儿已达到23~28周,紧急剖宫产的准备与心肺复苏同时启动,如果心肺复苏4分钟后仍无自主心跳,建议行紧急剖宫产术,这不仅可能会拯救胎儿生命,而且在理论上可以通过降低下腔静脉压力帮助产妇复苏。当孕妇心搏骤停发生于分娩室、急诊科或ICU时,不推荐将患者转移至手术室,应就地手术分娩。羊水栓塞心搏骤停时,围死亡期剖宫产手术的决策在所有医学实践中是最困难的,必须根据抢救现场的具体情况做出最佳决策,没有统一的处理标准。

羊水栓塞子宫切除的比例增高,若DIC难以纠正且产后大量活动出血难以控制,危及产妇生命时,果断、快速地切除子宫是必要的。

6.器官功能支持与保护策略　心肺复苏后要依赖适当的呼吸、循环等支持治疗及优化恢复,以继续维持生命体征和内环境的稳定,并给予相应的支持治疗,包括神经系统保护、亚低温治疗、血液透析的应用、抗感染、微循环监测与改善、免疫调节与抗氧化治疗等。

六、后续管理

对于初始表现为循环衰竭和凝血功能者,抢救成功后往往发生肺损伤或急性呼吸窘迫综合征;对于初始表现为心搏骤停者,复苏后常发生包括缺氧性脑损伤在内的多器官功能衰竭;患有持续重度感染且长期在重症监护病房中的患者会因重症脓毒症引发院内感染和非心源性肺水肿。

此时血压、血氧、血糖等指标并不是越高越好。因为经历了心搏骤停、循环衰竭阶段,患者全身组织、器官处于缺血缺氧状态,为防止缺血再灌注损伤,循环恢复后当尽量避免血氧饱和度过高,94%~98%是较为理想的状态,同时在液体复苏、强心治疗、血管活性药物使用时,动脉血压控制的理想值为平均动脉压 65mmHg,血糖建议控制在 7.8~10.0mmol/L。

如果有条件,采取亚低温治疗对改善心肺复苏后患者的中枢神经损伤预后有很好的效果,但要小心低温可能增加的出血风险。

体外膜肺氧合的使用曾被列为常规的羊水栓塞抢救措施,然而其中的抗凝治疗会加剧活动性出血,由于这些因素及有利证据的缺乏,体外膜肺氧合是有争议的,无法建议常规治疗羊水栓塞。

第三节　产科休克

休克是临床上常见的一种急危重综合征,是机体由于各种严重的致病因素引起的神经-体液因子失调与急性微循环障碍,心排血量降低不能满足机体代谢的需要,导致重要器官广泛细胞缺血、受损为特征的综合征。

产科休克是指产科特有的、与妊娠及分娩直接有关的休克。失血性休克占产科休克首位,发生原因多与胎盘和胎儿有关,是产科临床中一项最突出的紧急情况。常因血液循环总量不足,使组织灌注量急剧减少,引起细胞缺氧和代谢障碍,导致重要脏器如心、肾、肺、脑等受到严重损害而死亡,是威胁孕产妇和围生儿生命的重要原因之一。

一、分类

休克一般分为 5 类:低血容量性休克(包括失血性休克和创伤性休克)、心源性休克、神经源性休克、感染性休克、过敏性休克。产科休克以失血性休克为主,其次为感染性休克或其他特殊原因所致的休克。故将产科休克分为失血性和非失血性休克两类。

1.失血性休克

(1)妊娠期:宫外妊娠流产或破裂;宫内妊娠;不全流产、过期流产、前置胎盘、胎盘早剥、凝血功能障碍。

(2)分娩期:外阴、阴道静脉曲张破裂出血,阴道、宫颈、子宫损伤或破裂,宫旁静脉丛破裂,阔韧带血肿,帆状胎盘等出血。

(3)胎儿娩出后(产后出血):子宫收缩不良、胎盘滞留或残留、部分植入胎盘、凝血功能障碍、剖宫产术后伤口裂开。

2.非失血性休克

(1)麻醉反应:麻醉药过敏,麻醉药过量,腰麻或硬膜外麻醉误入脊髓腔。

(2)手术操作:胎盘滞留反复挤压子宫致子宫内翻、徒手剥离胎盘、刮宫、中期引产宫腔内注药,创伤性休克。

(3)仰卧位低血压综合征:妊娠足月仰卧位分娩,子宫压迫主动脉,使回心血量减少,可发生休克,国外有文献报道,剖宫产产床以倾斜 30°施术为宜。

（4）低钠综合征：长期食用低盐或无盐饮食、服利尿剂或中暑脱水，钠丢失。

（5）流产或产褥期感染败血症：特别是非法堕胎与旧法接生，易发生革兰阴性细菌感染，内毒素感染症状险恶。感染性休克是产科感染严重的并发症，常见的病原菌有以下几种。

1）厌氧菌：常见的为厌氧乳酸杆菌、拟杆菌、消化球菌、消化链球菌、大肠埃希菌、产气杆菌、铜绿假单胞菌和脆弱杆菌，还有破伤风杆菌。

2）链球菌：革兰阳性菌，分为甲、乙、丙3型，其中乙型溶血性链球菌致病力最强。产生溶血素和多种酶类，易引起感染扩散和败血症，为产科感染的重要菌种。

3）葡萄球菌：革兰阳性菌，分为金黄色、白色、柠檬色三类，其中金黄色葡萄球菌致病力最强，易引起多发性转移脓肿，易产生抗药性，是妇产科手术感染的重要细菌。尽管有抗生素控制感染，但细菌抗药和菌群变异仍应重视。

（6）栓塞：羊水栓塞、血栓栓塞、空气栓塞多经子宫血窦致静脉栓塞、肺动脉高压，若栓子小也可通过肺毛细血管至肺静脉发生脑栓塞、弥散性血管内凝血。

二、临床分期

1.休克的临床分期　　根据发生休克的原因和个人体质的耐受性，休克的程度轻重有所不同，但按微循环病理变化的分期，其表现还是共同的。

（1）休克代偿期：又称休克前期，此期症状如不细心观察常被忽略。中枢神经和交感神经系统兴奋性增加，表现为面色苍白、精神紧张、烦躁或恶心、心率加速、脉压缩小。尿量正常或减少，此期如静脉补充晶体液，休克可以很快纠正。若不处理或处理不当给血管收缩药，则病情发展，进入抑制期。

（2）休克抑制期：患者表情淡漠、反应迟钝，口唇肢端发绀，出冷汗，脉搏细速，脉压更低。严重时神志不清或昏迷，全身皮肤黏膜明显缺氧发绀，肢端凉，脉搏细弱甚至不能清楚触及，血压下降甚至为0，少尿或无尿。

（3）休克晚期：休克期症状进一步加重，可出现DIC的表现，如皮下出血、凝血实验室检查异常等，以及重要脏器功能衰竭的表现，CO_2结合力降低，酸中毒。皮肤、黏膜出现出血点或消化道出血，表示病情已发展到弥散性血管内凝血阶段，若积极治疗仍无进步，可继发呼吸困难。若动脉血压氧分压降至60mmHg以下，虽加压给氧，症状不能改善，氧分压不能提高，提示ARDS及其他脏器损伤。

2.休克的临床监测

（1）临床一般监测

1）神志表情：反映脑组织血液灌流情况，患者神志不清，表情淡漠或烦躁不安，甚至头晕眼花，卧位改为坐位时意识不清，提示血液灌流量不足。经补充血容量，患者神志清楚，反应良好，表示循环血量已改善。

2）肢端温度、皮肤色泽：反映体表灌流的情况。休克时，四肢皮肤、面色苍白、湿凉，指压指甲或口唇时颜色变白，松指时恢复红润缓慢、色淡。灌流量改善，四肢温暖，皮肤干燥，指压指甲口唇，暂时苍白，松压后即刻转红润，表示休克好转。

3)血压:休克代偿期,儿茶酚胺分泌,血管收缩,血压维持正常或稍高,应继续严密监测血压。血压下降进入抑制期,收缩压<90mmHg、舒张压<70mmHg、脉压≤20mmHg,为休克存在的指标。血压上升,脉压增大,表示循环血量改善,休克好转。

4)脉率:以脉率/收缩压(以毫米汞柱计算)的比值来判定有无休克及休克的程度,与失血量的估计,其比值称为休克指数。休克指数为0.5,表示无休克;休克指数1.0,失血量20%~30%;休克指数1.5,失血量30%~50%,表示已存在休克;休克指数2以上为严重休克,血容量丧失50%以上。

5)尿量:休克期应注意观察尿量和尿比重,每小时尿量<25mL,24小时尿量<600mL,尿比重>1.015表示肾灌流量不足;若血压回升至正常,尿量仍少、比重<1.015则可能发生急性肾衰竭。尿量恢复至每小时30mL以上表示休克已纠正。

(2)特殊监测严重休克:低血容量和感染性休克,经久不能改善,为了进一步了解病情和血液缺氧、酸中毒情况,需进行血流动力学和血气分析等,以指导治疗。

1)中心静脉压:中心静脉压的变化比动脉压的变化为早,静脉为容纳血管系统,可容纳全身血液的55%~60%。中心静脉压的正常值为0.49~0.98kPa(5~10cmH$_2$O)。在低血压情况下,中心静脉压低于0.49kPa(5cmH$_2$O)时表示血容量不足;高于1.47kPa(15cmH$_2$O)时,提示心功能不全、静脉血管床过度收缩或肺循环阻力增加;高于1.96kPa(20cmH$_2$O)时,则表示有充血性心力衰竭,动态观察比单纯一次观察准确;但中心静脉压只反映右心房、右心室的压力,不能直接反映肺静脉、左心房和左心室的压力。

2)血流动力学的监测。

三、诊断与鉴别诊断

1.低血容量性休克　出血性休克,尤其是由急性出血所致的休克,属低血容量性休克的一种,是最常见的产科休克。

(1)大量失血的原因:大量失血的原因主要有产后出血、异位妊娠破裂、不全流产、前置胎盘、胎盘早剥和子宫破裂等。

(2)正确评估:要留意对出血量的正确评估,因为低估的情况时有发生。

(3)容易被忽略的出血源:可能容易被忽略的出血源是继发性阔韧带血肿的内出血、子宫或肝破裂。

(4)患者表现:低血容量性休克的患者通常表现为血压降低、心动过速和四肢厥冷。

(5)与其他休克相比:与其他类型的休克相比较,其呼吸和肺功能尚能维持,皮肤发绀并非其早期征象。

2.感染性休克

(1)与低血容量性休克的区别:感染性休克与低血容量性休克的区别是患者的四肢往往温暖而干燥,患者有高热、寒战和全身衰竭。

(2)感染源:常见的感染源来自生殖道,但有时其感染源是隐匿的。全腹和腹股沟区疼痛和肌紧提示感染的部位。

(3)诊断:凡诊断为感染性休克的患者,都需采血和局部病灶分泌物做细菌培养,但

60%的感染性休克的血培养结果可能呈阴性。超声和 X 线检查可以检出妊娠残留物或脓肿。

(4)与出血性休克相区别:应将感染性休克与出血性休克加以区别,尤其在流产者,在感染的同时伴有不同程度的出血,容易混淆,但只要认真检查和分析是可以区分的;如有困难,可通过补充血容量试验加以鉴别;如为出血性休克者,经补液后中心静脉压迅速上升,休克症状明显改善;而在感染性休克者,则经补液后症状改善不及出血性休克者明显。

3.过敏性休克

(1)来源及发生时间:过敏性休克多数是医源性的,发生在用药或输液之后。

(2)特征:过敏反应的一些特征,如荨麻疹、结膜炎、血管水肿等出现在注药或输注血液制品后,提示过敏性休克。

(3)罕见情况:输入了受感染的血液制品所引起的感染性休克类似于过敏性休克。

(4)血型不符而引致休克:应做库姆斯试验以求确证。

4.神经源性休克

(1)来源:神经源性休克通常为医源性的,发生休克之前施过区域性麻醉。如果血压降低发生在施行麻醉之后不久,并伴有心动过缓,往往提示为神经源性休克。

(2)表现特点:发生常极为迅速,且有很快的逆转倾向。在一般情况下,不会出现严重的组织灌流不足,血管损害较轻微。临床以脑供血不足为主要表现,患者在出现焦虑、面色苍白之后,突然发生昏厥、血压下降。

(3)与过敏性休克区别:两者均发病快,但过敏性休克者多有过敏的前驱症状,且常伴有各种皮疹及水肿等,可资区别。

5.心源性休克

(1)一般表现:心源性休克的患者往往表现为面色苍白,肢体发凉,皮肤潮湿,心搏加快,脉搏细弱,中心静脉压正常或升高

(2)重要脏器血液灌流不足:当重要脏器如脑、肾和肺等血液灌流不足时,可表现为意识迟钝、少尿、发绀和动脉氧分压下降等

(3)心血管疾病的表现:至于心血管疾病的表现,随不同类型的心血管病而异;心肌梗死者可伴有胸骨后压榨感,甚至心绞痛等。

(4)与阻塞性休克加以区别:心源性休克应与肺栓塞或羊水栓塞引起的阻塞性休克加以区别。

6.阻塞性休克

(1)时间及症状:这类休克的发生往往十分突然,并无明显的前驱症状,孕产妇如早期出现呼吸功能紊乱,应该怀疑其休克由肺栓塞或羊水栓塞并发。

(2)诊断:做 CT 可帮助诊断肺栓塞。羊水栓塞引起的休克,其诊断主要依靠临床表现及排除其他可能引起休克的原因。根据在母血中检获胎儿的鳞状细胞而诊断羊水栓塞,既不灵敏也不可靠。

四、治疗

一旦发现或产妇发生休克,首要的是立即予以急救,再针对不同类型的休克做特别处理,并对孕妇选定分娩时间和分娩方法。在休克未能完全解脱之前,应对孕妇做严密的监护。

1.急救措施 在抢救休克的过程中,需要产科医师、麻醉科医师和助产士三者的密切配合。最重要的是应使患者即时得到充足的氧供和有效的血液供应。

(1)维持呼吸道通畅:在过敏性休克中,由于支气管可能发生痉挛,喉黏膜出现水肿,会引起呼吸道阻塞,需要做气管切开或气管内插管。当患者神志不清或呼吸肌麻痹时,也可能需要进行气管内插管或机械性通气装置。

(2)氧气输入:用鼻管或面罩输氧可以增加吸入的氧分压。虽然在低血容量性休克的早期,孕妇的肺功能尚能维持,但增加氧气摄入,有利于母血氧分压的提高,从而可减轻休克时发生的组织缺氧,减少厌氧代谢产物的积聚,以及增加胎儿组织的氧输入。呼吸功能障碍可发生在感染性休克和心源性休克的早期,此时更加需要氧气治疗,包括机械性通气的辅助。

(3)改善血循环:迅速补充失去的循环血容量而纠正灌注压。至少应做两处静脉粗针留置,以便紧急轮流使用。可根据需要选择各种晶体液、胶体液或血制品进行补液。常用晶体液是平衡液,如生理盐水和乳酸钠林格溶液等。

1)晶体液:①优点:可以较快进入组织,有利于休克细胞的电解质平衡和细胞代谢紊乱的恢复。乳酸盐可在肝中代谢为碳酸氢盐而纠正酸中毒;②缺点:不能在血管床长时间保留而维持作用时间短。

2)胶体液:①常用的胶体液有右旋糖酐、血浆、白蛋白及血浆代用品等,它们可以使微循环内的胶体渗透压增加和血容量得到扩充。由于胶体液在血管中的保留时间长,作用较为持久,中分子右旋糖酐扩容效果较好,在血管内可留存约 24 小时,但不宜用于感染性休克;②低分子量右旋糖酐不仅可以做血容量的补充,并可降低血液的黏稠度、避免红细胞和血小板的积聚而改善循环。但大量输入低分子量右旋糖酐会使血浆内纤维蛋白含量下降而引发出血倾向;③有报道将低渗盐水用于出血性休克的抢救,理论上输入低渗盐水的好处是用液量小而扩容量作用大,但其临床有效性和安全性尚待进一步证实。

3)血制品:①血浆和血浆代用品均可通过增加胶体渗透压而起补充和维持血容量的作用;②新鲜冰冻血浆内含有较多凝血因子,对伴有凝血功能障碍者尤为适用;③血液是用于补充血容量的最理想液体,既可扩充血容量,又可提高机体运氧能力,但并非任何情况下都需要输血,如当血细胞比容较高时,应输血浆或血浆代用品,全血输入有时可引起输血反应;④在输血时应注意防止由输血引起的酸中毒、高血钾或枸橼酸盐中毒;⑤白蛋白和其他血制品如冷沉淀物等,虽然效用专一,但价格较高,并需注意其引发过敏反应和传播感染的潜在危险性。

2.产科休克不同类型的特别处理

(1)低血容量性休克:①应迅速确定出血来源和阻止继续出血,并纠正由出血引起的凝血功能障碍,对于由前置胎盘或胎盘早剥引起的产前出血,应先稳定母体情况,然后再选择适当的措施娩出胎儿;②由产时宫颈撕裂或产后外阴血肿形成等引起的下生殖道出血,通常采用单纯缝合和修补可以控制出血;③对于由子宫收缩乏力、子宫破裂或胎盘滞留等引起的出血,止血可能不易,可选择各种止血药物和手术方法以控制出血,但应注意在最险恶的情况发生之前,果断及时做子宫切除,以挽救产妇的生命。

(2)感染性休克:成功抢救感染性产科休克的关键是根除感染,可以根据具体情况选用药物或手术方法去除感染源。感染性休克使血管扩张和心肌抑制,故通常需用血管活性药,支持血管运动张力和增加心脏收缩,以改善微循环,预防并发症的发生。感染灶内细菌的生长、繁殖及其产生的毒素是感染性休克的根源,在消除感染灶之前,宜先以抗生素控制感染,使之局限化。

1)使用抗生素的原则:①休克发生时应停用、更换或追加休克前已用过的抗生素;②病原菌不明确者应选用广谱抗生素;③病原菌明确者应根据药敏试验选用2~3种抗菌药物;④长期大量使用抗生素者需注意预防真菌感染;⑤伴肾功能不良者应慎用具有肾毒性的抗生素。

2)对革兰阳性细菌感染宜选用的药物:①对革兰阳性细菌感染,宜选用青霉素类抗生素;②对青霉素过敏或革兰阳性菌、厌氧菌感染,则可选用庆大霉素、头孢菌素、甲硝唑、红霉素;③疗效不明显者可选用其他高效抗菌药物,如头孢哌酮(先锋必)、氧氟沙星(氟嗪酸)等。

3)关于感染灶:①感染灶的血液供应较差,抗菌药物难以抵达病灶发挥效用,因此及时清除感染灶是抢救产科休克的重要一环。应在休克得到基本控制后,及时清理、引流感染灶;②一般不难发现位于盆腔、宫腔、腹腔的产科感染灶,手术时机和范围需视病况而定;③宫腔内感染应于大剂量使用抗生素及病情稳定之后,钳出宫腔内容物,而不必彻底清宫,也不可挤压子宫,以免感染扩散蔓延。待基本情况好转之后再做第二次清宫术;④对于盆腔、腹腔内脓肿或宫腔积脓者,或经初步抗感染及清理宫内感染后无明显改善者,则应及时做子宫切除术或脓肿切开引流术;⑤通常不提倡做负压引流,这是因为休克患者容易发生弥散性血管内凝血,负压引流可能会使腹腔内出血更趋恶化。如孕妇有绒毛膜羊膜炎发生,应及时结束分娩。

5)虽然感染性产科休克中,一般并无直接的血液丢失,但由于微循环淤滞,毛细血管通透性增加,大量液体反向渗入到组织间隙,会引起血容量下降、血黏稠度增加,并会有红细胞凝聚。致病菌的内毒素可吸附血小板引起血小板凝聚和启动凝血过程,故很容易导致弥散性血管内凝血的发生。因此进行液体补充,借以降低血细胞比容及血液黏稠度。如果单用液体补充效果不明显,动脉压仍低于60mmHg,则需用血管活性药:①首选的血管活性剂是多巴胺,一般可用2~5μg/(kg·min)静脉输入,既可扩张内脏小血管,又可兴奋心脏,故可提高组织灌流量;②如果多巴胺不能奏效,则可选异丙肾上腺素和地高辛;③皮质激素可抑制细菌内毒素所引起的全身组织中毒,保护细胞膜和细胞内亚细胞结构,防止细胞的非特异性损伤,还可保护血管内皮,阻滞凝血过程启动,改善血液循环,并可增强血管平滑肌细胞对肾上腺素类药物敏感性;④应用异丙肾上腺素前先用泼尼松龙静脉推注,可增强异丙肾上腺素的扩血管作用,但到目前为止,尚未有充分证据证明这类皮质激素制剂的应用可以提高感染性休克的生存率。

(3)过敏性休克:处理过敏性产科休克主要是逆转血管扩张和支气管痉挛,寻找、证实和去除致敏源。首选 0.1% 肾上腺素溶液 0.3~0.4mL 肌内注射,视需要间隔 5~10 分钟做重复注射。如上述注射无效,则可改用在心脏监护下,继以 0.1% 肾上腺素 0.1~0.2mL 稀释于 10mL 生理盐水中做缓慢静脉注射。肾上腺素兼具激动 α 和 β 两种受体的作用。兴奋 α 受体可引起血管收缩而改变血液循环,兴奋 β 受体引致支气管松弛。

抗组胺药物如苯海拉明,通过与组胺竞争靶细胞受体可抑制 IgE 释放而对抗过敏反应,可应用 60~80mg 缓慢静脉注射或肌内注射。

甲基黄嘌呤制剂如氨茶碱,为强效的支气管松弛剂,但同时具有血管扩张作用,可能加重低血压状态,故仅在用肾上腺素或抗组胺药减轻支气管痉挛的效果不显著,而患者的血压经抢救已获稳定后,才考虑应用氨茶碱,使用时可用 250mg 溶于 10~20mL 生理盐水中静脉注射,5 分钟内注毕。

(4)神经源性休克:由脊髓阻断引起的神经源性产科休克的基本处理。①应用血管升压药以逆转血管运动张力的丧失;②如呼吸肌也产生麻痹,则需用机械通气装置,以便保持呼吸道通畅和氧气吸入;③血管升压药的治疗宜选用麻黄碱,因为其不会引起子宫、胎盘血管的收缩而导致该器官缺血;④如果麻黄碱效果不显著,则需改用其他更强的血管升压药。

(5)心源性休克:①心源性产科休克常继其他类型的休克而发生,应注意维持血压,以保证重要脏器(包括心脏本身)的血流灌注;②可应用多巴胺、间羟胺与多巴酚丁胺等;③需纠治心律失常,补充血容量和应用血管扩张剂,必要时应用合适的强心苷。

(6)阻塞性休克:①发生由肺栓塞引起的阻塞性休克患者,应立即取左侧头低卧位,以避免肺小动脉栓塞进一步加重;②有条件者应置入高压氧舱,既能纠正缺氧,又可增加周围环境和肺内压力,减轻栓塞程度;③若无高压氧舱设施,可予正压供氧;④患者有烦躁不安现象出现时,可给予吗啡镇痛使患者镇静,减轻肺动脉高压,解除支气管反射性痉挛,预防右心进一步衰竭;⑤对于由羊水栓塞引起的产科休克,处理关键是解除肺动脉高压和改善循环;⑥一旦有出血倾向,便应立即使用肝素做抗凝治疗。

3.选择分娩时间和分娩方式 发生休克时,由于子宫-胎盘血流减少而导致胎儿窘迫是颇为常见的。虽然立即分娩可避免胎儿死亡,但也可能进一步加重母体的休克状态。

(1)首先应考虑母体的利益。母体情况如得到稳定,也有助于胎儿状况的改善。

(2)经抢救休克,母体状况获得稳定之后,如果胎儿仍然存活,尤其是对产前出血和宫内感染的孕妇,剖宫产为常选的分娩方式。

(3)对某些可逆的状况,如麻醉诱导的低血压和过敏性休克,在母儿双方情况均获稳定后,可以考虑允许阴道分娩。

(4)如果胎儿已死宫内,而延长妊娠期所带给母体的危害性低于立即做剖宫产时,则宜选用阴道分娩。

4.特别监护

（1）产科休克患者经抢救复苏后,应该留于重症监护病房做严密观察。

（2）定时进行血压、脉搏、中心静脉压测定。在进行补液期间要做尿量记录。必要时测定肺动脉楔压。

（3）应使用心脏监护仪持续监测心律,宜用血氧计持续监测肺功能。

（4）定时做动脉血氧分析,血浆和尿中的尿素、肌酐和电解质测定。

第五章　宫颈癌

第一节　宫颈癌

世界范围内,宫颈癌是发病率最高的女性生殖道恶性肿瘤,占女性生殖系统恶性肿瘤的半数以上,严重威胁女性的健康和生命。宫颈癌是原发于子宫颈的恶性肿瘤,是妇科常见的恶性肿瘤,也是我国最常见的恶性肿瘤之一。在我国近 20 年发病率呈下降趋势,但年轻患者发病率上升。任何年龄妇女都可发生宫颈癌,但 20 岁以前少见。30~60 岁增长较快,40~60 岁为发病高峰,近 10 年 25~34 岁的宫颈癌发病率增加 77%。早期病例预后良好。在我国宫颈癌多发生于经济条件较差的边远地区和农村,而经济条件较好的大城市发病率较低。

一、病因与发病机制

1.性因素　流行病学资料显示,性因素与宫颈癌关系密切。绝大部分宫颈癌发生于已婚或有性经历的女性。早婚和过早有性行为的女性患宫颈癌的危险性高。16 岁以前就开始有性生活的女性其宫颈癌的发病率是 20 岁以后才开始性行为者的 2 倍,与这部分女性性生活开始时子宫颈局部发育尚不够成熟、性行为的频繁刺激、创伤与感染有关。有研究发现,初次性交年龄与宫颈癌诊断的间隔是 4~35 年。初次性交年龄<15 岁的患者诊断宫颈癌比初次性交年龄>19 岁的患者要早 3.1 年,初次性交年龄 15~18 岁的患者诊断宫颈癌要比初次性交年龄>19 岁的患者早 2.6 年。性行为紊乱是宫颈癌的另一个高危因素,宫颈癌的患病率与患者一生中的性伴侣数有关。性伴侣越多,其宫颈癌发生的相对危险性越高,在娼妓中其发病为正常人的 4 倍。有调查显示,初次性交年龄<15 岁,同时有 2 个以上性伙伴更是早发宫颈癌的高危因素。另外,女性的性伴侣曾有或同时拥有多个性伴侣,或性伴侣的配偶患有宫颈癌也是女性本人患宫颈癌的高危因素。随着社会模式的逐步变化,目前世界范围内女性初次性行为的年龄不断提前,而结婚年龄推后,即有婚前性行为的年限延长,而在此期间更换性伴侣的现象较婚后更为普遍,这与宫颈癌发病年龄的提前和发病率的增加也有关系。

2.营养因素　一项研究显示,叶酸缺乏与高危型人类乳头瘤病毒(HPV)感染及患者发生宫颈上皮内瘤变和浸润性宫颈癌有关。另一项研究显示,血清番茄红素浓度增加,子宫颈癌前病变 CIN Ⅰ、CINⅢ和宫颈癌的比例下降。血清维生素 E 增加,摄入深绿色、深黄色蔬菜和水果增加则 CIN Ⅰ的患病风险下降 50%。研究发现,宫颈癌患者总摄入(包括饮食和药物补充)维生素 A、β-胡萝卜素和维生素 C 均低于对照组。总摄入维生素 A、维生素 C 和维生素 E 的量与宫颈癌风险呈负相关,每天摄入 100g 水果的女性比每天摄入水果量少的女性发生子宫颈原位癌的概率要低。另外,微量元素也可能在宫颈癌的发生中起一定的作用。CIN 和宫颈癌患者血清硒和锌浓度低于对照组,而铜锌比高于对照组。因此,营养因素可能在宫颈癌的发生中起协同作用。

3.吸烟 可能与子宫颈癌有关。吸烟作为 HPV 感染的协同因素可以增加子宫颈癌的患病风险,有研究发现,在子宫颈上皮细胞被 HPV 感染的情况下,香烟冷凝物可导致 DNA 损伤且长期存在,引起子宫颈细胞突变增加,子宫颈癌变的风险增加。每天吸烟量、吸烟的年限和开始吸烟的年龄与子宫颈癌的发生相关。

4.病原体因素 多种病原体与子宫颈癌关系密切,尤其是 HPV。近年来的研究确立了高危型 HPV 与子宫颈癌发病的关系,这一成果直接导致了子宫颈癌疫苗的问世。HPV 感染可以说是世界上最常见的性传播疾病。有报道称 70%～80%性活跃者在其一生中会发生生殖道 HPV 感染。半数感染发生在初次性生活后的 3～5 年。除此之外,子宫颈癌的发生还与疱疹病毒Ⅱ型(HSV－Ⅱ)感染、不良卫生习惯、包皮垢、吸烟、避孕方式、社会经济状况、种族、地理等因素有关。综上所述,子宫颈癌的发生可能是多种因素综合作用的结果。

二、病理

子宫颈癌多数发生于子宫颈鳞状上皮与柱状上皮交界的移行区,组织学类型有鳞状上皮癌(约占 80%)、腺癌(约占 15%)、腺鳞癌(约占 5%)。近年来的研究发现,子宫颈腺癌与腺鳞癌的发生有上升的趋势,且低分化腺癌和腺鳞癌的恶性程度高,预后比鳞癌差。

1.鳞状上皮胞癌

(1)大体:早期浸润癌类似子宫颈糜烂,或类似子宫颈柱状上皮异位。随病变发展可分为四种类型:①外生型,呈息肉样、乳头样、菜花样生长,组织脆、易出血,多累及阴道;②内生型,子宫颈肥大变硬呈桶状,常累及宫旁组织;③溃疡型,上述 2 型合并感染,组织坏死脱落后形成,多为晚期;④颈管型,病灶发生于子宫颈管内。

(2)镜下:在致病因素的作用下,绝大多数子宫颈癌的发生和发展有一个缓慢的过程,其自然发展过程为子宫颈正常上皮-宫颈不典型增生-原位癌-镜下早期浸润癌-浸润癌。其中,子宫颈不典型增生和原位癌统称子宫颈上皮内瘤变(CIN)。CIN 是一组与子宫颈浸润癌密切相关的癌前病变,是子宫颈癌发展进程中的重要环节。

1)非典型增生:属癌前病变,其变化和原位癌基本一致。只是在程度上有差异,可发展成癌也可消除病因后恢复正常,非典型增生可分为三级:Ⅰ级(轻度),上皮细胞极性稍紊乱,轻度异型性,异型上皮占上皮层的下 1/3;Ⅱ级(中度),上皮细胞排列紊乱,异型性明显,异型上皮占上皮层下 2/3 以内;Ⅲ级(重度),上皮细胞极性可全消失,显著异型性,异型上皮超过上皮层下 2/3。

2)原位癌:上皮的全层完全被异型细胞所代替,极性消失,但异型性细胞不穿透基膜。其病变只限于上皮内,无间质浸润。另外,常见原位癌累及腺体,癌细胞沿子宫颈腺腔开口进入腺体,也属原位癌的一种类型。与子宫颈浸润癌的区别:原位癌累及腺体仍保持腺体轮廓,癌灶边缘整齐,癌巢内无角化倾向。

3)子宫颈浸润癌:镜下癌细胞的多形性更为明显,细胞大小、形态不一,染色质浓,核分裂象多见。

2.腺癌

（1）大体：来自子宫颈管内，浸润管壁；或自子宫颈管内向子宫颈管外突出生长；常可侵犯宫旁组织。病灶向子宫颈管内生长时，子宫颈外观可正常，但因子宫颈管膨大，形如桶状。

（2）镜检：主要组织学类型有2种。

1）黏液腺癌：最常见，来源于子宫颈管柱状黏液细胞，镜下见腺体结构、腺上皮细胞增生呈多层、异型性明显，见核分裂象，癌细胞呈乳突状突入腺腔。可分为高、中、低分化腺癌。

2）恶性腺瘤：又称偏差极小的腺癌，肿瘤细胞貌似良性，常浸润子宫颈壁深层。癌性腺体多，大小不一，形态多变，呈点状突起伸入子宫颈间质深层，腺上皮细胞无异型性，常有淋巴结转移。

3.腺鳞癌　较少见，来源于子宫颈黏膜柱状细胞，是由储备细胞同时向腺细胞和鳞状细胞分化发展而形成的，癌组织中含有腺癌和鳞癌两种成分。其他还有小细胞癌、神经内分泌癌、未分化癌等少见病理类型。

三、临床表现

1.症状　早期子宫颈癌常无明显的症状，也无特殊的体征，与慢性子宫颈炎无明显区别。检查有时见子宫颈光滑，尤其在老年妇女子宫颈已萎缩者。在某些子宫颈管癌患者，由于病灶位于子宫颈管内，阴道部子宫颈外观仍表现正常，易被忽略以致漏诊或误诊。子宫颈癌患者最早出现的症状主要是阴道流血及白带增多。

（1）阴道流血：年轻患者常主诉接触性出血，发生在性生活后或妇科检查后。出血量可多可少，根据癌灶的大小、病理类型，接触时损伤的血管大小而不同。早期病例流血多为少量，到了晚期癌灶较大则表现为多量出血，甚至危及生命。年轻患者也有表现为经期延长或经期缩短、经量增多等，老年患者则表现为绝经后阴道出血，量多或少。

（2）白带增多：白带呈白色、淡黄、血性或脓血性等，稀薄似水样或米粉水样，腥臭。晚期患者继发感染则呈恶臭或脓性。在黏液性腺癌患者，由于癌灶分泌大量黏液，故患者常诉大量液体自阴道排出，水样或黏液样，需用月经垫。

（3）晚期症状：根据癌灶侵犯器官而出现一系列继发性症状。如癌灶侵犯盆腔结缔组织、骨盆壁，压迫输尿管、直肠和坐骨神经等时，患者常诉下腹痛、腰痛、尿频、尿急、肛门坠胀、里急后重、下肢肿痛、坐骨神经痛等。癌灶压迫或侵犯输尿管，严重时可导致输尿管梗阻、肾盂积水、肾功能损害等，最后导致尿毒症而死亡。终末期患者往往出现消瘦、恶病质、贫血、发热、全身衰竭等。

2.体征　在老年妇女宫颈病灶常位于颈管内，宫颈阴道段光滑，易被漏诊。宫颈原位癌及早期浸润癌时，宫颈上可出现糜烂、小溃疡或乳头状瘤状。随着瘤的发展，肿瘤向外生长，可形成菜花、乳头、息肉状，组织脆，易出血和流液；肿瘤向内生长，可形成结节型病灶，外观呈不规则结节，向深部浸润，表面可呈糜烂状，阴道出血较少；肿瘤合并感染时可形成溃疡灶,可为小溃疡或较深在火山口状溃疡,宫颈癌灶浸润深和癌组织大量坏死脱落,宫颈外形被破坏,形成空洞状。宫颈腺癌的患者,病灶往往位于宫颈管内,早期宫颈外观正常,碰触颈管时有出血,病灶进一步发展,宫颈可均匀性增大、增粗、变硬。晚期时宫颈肿瘤可脱落形成溃疡以致空洞。

3.转移途径 子宫颈癌的主要转移途径是直接蔓延和淋巴结转移,少数晚期可经血液循环转移至肺、肝、骨骼等部位。

(1)直接蔓延:是子宫颈癌最常见的扩散形式。癌组织可直接蔓延到相邻的组织,由于子宫颈旁组织缺乏组织保护,故癌组织首先侵犯子宫颈旁组织,进而浸润主韧带和子宫骶骨韧带。向下浸润至阴道穹窿,前穹窿较浅,故侵犯阴道前壁较后壁为早。也可向子宫体蔓延,但发生较晚。向输卵管、卵巢蔓延者极少,据统计不超过1%。因膀胱与子宫颈较直肠与子宫颈密切,故常先侵犯膀胱,然后到直肠。晚期患者癌组织可侵犯骨盆壁或阴道口,或坏死脱落后形成膀胱-阴道瘘或直肠-阴道瘘。

(2)淋巴结转移:也是一种常见的转移途径。主要是沿子宫颈旁组织中的小淋巴管转移到闭孔区及髂内、外血管区淋巴结,而后再转移到髂总淋巴结。到达腹主动脉周围甚至上行到锁骨上或逆行至腹股沟区淋巴结者多为晚期患者。骶前淋巴结的转移是沿宫骶韧带内的淋巴管去的。腹股沟淋巴结转移通常发生于癌瘤扩展到阴道下1/3以后,也有个别临床早期病例在盆腔淋巴清扫术及根治性子宫切除术后,出现腹股沟淋巴转移,可能是癌细胞经髂血管淋巴逆行转移到腹股沟淋巴结。

四、分期

采用国际妇产科联盟(FIGO)2018宫颈癌分期(表5-1)。分期的评估可结合临床检查、影像学检查和手术病理发现综合判断形成最终分期。

表5-1 FIGO 2018宫颈癌分期

分期	表现
I	肿瘤局限在子宫颈(扩展至宫体将被忽略)
ⅠA	镜下浸润痛。浸润深度<5mm
ⅠA1	间质浸润,深度<3mm
ⅠA2	间质浸润,深度≥3mm 且<5mm
ⅠB	临床癌灶局限于子宫颈,镜下最大浸润深度≥5mm
ⅠB1	浸润深度≥5mm,肉眼病灶最大径线<2cm
ⅠB2	病灶最大径线≥2cm,<4cm
ⅠB3	病灶最大径线≥4cm
Ⅱ	肿瘤超越子宫,但未达骨盆壁或未达阴道下1/3
ⅡA	肿瘤侵犯阴道上2/3,无明显宫旁浸润
ⅡA1	临床可见癌灶≤4cm
ⅡA2	临床可见癌灶>4cm

分期	表现
ⅡB	有明显宫旁浸润,但未达到盆壁
Ⅲ	肿瘤累及阴道下 1/3 和(或)扩展到骨盆壁,和(或)引起肾盂积水或肾无功能,和(或)累及盆腔,和(或)腹主动脉旁淋巴结
ⅢA	肿瘤累及阴道下 1/3,没有扩展到骨盆壁
ⅢB	肿瘤扩展到骨盆壁,或引起肾盂积水或肾无功能
ⅢC	不论肿瘤大小和扩散程度,累及盆腔和(或)腹主动脉旁淋巴结[注明 R(影像学)或 P(病理)证据]
ⅢC1	仅累及盆腔淋巴结
ⅢC2	主动脉旁淋巴结转移
Ⅳ	肿瘤侵犯膀胱和(或)直肠黏膜(活检证实)和(或)超出了真骨盆(泡状水肿不分为Ⅳ期)
ⅣA	肿瘤侵犯邻近的盆腔器官
ⅣB	远处转移

五、辅助检查

1.影像学检查

(1)胸部 X 线检查:发现肺部转移病灶,是子宫颈癌治疗前的常规检查。

(2)超声检查:B 超检查不易发现早期子宫颈癌病灶,子宫颈癌进一步发展到子宫颈形态改变时,超声可做出诊断。超声可以检查有无器官的转移,比如肝、肾等,同时可以了解盆腔器官的情况。超声检查也不能区别良性和恶性增大的淋巴结,它的优点是花费少、费时少,还可避免放射线照射。

(3)CT 检查:约在 1975 年以来,CT 就用于协助盆腔肿瘤的分期,除了淋巴结以外,盆腹腔 CT 扫描还用于诊断肝、泌尿系统和骨骼结构的病变。与淋巴管造影术不同,CT不能确定淋巴结结构的改变,仅能测定淋巴结大小的变化,淋巴结直径>1.0cm 则通常考虑为阳性。因此,体积正常但有镜下转移的淋巴结会出现假阴性结果,而炎症或增生性病变引起的淋巴结增大会造成假阳性结果。如果将直径 1.5cm 作为阳性标准,则会提高灵敏度而降低了特异度。

(4)MRI 检查:由于 CT 不能区别子宫颈和子宫体肿瘤与正常软组织,所以在诊断早期子宫颈癌时受到了限制。自从 20 世纪 80 年代早期 MRI 开始应用,具有高对比度的分辨率和多方位的断层成像能力,在诊断肿瘤大小、间质浸润深度、阴道和宫旁扩散范围和淋巴结状态方面具有价值。MRI 具有更准确测定肿瘤直径和宫旁浸润的能力,特别是在大块子宫颈肿瘤病例中,使之成为临床诊断和治疗计划中的有力帮手。

(5)正电子发射计算机体层成像(PET-CT)检查:20 世纪 90 年代中期,这项影像学技术在一些医学中心开始应用,它测定的是疾病的代谢改变而不是解剖改变。PET-CT

所采用的放射性核素能在衰变过程中发射正电子。因为癌细胞对葡萄糖利用率较高,利用放射性核素标记的 2-氟-2-脱氧-D-葡萄糖(FDG),通过测定糖代谢增高的位点,用于测定恶性肿瘤的位置。PET-CT 具有更精确描绘原发灶和淋巴结转移灶病变范围的作用,特别是在淋巴结不大和常规方法不能测出的远处转移。

2.肉眼观察　是在子宫颈表面涂抹 3%～5% 的乙酸溶液,无放大条件下肉眼观察子宫颈上皮对乙酸的反应,在其反应后取活检。通过这种方法可使 2/3 的患者得到初步筛查,其灵敏度为 85%,但特异度较低,仅有 15%。此法的优点是易于培训、费用低廉、快速可行,适于大批人群的筛查。

3.细胞学检测　子宫颈脱落细胞学检查是子宫颈癌筛查的首选方法。

(1)传统的子宫颈巴氏涂片:20 世纪 40 年代后巴氏细胞涂片染色持续了 40 年之久,使子宫颈癌的发病率降低了 70%～80%。

(2)薄层液基细胞学检查(TBS):传统的子宫颈巴氏涂片的假阴性率为 50%～60%,是由于制片误差所致。薄层液基细胞学检测技术识别细胞高度病变的灵敏度和特异度分别为 85% 和 90% 左右。使灵敏度提高了 10%～15%,先进的制片技术和 TBS 的施行大大增加了对子宫颈癌前病变的检出率。

4.HPV 检测　子宫颈癌是目前最可靠的已知为病毒起源的恶性肿瘤,即 HPV。当机体 HPV 感染,病毒基因可整合到子宫颈细胞。机体免疫系统可识别感染细胞并加以清除,若感染细胞继续存活并增生,会发展为癌前病变或子宫颈癌。几乎所有的子宫颈癌中都存在 HPV 感染的证据。据报道,子宫颈癌的 HPV 检测率可达 99.7%,HPV 检测可提高子宫颈癌前病变的灵敏度。大量流行病学研究证明,高危型 HPV 感染是子宫颈癌及癌前病变的主要原因。持续感染高危型 HPV 病毒是引致 CINⅢ病变的主要条件,且随着 CIN 病变的加重,高危型 HPV 感染率逐渐增高。HPV 的检测被作为子宫颈癌的筛查手段,现有的 HPV 检测方法有多种,其中第二代杂交捕获实验法对高危型 HPV 检测的灵敏度较高,有较宽的 HPV 检测谱,可同时检测 13 种高危型 HPV。因此,高危型 HPV 检测与细胞学联合进行筛查子宫颈癌和 CINⅨ尤其适用于高危人群的大面积普查,通过 HPV 检测可预测子宫颈癌的发病风险,以指导筛查的时间间隔。并且 HPV 测定在预测子宫颈锥切术(CKC)术后残留或复发中有重要的价值,其灵敏度为 100%,特异度为 79.63%。

5.阴道镜　子宫颈癌的诊断依赖于组织病理学检查结果,阴道镜检查是从形态学和组织学上确定子宫颈的状况。全面观察鳞-柱交界处和移行带,评估病变,确定活检部位,提高对子宫颈癌和癌前病变诊断的准确性。阴道镜和细胞学是互补的两种检查方法,阴道镜是临床诊断方法,可提供可靠的活检部位,细胞学是实验室诊断方法。

6.子宫颈锥切术　随着阴道镜的普遍应用,子宫颈锥切术用于诊断大为减少,但它本身还有治疗作用,目前子宫颈锥切的临床意义有明确病变的程度,决定下一步处理的方式。这是阴道镜下多点活检无法取代的。所以,对于高度怀疑子宫颈癌者,采用子宫颈锥切术,并对所取组织连续切片进行病理学检查的方法越来越受到重视。

7.碘试验　正常鳞状上皮区呈浅棕色或棕黄色,柱状上皮、未成熟化生上皮、角化上皮、非典型上皮为碘不着色区,也称碘试验阴性区。主要用于识别子宫颈病变的区域,提高活检的取材部位,提高诊断率。

8.子宫颈活检 子宫颈癌的诊断必须依据子宫颈活体组织的病理学检查,子宫颈活检时需注意以下几点:①宜在碘染或阴道镜下进行多点活检,分别送病理;②取材需包括病灶及其周围组织;③咬取子宫颈上皮及足够的间质组织;④临床或细胞学可疑时应重复取活检或切取活检。

六、诊断与鉴别诊断

1.诊断 宫颈癌早期病例的诊断应采用子宫颈细胞学检查和(或)高危型 HPV-DNA 检测、阴道镜检查、子宫颈活组织检查的"三阶梯"程序,确诊依据为组织学诊断。如肉眼可见明显病灶者可直接在癌灶取材病理学检查。宫颈锥切适用于细胞学检查多次阳性而宫颈活检阴性者,或宫颈活检为 CIN Ⅱ 和 CIN Ⅲ 需确诊者,或可疑微小浸润癌需了解病灶的浸润深度等。

2.鉴别诊断

(1)子宫颈糜烂:可有月经间期出血,或接触性出血,阴道分泌物增多,检查时子宫颈外口周围有鲜红色小颗粒,擦拭后也可以出血,故难以与早期子宫颈癌鉴别。可做阴道脱落细胞学检查或活体组织检查以明确诊断。

(2)子宫颈湿疣:表现为子宫颈赘生物,表面多凹凸不平,有时融合成菜花状,可进行活检以鉴别。

(3)子宫内膜癌:有阴道不规则出血,阴道分泌物增多。子宫内膜癌累及子宫颈时,检查子宫颈管可见到有癌组织堵塞,确诊须做分段刮宫送病理学检查。

(4)老年性子宫内膜炎合并宫腔积脓:多表现为阴道排液增多,呈浆液性、脓性或脓血性。子宫正常大或增大变软,扩张子宫颈管及诊断性刮宫(简称诊刮)即可明确诊断。扩张子宫颈管后即见脓液流出,刮出物见炎症细胞,无癌细胞。病理学检查即能证实。但也要注意两者并存的可能。

(5)功能失调性子宫出血:更年期常发生月经紊乱,尤其子宫出血较频发者,不论子宫大小是否正常,必须首先做诊刮,明确性质后再进行治疗。

七、治疗

手术和放射治疗是宫颈癌的主要治疗手段,应根据 FIGO 分期、病理学检查、患者年龄和生育要求、全身状况等综合考虑,选择合适的治疗方式。原则上,ⅠA 期首选手术治疗;ⅠB1～ⅡA 期可选择手术为主或放射为主的治疗,并依据是否存在高危因素而给予相应的辅助治疗;ⅡB 期以上应放疗为主的综合治疗。

(一)手术治疗

1.根治性子宫切除术及盆腔淋巴结切除术

(1)经腹手术:手术是早期宫颈癌首选的根治性治疗手段之一,已经历了一个多世纪的发展。尽管宫颈癌手术术式历经国内外学者的改良演变,但治疗原则基本趋于一致,大多采用经典的 Piver Rutledge 分型以评估子宫切除术范围的大小:①Ⅰ型为筋膜外子宫切除术,适用于宫颈原位癌、微小浸润癌(ⅠA1 期);②Ⅱ型为改良根治性全子宫切除术,或称 Wertheim 式全子宫切除术,将子宫动脉自跨越输尿管处切断结扎,切除 1/2 主韧带及近端骶韧带,切除上 1/3 的阴道组织,适用于宫颈微小浸润癌(ⅠA2 期)、ⅠB1 期、ⅡA1期;③Ⅲ型为根治性全子宫术,或称 Meigs 式全子宫切除术,子宫动脉自起始处(髂内动脉或膀胱上动脉)切断,切除全部主韧带,自靠近骶骨处切除全部骶韧带,以及切除上 1/2 的阴道组织,Ⅲ型子宫切除术应用最广泛,适用于ⅠB~ⅡA 期宫颈癌;④Ⅳ型为扩大根治性子宫切除,与Ⅲ型子宫切除术的主要区别在于输尿管完全从宫颈膀胱韧带中游离,结扎膀胱上动脉,阴道切除长度达 1/2,此手术方式尿瘘的风险增大,主要用于放疗后小病灶中央性复发的宫颈癌患者,但仍可保留膀胱;⑤Ⅴ型为盆腔脏器廓清术,包括全盆、前盆或后盆廓清术,手术还包括切除远端输尿管,并进行输尿管改道和结肠造口等,适用于中央型复发性宫颈癌。

(2)经阴道手术:1829 年,法国医师 Joseph Recamier 为一例ⅠB2 期的宫颈癌患者进行了经阴道的子宫切除术,该患者在术后存活了 1 年。1879 年,Czemy 首创了经阴道的根治性子宫切除术。1893 年,Schuchardt 对该术式进行了第一次改进,发明了阴道旁切开术,即在外阴侧方做一个大切口。1901 年,Schauta 开始施行经阴道的根治性子宫切除术(Schauta 手术)。1948 年,Mitra 将手术分为两个阶段,先做了经阴道的根治性子宫切除术,3 周后再做腹膜外盆腔淋巴结切除术。我国张其本于 1955 年首先对原发性阴道癌患者经阴道施行了全阴道和根治性子宫切除术并获得成功,随后又用于早期的宫颈癌患者。1960 年上海仁济医院也报道了经阴道宫颈癌根治术的结果。

(3)腹腔镜手术:1987 年,Dargent 首次将 Schauta 术式(阴式根治性子宫切除术)与腹腔镜下盆腔淋巴结清扫术结合起来。自此,腹腔镜手术逐步用于宫颈癌的治疗。从腹腔镜辅助的阴式根治性子宫切除术,发展到全腹腔镜下根治性子宫切除术。国内外学者对腹腔镜下根治性子宫切除及淋巴结切除进行了大量的临床实践及探索,比较了腹腔镜下根治性子宫切除加盆腔淋巴结切除与经腹宫颈癌根治术,结果表明腹腔镜手术用于早期宫颈癌的治疗,可以达到与开腹手术相同的疗效,两者的复发率与远期生存率相似。腹腔镜手术具有创伤小、出血少、术后恢复快、减少盆腹腔粘连、住院时间短等优越性。但腹腔镜手术需要严格掌握适应证,对宫颈癌的外科处理势必产生深远的影响。

2.根治性子宫颈切除术及盆腔淋巴结切除术 近年来,宫颈癌发病呈现明显的年轻趋势。传统的宫颈癌根治性手术使年轻的患者失去了生育能力,如何保留年轻患者的生育功能成为近年来研究的热点问题。

(1)阴式根治性宫颈切除术及腹腔镜下盆腔淋巴结切除术:1994 年,Dargent 等首次对年轻有生育愿望的早期宫颈癌者实施了阴式根治性宫颈切除术及腹腔镜下盆腔淋巴结切除术(radical vaginal trachelectomy,RVT)。至 2008 年,接受 RVT 的患者已超过 700 例,术后妊娠次数超过 200 次,活产超过 100 例,是目前早期宫颈癌保留生育功能治疗的最常用的方法。据统计,RVT 术后的复发率为 4.2%~5.9%,病死率为 2.5%~3.2%。多个研究表明,RVT 与根治性子宫切除两者疗效相当,RVT 并不增加患者的复发及死亡的风险。RVT 的适应证:年龄小于 40 岁;有强烈的生育愿望;宫颈肿瘤≤2cm;病理分化为鳞癌、腺癌或腺鳞癌;ⅠA1 期伴淋巴血管间隙浸润,ⅠA2~ⅠB1 期;未累及宫颈管上段;无区域淋巴结转移或远处转移。

(2)经腹根治性宫颈切除术及盆腔淋巴结切除术:1997 年,Smith 等在传统的经腹根治性子宫切除术的基础上加以改进,实施了经腹根治性宫颈切除术及盆腔淋巴结切除术(radical abdominal trachelectomy,RAT),是早期宫颈癌保留生育功能术式的另一选择。RAT 的开展拓宽了宫颈癌患者保留生育功能手术的适应证范围,对于一些不适合施行RVT 的早期宫颈癌患者,如存在阴道解剖结构变异、少女宫颈恶性肿瘤患者、巨块型ⅠB1期(宫颈肿物 3~4cm)等,可以考虑施行 RAT。

近来,有学者提出对巨块型ⅠB 期宫颈癌先行新辅助化疗,再做根治性宫颈切除术的方法。Marchiole 等报道了 7 例ⅠB~ⅡA1(肿瘤直径 30~45mm)年轻宫颈癌患者接受新辅助化疗后,获得了 57.1%的完全缓解率及 42.9%的部分缓解率,所有患者随后接受了RVT 及盆腔淋巴结清扫术,随访超过 22 个月,无一例复发。相关的研究报道的陆续发表,新辅助化疗后行根治性宫颈切除术可能成为宫颈癌保留生育功能的新方法,有望进一步扩大根治性宫颈切除术的适应证。

(二)放射治疗

放疗是宫颈癌根治性治疗手段之一,适合于各个期别的患者。宫颈癌的放疗至今已有超过 100 年的历史,1903 年 Margaret Cleaves 最先在纽约开展。随后,1914 年、1919 年、1938 年分别建立了 Stockholm、Paris、Manchester 三种腔内放疗体系。20 世纪 20 年代后,体外照射开始应用于宫颈癌的治疗。目前,宫颈癌的放射治疗包括腔内放疗和体外照射。腔内放疗主要针对肿瘤原发灶,其照射有效范围包括宫颈、阴道、子宫体。体外照射主要针对盆腔淋巴引流区,其照射有效范围包括宫旁组织、盆腔淋巴结区域及盆壁组织。腔内放疗和体外照射的合理配合是宫颈癌放疗成功的关键。对于早期宫颈癌,放疗与手术治疗的效果相当,Ⅰ期、Ⅱ期病例放疗后 5 年生存率达 70%~90%,不能手术的Ⅲ期患者其 5 年生存率也可达 40%~50%。然而,放射治疗可能导致一些难以逆转的并发症,如放射性直肠炎、放射性膀胱炎等,对患者的生活质量造成了不同程度的影响。

1.同期放化疗(concurrent chemo-radiotherapy,CCRT) 尽管早期宫颈癌通过单纯手术或单纯放疗即可获得较高的生存率,但中晚期患者接受单纯的放疗后复发率高,ⅡB 期患者单纯放疗后复发率为 20%~50%,而Ⅲ期的复发率更是高达 50%~70%。随着对提高中晚期宫颈癌治疗疗效研究的深入,越来越多的资料表明,在放射治疗的同时进行化疗可提高晚期宫颈癌患者的生存率,降低宫颈癌的死亡风险。

研究显示,当放疗与化疗结合应用,化疗可以提高放疗的敏感性。尽管目前人们对其机制尚未完全清楚,但普遍接受的观点是:化疗和放疗作用于不同的细胞周期,使肿瘤细胞与放疗敏感时期同步化,减少对放射抵抗的细胞;化疗可直接杀伤肿瘤细胞,缩小肿瘤体积,改善乏氧状态,从而提高放射敏感性;化疗可以抑制放疗引起的肿瘤细胞亚致死性损伤的修复,增强疗效。

20 世纪 90 年代,5 个大样本前瞻性多中心随机临床对照研究结果显示,以顺铂为基础的同期放化疗可以提高宫颈癌患者的远期生存率,并使宫颈癌的死亡风险降低 30%~50%。一项 Meta 分析(包括 19 个临床试验,4580 例宫颈癌)表明,CCRT 使宫颈癌的死亡风险降低了 29%,无进展生存率和总生存率分别提高了 16% 及 12%。基于以上研究,美国 NCI 于 1999 年确定了以顺铂为基础的 CCRT 为中晚期宫颈癌的标准治疗。FIGO 诊治指南中推荐宫颈癌 CCRT 的药物为顺铂单药 $40mg/m^2$,每周 1 次,与体外照射同时进行。然而,宫颈癌的 CCRT 仍有许多问题尚待解决,如其化疗方案及药物剂量、放疗的剂量及放射野的范围、放化疗的时间安排等,宫颈癌 CCRT 的相关研究仍在继续进行。

2.术后辅助放疗+/-同期化疗　宫颈深肌层浸润、巨块型肿瘤、宫旁组织受累、淋巴结转移、脉管浸润、手术切缘阳性等是公认的宫颈癌高危病理因素。多个研究表明,对于具有高危病理因素的患者,给予术后辅助放疗+/-同期化疗,有助于减少复发的风险、改善生存。

(1)术后辅助放疗:早在 1999 年,Sedlis 等的一项随机临床研究就显示,对于有深肌层浸润、脉管浸润或巨块型肿瘤的ⅠB 期患者,接受手术+辅助放疗者的两年无复发率(88%)远远高于单纯手术者(79%),手术+辅助放疗使术后复发风险降低了 47%($P=0.008$)。随后,类似的研究陆续发表,并获得相似的结论。例如,在 Rotman 等的一项Ⅲ期随机临床研究中纳入了 277 例ⅠB 期宫颈癌患者,具有深肌层浸润、脉管浸润及肿瘤直径>4cm 等高危因素。该研究结果同样显示,与单纯手术相比,手术+辅助放疗使术后复发风险降低了 46%($P=0.007$),疾病进展或死亡的风险降低了 42%($P=0.009$),但对总生存无明显改善。

(2)术后辅助放疗+同期化疗:以上的研究均证实了辅助放疗能改善手术患者的预后。然而,术后的辅助化疗是否也能使这些具有高危因素的患者从中获益呢? Peters 等发表了一项前瞻性随机对照研究报道,比较了手术+辅助放疗与手术+辅助放疗+同期化疗对早期宫颈癌患者生存的影响。该研究包括了 243 例接受了根治性手术的ⅠA2~ⅡA 期患者,并且具有宫旁组织受累、盆腔淋巴结转移、手术切缘阳性等高危因素之一者。结果发现,手术后接受辅助放疗和同期化疗者的 4 年无进展生存(PFS)率(80%)及总生存(OS)率(81%)均远远高于术后仅接受辅助放疗者(4 年 PFS 率 63%,4 年 OS 率 71%)。Park 等的报道也进一步证实了术后辅助放疗加同期化疗比术后单纯辅助放疗更有益于生存这一观点。

基于以上的各项研究,目前对具有宫颈深肌层浸润、巨块型肿瘤、宫旁组织受累、淋巴结转移、脉管浸润、手术切缘阳性等高危病理因素的宫颈癌患者给予辅助放疗已达成共识。

3.放疗技术的进展

(1)后装治疗:后装腔内放射治疗技术是对传统腔内放疗的发展。1960 年,美国 Henschke 首先设计后装腔内近距离放射治疗器械,使医护人员可在安全范围内进行操作。起初,后装治疗采用低剂量率射线的腔内治疗,放射源有 ^{60}Co(钴)和 ^{137}Cs(铯)等。随着辐射与防护技术的发展,近年来多采用高剂量率射线治疗宫颈癌,放射源有 ^{192}Ir(铱)

和^{252}Cf(锎)等,具有治疗时间短、疗效确切、并发症少、肿瘤消退快等优点。目前国内多采用易于防护、半衰期短的^{192}Ir为放射源。^{252}Cf作为新的后装放射源,在衰变过程中释放中子,与常规射线比较具有如下特点:①相对生物效应高,治疗所需剂量较常规射线低;②氧增强比低,可克服乏氧细胞对低线性能量传递射线的抗拒;③低线性能量传递较高,对恶性肿瘤细胞杀伤力强,主要为致死性损伤,没有或很少有亚致死损伤修复,也没有潜在致死性损伤修复,治愈率高;④细胞增生周期不同时期的细胞对快中子放射敏感性差别小,有利于对恶性肿瘤的杀伤。但^{252}Cf作为宫颈癌的后装放疗源还在研究阶段。

(2)调强适形放疗:是一种先进的体外三维立体照射技术,通过照射野的射束剂量调节使高剂量区的形状在三维方向上与肿瘤(靶区)一致,同时尽可能减少靶区周围危及器官或正常组织的照射剂量。它通过调整输出剂量率,使在射野方向观上照射野的形状与靶区形状一致,并达到靶区表面及内在剂量处处相等。同时根据不同靶区及周围危及器官的重要性不同,给予不同靶区以不同的剂量,从而保证了瘤区的高剂量及对周围正常组织的保护,较为有效地提高肿瘤的治疗-增益比,促进肿瘤的局部控制。

多项研究表明,调强适形放疗应用于宫颈癌,不仅能很好地覆盖计划靶区,还能显著减少骨盆骨髓、小肠、直肠和膀胱的照射体积和剂量,从而降低骨髓抑制、泌尿生殖系及胃肠道系统放疗不良反应的发生率。Mundt等对40例妇科肿瘤患者采用盆腔调强适形放疗,发现2度急性胃肠道不良反应发生率(60%)明显小于采用传统全盆放疗者(91%,$P=0.002$),而且未观察到3度以上的急性胃肠道不良反应发生。

尽管调强适形放疗技术有明显的优势,但该技术的开展倚重于放疗医师和物理师的技术水平,在我国仅限于一些大医院能够开展。而且,调强适形放疗的费用昂贵,比常规放疗至少高一倍。基于以上原因,调强适形放疗在国内尚未普及,它在提高宫颈癌的治疗疗效及减少放疗不良反应的价值方面尚需进一步评估。

(三)化学治疗

宫颈癌过去被认为是对化疗相对不敏感的肿瘤,化疗仅用于疾病复发或有远处转移患者的姑息治疗。直到1999年,美国NCI建议将同期放化疗作为中晚期宫颈癌的标准治疗,化疗在宫颈癌治疗中的作用开始得到重视。肿瘤学家进而发现未行手术或放疗的宫颈癌患者对化疗有良好的反应,其有效率可高达95%,并且大约有20%的病例可达到临床完全缓解,甚至达到病理完全缓解。

1.新辅助化疗(neoadjuvant chemotherapy,NACT) 1983年,Friedlander等首次报道了宫颈癌的新辅助化疗。20多年来,随着研究的不断深入,宫颈癌的新辅助化疗在理论基础、应用指征、疗效评价等各方面均渐成体系,并引起临床工作者浓厚的研究兴趣,其相关研究方兴未艾。目前认为,施行新辅助化疗的理论依据主要包括以下几点:①在手术或放疗之前,肿瘤局部的血管床完好,化疗药物容易进入瘤体,生物利用度高;②新辅助化疗可以缩小肿瘤体积,改善肿瘤局部情况,提高手术质量,理论上还可能减少手术中肿瘤播散的机会;③新辅助化疗可以减少肿瘤组织中乏氧细胞的比例,增加放疗敏感性;④在盆腔放疗之前,骨髓造血功能尚未受到影响时进行化疗可以降低相关的血液毒性;

⑤新辅助化疗可能有助于消灭亚临床病灶,减少复发或转移的机会。

关于宫颈癌新辅助化疗的作用,需要从近期疗效和远期疗效两个角度进行评价。

首先,NACT 的近期疗效是肯定的,主要的评价依据是反应率。用于 NACT 的化疗药物有多种,包括顺铂(DDP)、异环磷酰胺(IFO)、紫杉醇、博来霉素(BLM)、丝裂霉素(MMC)、吉西他滨(GEM)、伊立替康(CPT-11)等。临床上,常采用顺铂为基础的联合化疗,见诸报道的方案包括 IP(IFO+DDP)、IBP(IFO+BLM+DDP)、VBP(VCR+BLM+DDP)、BOMP(BLM+MMC+VCR+DDP)、FPB(IFO+DDP+BLM)、GP(GEM+DDP)、TP(TAXOL+DDP)、TIP(TAXOL+DDP+IFO)、CPT-11+DDP 等,其有效率为 45%~95%。

除了可缩小或消灭原发肿瘤以外,有报道显示 NACT 后再手术的患者盆腔淋巴结转移率、宫旁组织侵袭率和血管间隙受侵率等预后不良相关病理因素显著减少,但一项前瞻性随机对照研究及中山大学肿瘤防治中心近期的一项回顾性研究均无上述发现。此外,对于部分ⅡB 期及以上的宫颈癌患者,新辅助化疗可改善宫旁情况,创造手术切除机会。

然而,近期疗效即肿瘤的缩小或消失并不一定能带来生存的获益。新辅助化疗能否带来远期疗效的改善,可从以下几个方面进行评价。

(1)手术前 NACT:有学者比较了 NACT 后手术与单纯放疗治疗宫颈癌的疗效。Benedetti-Panici 等的多中心随机临床研究(包括ⅠB2~Ⅲ期患者)显示,NACT 加手术组中ⅠB2~ⅡB 期的患者,其 5 年生存率(64.7% vs. 46.4%,$P<0.01$)和无疾病生存率(59.7% vs. 46.7%,$P=0.02$)均明显高于单纯放疗组,但Ⅲ期患者未能从 NACT 加手术的治疗中获益。一个小样本的 Meta 分析(包括 5 个随机临床试验,872 例宫颈癌患者)结果表明,与单纯放疗相比,NACT 加手术能显著降低局部晚期宫颈癌患者的死亡风险(HR=0.65,95%CI:0.53~0.80,$P=0.0004$)。

而与直接手术相比,早在 1997 年 Sardi 等的一项前瞻性随机对照临床试验结果就显示,接受 NACT 后再手术的Ⅰb2 期宫颈癌患者的远期生存率明显高于直接手术的患者(8 年生存率 80% vs. 61%,$P<0.01$)。笔者认为,NACT 能够缩小肿瘤体积,提高手术切除率,并且能消除淋巴结转移、宫旁组织浸润、血管间隙受累等高危病理因素,由此达到提高远期生存的目的。Chen 等的一项随机临床试验(142 例ⅠB2~ⅡB 期患者)显示,NACT 后再手术的患者其 4 年总生存率明显高于直接手术的患者(71.0% vs. 58.0%,$P=0.041$)。随着研究的深入,人们发现在接受了 NACT 的患者中,只有化疗有效的患者,才会有生存的获益,对 NACT 反应为稳定和进展的患者,其远期生存率与直接手术者无差异。多因素分析结果表明,NACT 的疗效是一个独立的预后因素。

(2)放疗前 NACT:迄今为止,尽管已有许多关于放疗前 NACT 的研究报道,但其疗效仍存在争议。有 9 个主要的随机临床试验研究比较了 NACT 后放疗与单纯放疗治疗局部晚期宫颈癌的疗效。这些试验的研究对象为ⅡB~Ⅳ期的宫颈癌患者,NACT 的方案是以铂类为基础的联合化疗。然而,几乎没有研究能证明 NACT 后放疗比单纯放疗的生存期更长。有的研究甚至还得出 NACT 后放疗的疗效低于单纯放疗的结果。有专家认为,NACT 后放疗的疗效不佳的原因可能有:NACT 使肿瘤细胞的动力学发生改变,产生了加速再增生,不利于放疗;以铂类为基础的 NACT 与放疗存在交叉耐受。一项比较 NACT 加放疗与单纯放疗的 Meta 分析(包括 18 个随机临床试验,2074 例宫颈癌患者)结果发现,放疗前 NACT 的化疗时间间隔和顺铂的剂量是影响 NACT 疗效的重要因素。如果 NACT 的化疗周期 ≤14 天(HR=0.83,95%CI:0.69~1.00,$P=0.046$),或顺铂的剂量强度 ≥25mg/m^2(HR=0.91,95%CI:0.78~1.05,$P=0.20$),则放疗前 NACT 有提高生存的趋势。否则,放疗前 NACT 会降低患者的生存率。

2.晚期和复发性宫颈癌的化疗

(1)单药化疗:顺铂被认为是对宫颈癌最有活性的药物,其单药应用于复发或转移性宫颈癌的治疗有效率为 20%~30%,卡铂单药应用的有效率为 11%~15%,紫杉醇为 17%~25%,拓普替康为 12.5%~18.6%,伊立替康为 21%,培美曲塞为 25%。

(2)联合化疗:目前的研究表明,联合化疗比单药化疗在复发或转移性宫颈癌的治疗上能获得更好的疗效,其中以顺铂为基础的联合化疗方案是最常用的方案。

1)以顺铂为基础的联合化疗方案:Moore 等的一项Ⅲ期随机临床研究比较了紫杉醇联合顺铂(顺铂 50mg/m^2+紫杉醇 135mg/m^2,每 3 周重复,共 6 个疗程)与顺铂(50mg/m^2)单药治疗ⅣB 期或复发性宫颈癌患者的疗效,结果显示紫杉醇和顺铂联合化疗的有效率(完全缓解:15%,部分缓解:21%)远远高于顺铂单药化疗的有效率(完全缓解:6%,部分缓解:13%)($P=0.002$)。联合化疗组的中位 PFS(4.8 个月)也明显高于顺铂单药组(2.8 个月)($P<0.001$);但两者的中位总生存相当,无显著性差异。

一个小样本的Ⅱ期临床研究初步显示了拓扑替康联合顺铂在复发性/持续性宫颈癌治疗中的有效性(总有效率为 28%)和安全性。随后,一项Ⅲ期随机临床研究(GOG179)比较了拓扑替康联合顺铂(拓扑替康 0.75mg/m^2 d1~d3,顺铂 50mg/m^2 d1,每 3 周重复)与顺铂单药(50mg/m^2 d1)治疗ⅣB 期或复发性宫颈癌的疗效。该研究观察到,拓扑替康联合顺铂组的总有效率(27% vs. 13%,$P=0.004$)、中位 PFS(4.6 个月 vs. 2.9 个月,$P=0.014$)及中位 OS(9.4 个月 vs. 6.5 个月,$P=0.017$)均明显高于顺铂单药组,但联合化疗组3~4度血液毒性的发生率则明显高于顺铂单药组。

此外,一项Ⅱ临床研究报道了吉西他滨联合顺铂(吉西他滨 1250mg/m^2 d1、d8,顺铂 50mg/m^2 d1,每 21 天重复)用于治疗复发性/持续性宫颈癌,总有效率达 41%。

为了寻找最佳的联合化疗方案,Monk 报道了一项Ⅲ期随机临床研究(COG204),以紫杉醇加顺铂为对照组,比较了长春瑞滨加顺铂、吉西他滨加顺铂、拓扑替康加顺铂等三个化疗方案治疗ⅣB 期或复发性宫颈癌疗效的差异。结果显示,紫杉醇加顺铂组在有效率、PFS 和 OS 方面均优于其他三个化疗组,且血小板减少和贫血的发生率较低,但恶心呕吐、感染和脱发等不良反应的发生率较高。

基于以上各研究结果,紫杉醇联合顺铂、拓扑替康联合顺铂和吉西他滨联合顺铂成为 NCCN 指南中被推荐用于复发或转移性宫颈癌的一线化疗方案。

2)含卡铂的联合化疗方案:以顺铂为基础的联合化疗是晚期或复发性宫颈癌最常用的化疗方案,而卡铂具有更好的耐受性,肾毒性和胃肠道毒性均较顺铂小。因此人们开始研究卡铂为基础的化疗对宫颈癌的疗效。回顾性研究观察到卡铂联合紫杉醇方案在晚期或复发性宫颈癌治疗中的总有效率为 40%~60%(完全缓解率 16%~26.7%),并且具有较好的耐受性。Moore 等回顾性总结比较了卡铂加紫杉醇与顺铂加紫杉醇方案在ⅣB期或复发性宫颈癌治疗中的疗效,结果显示卡铂加紫杉醇化疗的疗效不亚于顺铂加紫杉醇方案,两者的有效率及中位生存期无显著性差异。日本妇科肿瘤协作组开展了一项前瞻性随机对照临床研究(JCOG0505),比较卡铂加紫杉醇与顺铂加紫杉醇治疗ⅣB期或复发性宫颈癌的疗效。在 ASCO 会议上,该协作组对其研究结果进行了初步报道。该研究通过非劣效性分析,卡铂组与顺铂组的中位生存期相似,而卡铂组总的耐受性较好。

(四)靶向药物治疗

靶向药物治疗在宫颈癌中的应用尚处于起步阶段。Monk 等发表了一项关于贝伐单抗在持续性/复发性宫颈癌中应用的Ⅱ期临床研究,该研究包括了 50 例持续性/复发性宫颈癌患者,给予贝伐单抗 15mg/kg,静脉注射,21 天为 1 个疗程,共 254 个疗程(中位疗程数:4 个疗程/人)。结果显示,10.9% 的患者获得部分缓解,中位 PFS 为 3.4 个月(2.53~4.53 个月),中位 OS 为 7.29 个月(6.11~10.41 个月),耐受性好。目前,有多个关于靶向药物治疗晚期或复发性宫颈癌的临床研究正在进行,如贝伐单抗加顺铂联合放疗治疗局部晚期宫颈癌的Ⅱ期临床研究,西妥昔单抗加顺铂联合全量放疗治疗ⅠB~ⅣA 期宫颈癌,索拉非尼加顺铂联合放疗治疗宫颈癌等。

八、预防

1.加强防癌知识宣传,实行计划生育,做到晚婚、晚育、少生、优生,注意避孕。

2.注意性生活卫生,避免过早的性生活,积极防治生殖系统炎症,避免发生性传播疾病。

3.定期开展子宫颈癌的普查普治,一般每 1~2 年普查 1 次,做到早发现、早诊断、早治疗,一般 30 岁以上已婚妇女到妇科门诊就诊,应常规做子宫颈刮片细胞学检查。

4.警惕接触性阴道出血、不规则阴道出血、阴道排液增加、子宫颈糜烂、子宫颈息肉、子宫颈肥大等症状或体征,注意排除子宫颈癌。

5.积极治疗宫颈糜烂,及时诊断和治疗子宫颈上皮内瘤变,阻断子宫颈癌的发生与发展。

6.目前有针对 HPV 感染的免疫治疗(使用新疫苗),可能能够预防某些型别的 HPV持续感染,并因此有望预防某些特定 HPV 感染引起的子宫颈癌。

九、随访

1.随访时间　第 1 年每 3 个月随访 1 次,第 2 年每 4 个月随访 1 次,第 3~5 年每 6 个月随访 1 次。5 年以后每年随访 1 次。如果是高危患者,前 2 年每 3 个月随访 1 次,其余同前。

2.随访内容

(1)关于症状、生活方式的健康宣教,鼓励患者戒烟戒酒。

(2)盆腔检查。

（3）每年行宫颈/阴道细胞学检查,检测下生殖道瘤样病变。

（4）SCCA（鳞癌）,CA125（其他病理类型）。

（5）有临床指征行盆腔 B 超、MRI 或 PET-CT 等影像学检查。

第二节 宫颈癌复发

一、宫颈癌复发的处理原则

宫颈复发癌的治疗极为困难,其原因主要有:①术后或放疗后由于解剖变异、组织粘连、纤维化或已致的放射损伤等,不仅给再治疗增加难度,且易发生更严重的并发症;②广泛性放疗后复发(或未控)的再放疗,无论腔内还是体外照射,盆腔组织对放疗的耐受量明显降低,合理适中的放射剂量难以掌握,因此大多皆为姑息性治疗;③目前尚无有效办法评估既往所致的放射损伤、周围正常组织的耐受程度及预测放射敏感性等;④手术瘢痕、放疗纤维化及机体免疫功能低下,影响瘤床的化疗药物浓度、机体对化疗的耐受程度及化疗效果均较差。

复发癌的治疗有上述特殊性及复杂性,因此,高度个性化对待及综合治疗是十分重要的,应根据复发部位和时间、肿瘤范围及程度、初治方法、首次放疗剂量及全身状况等因素选择不同的治疗方案。尽管如此,复发转移癌的治疗仍是临床面临的一大难题。综合国内外治疗经验原则如下。

1.凡术后盆腔复发者首选同期放化疗,应争取再次手术的机会,若有手术切除可能时可行开腹探查。对较大的复发灶可采用化疗与放疗综合。

（1）术后阴道残端复发:可手术切除、体外照射与腔内放疗结合化疗的治疗方法。

（2）阴道中下 1/3 复发:如只是阴道复发可再手术,不宜手术者给以腔内放疗,辅以化疗和体外照射。

（3）术后盆腔复发:手术后复发癌的患者,由于大多数子宫颈癌复发以盆腔内局限性居多,因此能够手术再次切除者以此法为上策。切除后视组织病理学检查结果,再考虑同期放疗、化疗。

2.放疗后中心性复发者以盆腔廓清手术治疗为主,不宜手术者可再考虑同期放化疗,但必须告诉患者并发症比较严重,如果患者是没有做过放疗的中心性的复发,此类患者手术后生存率可以达到50%,单纯的、孤立的腹主动脉旁淋巴结的复发可用放化疗,可以取得好的疗效,或手术切除也可以达到很好的效果。

放疗(放化疗)后复发限于宫颈、病灶小且静脉肾盂造影正常的中心性复发者,适用于Ⅱ型广泛性子宫切除术。可免行盆腔脏器切除而受益,但尿瘘的发生率仍很高。

有报道 5 年生存率为 62% 和 72%,直肠或膀胱-阴道瘘发生率 47.6% 和 28%。手术病死率 9.5%,术后并发症率为 42%。

3.放疗后盆腔复发达盆壁或盆底者,宜行以化疗为主,辅以姑息性放疗的综合治疗。有条件的可选择扩大的盆腔廓清术或 CORT 手术治疗。

4.远处转移多需综合治疗,可采取相应部位的放疗、手术或以化疗为主的综合治疗。

复发癌治疗前强调对既往治疗史、现病史做详细询问,评估以前所致的损伤及了解肿瘤与周围器官的关系,因此需全面检查,除有关的辅助检查外,还应做钡灌肠、全消化道造影、膀胱镜、乙状结肠镜、CT、MRI 或 PET-CT 等,重视这些检查的结果,以考虑再治疗方案的可行性。

二、宫颈癌复发的盆腔廓清术治疗

原则上盆腔中心性复发宜手术者尽可能行盆腔廓清术切除,但在放疗区域内手术,难度较大,并发症较多,故须严格选择患者。

凡无手术禁忌证的中心性复发者,皆适于手术治疗。但也有相当一部分病例不宜手术,如:①中心性复发伴临床难以判断的宫旁复发已达盆壁或盆底;②术中探查发现盆腔外转移或固定于盆壁的肿块;③肥胖、老年患者;④单侧下肢水肿、坐骨神经痛和输尿管梗阻,提示已达盆壁,压迫症状明显。

晚期中央复发癌侵犯膀胱多于侵犯直肠。由于病灶仍局限在骨盆腔中央,如果没有远处或淋巴转移,可以考虑将复发病灶邻近器官如膀胱或直肠切除,并做腹壁结肠造口和代膀胱,即盆腔廓清术。目前手术的病死率是 0~1%,5 年存活率可达 40%~60%。

如果是手术后孤立的复发或中心性复发,可以再做手术治疗或放化疗,而不是单独放疗。手术切除包括肺的转移是一个对姑息性治疗的转变,需要非常慎重选择。这种病例一定是孤立性的肺转移而无其他任何转移灶患者,可以做局部切除。

如果对宫颈癌复发患者准备进行手术治疗时,一定要有复发局部活检的证实,而且必须通过检查或者是 CT、PET-CT 证明患者是盆腔局部复发而绝对没有远处的转移。如果患者之前做过放疗,且是复发病灶小于 2cm 孤立中心性复发,那么单纯广泛手术即可,如果是比较大或更广泛的中心性复发,而患者曾经做过广泛手术,或者也接受过治疗剂量的放疗,患者全身情况和其他条件允许,那么盆腔廓清术就是一个可选择的机会。

盆腔廓清术是一个超广泛的外科手术,包括完整切除所有女性生殖器官、膀胱或部分直肠和乙状结肠。尽管只有少数患者可能接受这种手术,但却给那些宫颈癌复发,不能用一般广泛手术切除,而又不能再做放疗的已经完全面临死亡的患者提供了一个 5 年生存率 40%~60%的治愈和生存的唯一希望。如果癌变确实是局限在盆腔,这种手术治愈的机会大约 50%。

自 Brunschwig 首先用于宫颈复发癌的治疗以来,60 多年的经验累积和相关学科的发展,盆腔廓清术至今已成为少数晚期及放疗后中心性复发(或未控)宫颈癌的一种可行的挽救性治疗方法。20 世纪末 Hockel 报道甚至对盆壁、底侵犯的复发病例用扩大的盆腔廓清术和 CORT 超级盆腔廓清术同样可以达到 5 年生存率 50%。

1.盆腔廓清术的种类　盆腔廓清术按照手术的前后范围可以分为全盆、前盆和后盆三种。全盆廓清术指的是切除子宫、输卵管、卵巢、全宫旁、膀胱、直肠或部分直肠、阴道、尿道和部分肛提肌,有时还包括会阴部的切除(肛门、尿道和部分外阴切除)。前盆廓清术不包括直肠的切除,后盆廓清术不包括膀胱和尿道的切除。按照手术切除的上下结构又可以分为三型(表5-2),Ⅰ型:肛提肌上切除;Ⅱ型:肛提肌下不包括外阴切除;Ⅲ型:肛提肌下同时切除外阴。因为手术的复杂性,没有常规的手术方式,手术范围的选择都应该根据癌灶的部位、范围、以往治疗方法和患者对于手术目标及期望等综合制订。

表5-2 盆腔廓清术分型及切除范围

切除范围	Ⅰ型	Ⅱ型	Ⅲ型
肛提肌水平	肛提肌上	肛提肌下	肛提肌下
肛提肌切除	不切除	部分切除	全部切除
泌尿生殖膈	不切除	部分切除	全部切除
外阴会阴组织	不切除	不切除	全部切除

2.盆腔廓清术适应证　主要用于宫颈癌经过手术或放化疗后局部复发,癌灶累及膀胱或直肠但尚未达盆壁的中心性复发者。手术指征为中心性复发的患者指若能完全切除肿瘤,手术切缘阴性,则可能达到治愈,因此如果病变已经侵犯达到盆壁或盆底,这就很少有治愈的机会。这种手术仅仅用于那些治疗失败或是晚期的病例。

凡未经放射治疗的晚期复发患者均应首先给以放化疗。如晚期、复发患者已因肿瘤侵犯形成膀胱-阴道瘘或直肠-阴道瘘或膀胱-直肠瘘者,无论是否放疗过均应直接选择盆腔廓清术。盆腔廓清术最终的目标是治愈患者,即要求癌灶的完整切除和充足的无瘤边缘。

(1)宫颈癌的盆腔廓清术:对妇科恶性肿瘤,21项系统的盆腔廓清术的研究发现,有1/3~1/2的患者已经不可能手术切除,能手术者75%~97%手术切缘无癌,手术的病死率0~1%,根据这种标准能手术者50%治愈,其余的仍然死于复发。虽然治愈的是少数,但是对那些面临必然死亡的患者也是一个再生存的机会。由于手术太大和各种手术并发症的诸多危险,这种手术不能作为姑息性治疗。

对这些复发患者仔细评估后只有约1/4患者属于中心性复发,其余的患者已有远处转移或已达盆壁不再适合做盆腔廓清术。只有那些成功进行了盆腔廓清术的患者(阴性手术切缘和无远处转移病灶的)有大约50%治愈的可能,其余的另一半还是会死于手术的并发症或癌症复发,但这仍是患者面临死亡唯一可能生存的机会。

(2)盆腔廓清术同样可用于卵巢癌、外阴癌、阴道癌、横纹肌肉瘤及其他一些罕见的肿瘤患者放化疗后的盆腔内中心性复发。

(3)姑息治疗:一般不可作为姑息治疗的方法,只有对放疗后出现盆腔器官坏死或形成瘘管患者可采取的一种姑息治疗方法,有助改善患者生活质量但不能延长生存时间,因此很少施行。

3.禁忌证

(1)绝对禁忌证:①存在盆腔以外转移病灶,如盆腔外的淋巴结转移、腹腔脏器转移及肺或骨等远处转移;②严重的内科合并疾病不适合手术者。

(2)相对禁忌证:①侵犯盆底肌肉或有盆侧壁转移者;②患者的年龄、全身情况和精神状况考虑,如超过60岁、全身体质差、贫血体弱、不愿意接受假肛和代膀胱的患者。

盆腔廓清术的选择:我国在 20 世纪 70 年代开始,病例不多。选择宫颈癌(放射)治疗后中心性复发、没有盆腔外扩散的患者。复发癌累及膀胱和(或)直肠时,如果要准备实行盆腔廓清术,需要十分慎重地对患者进行年龄、全身情况、思想、精神因素进行考虑。最好年龄在50 岁以下,全身状况良好,能接受腹部假肛门和尿道造口术,而且有一定的经济能力。

4.术前准备

(1)患者的心理准备:首先患者要接受身体在手术后巨大的变化,还要有家庭的理解和支持,患者的精神应该是正常的。另外患者和曾经做过这种廓清术的患者交谈也很有帮助,护士与患者谈话时应有充分的信心和真诚,互相理解的态度,并对可能发生的并发症,必须要给以详细的说明。患者还必须了解她需要经历 10 小时左右的手术,手术有0~1%的病死率,而且要在 ICU 待上好几天,住院的时间可能长达好几周,也要了解可能开腹探查以后,发现不适合手术而中途停止手术的这种可能性。另外,手术后性功能可能发生改变,还要面对在腹壁有一个到两个的造口,患者术后需要熟练地护理 1~2 个造瘘口,接受性功能的改变。也要告诉她们这种巨大的手术只是治愈的一个机会及大约50%还会再次复发的可能,她必须认真的、仔细的、透彻地考虑是否接受。医师与患者的交谈,关于手术方面应由有经验的医师来进行,要诚实地回答患者提出的所有问题,要告诉患者最后的结果是手术后才能知道,她必须要了解和接受即使这样,只可能做到 50%治愈率。

(2)医学的评估:患者一般情况应该能耐受 8~10 小时手术,同时能接受大量的输液、输血和营养支持,也可能手术中发现严重的其他情况而停止手术,年龄大于 65 岁者会增加手术的病死率。但是生理年龄要比实际年龄更重要。手术医师必须要仔细了解患者的全部情况,包括病史、身体检查、实验室检查和影像学检查,发现是否有不能手术的证据,否则不能手术。例如,单腿肿胀、单侧或者双侧的坐骨神经痛,这些都反映了可能转移到盆腔侧壁或者后壁,不能够进行手术,但应该在手术探查后确定。体检主要是看全身情况、锁骨上淋巴或者是腹股沟淋巴结是否肿大,肝或者腹内有没有包块,是否有可以扪及的浅表淋巴结。应该做活检以帮助确诊。盆腔检查是不准确的,用来估计能否手术是不够的,因为不能判断是否放疗后的纤维化,或者是癌症引起的炎症固定在盆壁,所以应开腹探查后确定。

(3)实验室检查和影像学检查:慢性肝炎或者是 HIV(+),绝对不能手术。转氨酶升高要排除是否有肝转移。血液、血小板、血糖、电解质、尿常规、尿培养、肾功能检查都是必需的。患者贫血必须在手术前纠正,任何感染必须控制。PET-CT 在手术前检查的灵敏度 100%、特异度 73%,对盆壁的转移准确性很高,多数医师把 PET-CT,以及腹腔、盆腔和胸部 X 线片都作为术前确定是否有转移的方法,如果肝或腹膜后有可疑的病灶,可以用针穿刺抽取活检,阳性则排除手术,超过盆腔上缘的病灶也不能手术,任何腹腔液体都需要做细胞学检查,对于是否采用腹腔镜常规做淋巴结活检、腹腔细胞学检查,笔者并不推荐,但对选择某些患者会有一定帮助。

CT 或者是 MRI 都不能确定阴道旁或肛提肌的受侵犯,因为放射治疗后的纤维化、慢性炎症、异物反应都和癌症的复发难以区别。输尿管的梗阻在膀胱输尿管的交界处是可以切除的,但是一个大的或者是盆腔的淋巴结能不能切除?同样输尿管的梗阻并不影响手术抉择,关键是梗阻的原因必须清楚,是否要做骨扫描,根据患者是否有骨痛的症状来决定。

膀胱镜或者结肠镜的检查并非常规需要,除非手术准备要保留膀胱或者直肠,如果准备保留就必须检查,没有任何转移和侵犯才能保留。经过放射治疗的患者,膀胱通常都是要被切除的,因为留下膀胱可能增加复发和输尿管梗阻或者是输尿管瘘的危险。

(4)手术前的准备:患者一般情况应该良好,如果有营养不良,应该在术前给予补充纠正,预防性的抗生素使用应该在手术前半小时开始。如果要做造口,需要在手术前确定它的位置,要避免皮肤的皱褶、瘢痕,避开腰带的位置,要至少准备 6U 血细胞,手术前纠正贫血给以铁剂,必要时用促红细胞生成素提高血红蛋白,达到 11g/L 以上才能手术。

肠道准备和静脉输液同时进行避免脱水。如果患者存在严重的营养不良,全胃肠外营养在术前就可以开始。术前监测肺功能,预防性应用广谱抗生素。术前尽量纠正贫血,如口服铁剂、静脉补铁或用促红细胞生成素使血红蛋白升到 11g/dL。手术当天准备至少 6U 的压缩红细胞,适当的血浆、纤维蛋白甚至血小板。在手术当天早晨标定造口位置,并在患者坐、站和躺下的时候分别检查。应小心避免皮肤皱襞、瘢痕,并且避免位置选在患者平时系腰带的地方。准备放置中心静脉管或外周中心静脉导管(PICC)。

5.手术技术 一般采用开腹手术,是否腹腔镜或机器人做这种手术还需要观察。

麻醉采用全身麻醉,正中的切口便于探查横膈膜、肝脏、胆囊、胃、脾和大网膜所有的肠管,同时也探查盆腔,腹膜检查有没有转移病灶或者继发病灶。盆腔检查用肉眼来检查和触摸发现是否有转移灶,腹膜后和腹主动脉旁的区域应该仔细检查,任何可疑发现都要做活检和冰冻切片检查,决定是否可进行手术。如果术前淋巴结没有切除,应做冰冻活检,结果阴性可以手术,哪怕只有盆腔阳性,其治愈率就只能有 10%~15%。

术中发现有小肠粘连,必须把它分开,有时一段小肠粘连得非常紧密,而且这种粘连与子宫不易分开,就需要把这一段肠管切除掉,做吻合。出现这种情况,生存率会下降,如果在分离肠管的时候破裂,粪便溢出,必须很好地冲洗腹腔,用革兰阴性的抗生素。

如果对盆腔淋巴结有怀疑,可以做淋巴结活检,但是不需要做淋巴清扫,有些医师发现淋巴结阳性就终止手术,这并不恰当。如只是盆腔淋巴结阳性,手术还是可以进行,如果术前没有做过放射治疗,淋巴清扫是合适的。

如果术前发现有肾盂积水,说明输尿管有梗阻,应该在梗阻部位取活检。即使梗阻是由于转移,也不是手术的禁忌证,可以继续手术,松解输尿管。然后把输尿管和肠管吻合,输尿管必须有相当的松解长度,必须距离癌症有一个清楚的边缘,重要的是要仔细地检查在放射治疗以后的病例,这种癌症是否侵犯了盆壁、直肠侧窝,应该很清楚地分离一直到直肠的侧面和后面。应该指出的是,直肠的前面是由肛提肌支撑,直肠侧窝和直肠一直要下到骶骨凹,这里通常都不需要做血管的分离,肿瘤的两侧通常都有癌侵犯到宫旁组织,应该一直分离到侧壁,注意分离髂内、外动静脉,还要分离子宫动脉、膀胱动脉和闭孔血管。保留腹下动脉完整,因为它要负责臀上和臀下血管的供应,并且对膀胱和低位直肠的血循环是很重要的。如果需要做直肠吻合,闭孔动脉也需要尽可能保留,因为它对壁部的肌肉和用皮瓣形成新的阴道都很重要。

主韧带分离到侧壁有一个很宽的辅佐点,从直肠到底部都需要分离,阴道的顶端也附着于这个部位,它引导的动静脉在主韧带的两侧边缘。现在所有的部分都已经游离,就可以彻底分离直肠和阴道,从尾骨、髂骨、肌肉向下分离,一个联合腹部和盆腔的检查就可以进行,任何边缘有癌症的怀疑都需要做活检。

(1)术中活检:任何盆腔外可疑部位的活检是决定是否手术的关键。而在廓清术进行中对所切除组织的活检是确定切除边缘是否干净,所以应该从要保留侧的组织取,以确保切缘阴性。在活检前的对所切除组织界限的彻底分离。在前外侧和后外侧区域,肿瘤可以通过筋膜或肛提肌的肌纤维扩散到盆侧壁,往往取活检很困难,可以用活检钳,如果活检证明盆壁已有转移灶,一般来说则应该终止手术。如果所有的活检是阴性,盆腔廓清术可以继续进行。

当取活检来决定是否可以手术,取活检的部位应该在手术范围之内,如果活检不能够切除,这个手术就应该停止进行,在前面和后面的区域肿瘤也可能到侧壁,沿着肛提肌的间隙,取活检特别困难,而且有时候会遇到出血,可用压迫或者是缝合止血,如果活检是阳性手术就停止,这时必须和患者家属谈,告诉手术不能进行。如果所有的活检阴性,手术就继续进行。输尿管游离而且切断,所以麻醉师要注意此时测验尿液就不准确而且会有血液。

(2)前盆腔廓清术:前盆腔廓清术适合于病变局限在宫颈和阴道的前上部分,目的是切除膀胱、尿道和前面阴道,但是保留阴道后部分和直肠,在做三合诊检查时,能够明确感觉到是否可以做前盆腔清扫,如果子宫颈后面没有肿瘤,从直肠窝分离,从阴道的上段切开,至少距离肿瘤离开4cm的边缘,保留直肠和阴道后壁,并要取冰冻活检了解是否有肿瘤的存在,会阴的切口包括尿道和尿道周围组织,但是可以保留阴带和阴唇。

最后用两把钳子从耻骨弓下面分离阴道,在3点和9点的部位把整个阴道旁组织钳夹切断,用大的缝合来止血。阴道后面从直肠上分开,整个标本就从会阴切口拿走,然后用温热的湿纱布垫通过腹腔来压迫创面,通常用电凝或者是缝合止血,标本要用缝线来做标记,让病理科专家能够识别标本的位置,很多的手术医师都希望和病理科医师一块检查手术标本。如果任何时候廓清术的进行遇到困难,在直肠或者阴道后壁遇到困难,必要时候切掉一部分直肠,保证边沿是合适的。阴道的再建如果没有需要那就不做,如果需要阴道重建。可以把大网膜从肝区域游离,留下3~4cm的血管根蒂后拉下来,形成新的阴道同时把盆腔的创面覆盖。会阴的切口很快的缝合关闭,如果不需要再造阴道,手术72小时后就开始冲洗会阴创面,同时就做尿道分流手术。

(3)尿路分流:标准的尿路分流是把输尿管吻合在未经放射的回肠上,放在右侧下腹部的造口。目前大家同意尿分流术用远侧的回肠或者是升结肠,甚至部分的横结肠。回肠分离10~12cm,距离回盲瓣有10~12cm,横结肠就分离到骶中动脉的远端,这个肠管折叠成一个"U"字形,把边缘关闭,这种方法能够更好地控制尿路的高压,克服不能自动排尿的困难。把输尿管吻合到肠管,将14号导管一端放在回肠,另一端放在双侧输尿管,然后把肠管的末端带出来做一个造口,在手术 2 周以后去掉导管。多数的妇女可以很好地控制排尿,还可以自己用导尿管通过这个瘘口几小时放尿 1 次。

手术后的并发症,包括狭窄、尿瘘、感染,发生率都可能高达 50%,特别是放疗以后的患者,但是多数的并发症都能够很容易处理,而且不需要再次手术。已经放射的病例最好采用乙状结肠段代膀胱,从而避免小肠吻合口瘘的严重合并疾病。

(4)后盆壁的盆腔廓清术是很少做的,除非原来就是ⅣA 期的患者侵犯了直肠,在手术之前计划后盆腔廓清术的时候,应该要很好地考虑放射治疗。如果一个妇女在放疗后复发,那么全盆腔的廓清术和低位直肠吻合是首选,但是在放疗以后的宫颈癌复发,而且癌灶局限在阴道后壁和直肠,就应该选择后盆腔廓清术。

与前面的手术区别的是,后盆腔廓清术要保留膀胱、阴道前壁和输尿管。后盆腔廓清术的患者会有明显的膀胱功能障碍,主要是因为广泛地切除了腹下神经丛,膀胱的支配神经受到影响,造成患者可能长期使用导尿管或者自行导尿。

后盆腔廓清术也不同于低位前壁切除直肠、乙状结肠,因为没有切除子宫和主韧带,因此输尿管和膀胱没有受到影响。所以,在分离圆韧带和膀胱直肠侧窝之后,就像一般的广泛手术一样,在膀胱和子宫间的腹膜,输尿管应该被分离、解剖一直到疏松的组织附着处。子宫动脉从起点处被分离,尽可能地保留髂内动脉的分支,主韧带从侧壁分开,输尿管一直分离到膀胱和阴道前壁,乙状结肠和直肠在后面被游离,宫旁组织从中间分离,而且一直下到肛提肌。

(5)全盆腔廓清术(Ⅲ型):如果准备进行全盆腔廓清术,那么乙状结肠和降结肠都要游离,把乙状结肠在盆腔上口边缘的部位切掉,然后把断端作为造口。会阴的伤口足够可以把尿道、整个阴道包括肛门用电刀全部切除,直肠周围皮下组织要切开,同时尿道和阴道前壁也要包括在内,就像前盆腔切除手术一样。另外,在耻骨、髂骨、肌肉附着的地方,把髂尾肌韧带切断然后缝合,标本从会阴部切除,然后用缝合或者是电刀止血,留下的一个巨大的盆腔缺损,最好是用带血管的肌肉来充填,或者是一个大网膜的皮瓣来盖住整个盆腔,作为一个新的盆底,然后再继续做结肠造口和膀胱造口。

肛提肌上的全盆廓清术,同时做低位的直肠吻合,对那些宫颈癌扩散到阴道、会阴或者是直肠壁患者适合。在膀胱、输尿管和阴道前壁都充分游离之后,像前面所说的,在阴道后壁也要在肿瘤下 4cm 处做一个切口,然后把阴道后壁游离。最后留下肛门和一个直肠的残端,这个残端的长度应该距离肛门括约肌远端 6cm 或者更多一点,这样才能够保证吻合成功和保持功能。在充分游离乙状结肠,距肿瘤 3cm 取低位标本之后然后就做假肛。如果在手术中发现乙状结肠的血液循环不好,必须放松直到看见有血液流出才能够继续进行,可以用吻合器来吻合直肠,在吻合之后用大网膜来覆盖整个的盆腔缺损。

是否需要做一个新的阴道,取决于手术剩下的需要充填的空间和妇女的解剖情况。

(6)新阴道:根据患者要求可做阴道成型。阴道类型的选择依据需要被填充的空间的大小和患者的解剖决定。可以用股薄肌、腹直肌或者用大网膜,把网膜卷成一个模子,下方缝到外阴的皮肤上,上方关闭。

6.廓清术成功要点 严格手术指征,充分术前准备,一组配合良好的高水平手术队伍,熟悉盆、腹腔解剖,精细、熟练的手术技巧,高水平的术后处理和护理。

7.手术并发症种类及预防

(1)并发症种类:在一个大宗病例研究中报道的并发症包括感染(86%)、肠梗阻(33%)、瘘(23%)。围术期死亡的发生率小于5%,其中超过65岁的患者有很高的危险性。脓毒血症、急性呼吸窘迫综合征、心力衰竭、肺栓塞和多脏器衰竭等是常见的死亡因素。

(2)术中并发症及预防:主要是出血和与盆腔重建所引起的。

1)术中出血:平均出血>1200mL。预防出血可以结扎双侧髂内动脉和必要时阻断腹主动脉(肠系膜上动脉以下),最长可达2小时,开放15分钟后可以再次阻断。在腹主动脉断流过程中预防血栓的形成,阻断前给予全身抗凝处理;注意手术技巧,减少大血管损伤出血;适当的采用电凝止血和血管闭合器械,减少手术野的渗血,合理使用具有止血效果的凝血物质。术中及时监测凝血状况及血红蛋白量,及时补充血细胞及凝血因子等。迟发性出血主要发生在有盆腔创面感染的患者,预防和控制感染及充分引流是很重要的防范手段。

2)胃肠道并发症:发生胃肠道并发症主要是由于患者大多接受过放疗,放疗后的肠吻合往往容易出现吻合口的肠瘘,小肠吻合口瘘是严重的并发症,病死率达20%~50%,其中放疗后的患者肠瘘的发生在10%~32%,横结肠代膀胱和盆底重建可以减少小肠瘘的风险。在前盆腔廓清术中,为了保留直肠而进行的困难的延长剥离经常会引发肠瘘,在这种情况下,首选全盆廓清或低位直肠吻合术。或通过结肠造口避免了放射治疗后的肠道吻合,从而减少了吻合口瘘。

3)泌尿道并发症:过去常见的回肠末端代膀胱是标准的尿道改道手术,但是由于大量的并发症的出现,现在多改为横结肠代膀胱,明显减少了肠吻合瘘的发生,而输尿管-结肠吻合口瘘的发生也很罕见。可以通过放置输尿管支架及静脉营养起到预防的作用。

4)迟发的并发症:包括肠梗阻、肠或输尿管瘘,由于输尿管梗阻、造口狭窄、肾盂肾炎等导致的肾功能减退或衰竭。同时一定要时常考虑癌症复发的问题。

8.手术并发症的处理

(1)术中出血的预防处理:如果手术前探查决定手术并估计出血可能较多时,可以手术开始则结扎双侧髂内动脉及必要时阻断腹主动脉(肠系膜上动脉以下)。因为双侧髂内动脉的结扎可以减弱85%的血管压力,减少50%以上的出血。而腹主动脉阻断可减少70%出血。

1)双侧髂内动脉结扎术:在髂内外分叉处,用直角钳分离动脉避免损伤下方髂外静脉。用7号丝线双重结扎动脉,远端结扎紧,近端可稍松,可避免动脉瘤形成。

2)腹主动脉阻断:在结扎髂内动脉近端做一小切口将12号导尿管插入髂内动脉,向上至髂总动脉分叉以上腹主动脉3~4cm处肠系膜动脉处,用加压推入生理盐水15~20mL,以水囊阻断腹主动脉血流可持续2小时,放松15分钟再次阻断。经过腹主动脉阻断和髂内动脉结扎,盆腔出血可以减少80%。

3)术中快速止血:快速辨认出血的血管和止血,辨识解剖位置及输尿管等,避免盲目在血池中钳夹,会造成更严重的出血和损伤。多数盆腔血管可以结扎,只有髂外和髂总血管不可以钳夹,因为需要维持下肢的血供。尽管血管夹或电凝可以对小血管有效,对大血管却不行,反而会扩大血管的损伤,放很多的血管夹还会使出血部位的辨别困难。遇到紧急大出血时,特别是盆底静脉出血很难止血,除非非常明确是哪根血管出血并能很容易的应用电凝或血管钳夹止血,其他情况下最快捷的做法:①立即用一个手指压迫止血;②调整手术灯光,并通知麻醉师遇到出血,通知护士准备止血的器械和缝合针线,拉钩暴露手术野,在出血点周围做3~4个"8"字缝合,再稍加压迫即可止血;③有时候为了止血方便甚至需要先分离输尿管或肠管或分开髂外动脉,使出血部位容易暴露和止血。

4)盆腔填塞:有时即使压迫止血30分钟后,移动纱布也会发生再次出血,应保留所压长纱条(2m长)持续压迫,压迫时一定要尽可能地防止输尿管或膀胱肠管受压。如同时结扎髂内和腹主动脉阻断,出血即可控制,留置纱布可由腹部伤口或阴道引出,然后快速连续缝合,关腹。此时要注意患者的输液、输血、抗感染,紧密监测水电解质、心、肺、肾功能,并在ICU监护48~72小时平稳后再到手术室谨慎、有序地抽取出填塞物,术中观察无出血后关腹。要动作轻柔,避免再次大出血的发生。有时候,腹腔内的填塞可以经阴道取出或者从腹壁小切口局麻下取出。

(2)胃肠道并发症:发生肠瘘后,要禁食和持续全胃肠外营养,对于排出物少、远端没有梗阻的小肠瘘偶尔可能愈合。如果出现肠梗阻,可以行胃肠减压、禁食、补液等保守处理。再次探查和外科修补有很高的并发症发生率和病死率,因此需要非常慎重。

(3)泌尿道并发症:输尿管吻合口瘘发生时,要注意保持引流通畅和输尿管支架的正常位置,同时给予积极的预防感染和静脉高营养。严重时,经皮肾造口比试图再次手术重建更可取。

(4)迟发的并发症:对于肠梗阻、肠或输尿管瘘等,尝试保守治疗而不是手术探查永远是明智的选择。如果再次癌症复发,要考虑对症处理和临终关怀问题。

三、其他类型手术治疗

手术后或放、化疗后盆腔复发已达盆壁或盆底者,而不能行盆腔廓清术,但是仍然可严格选择患者条件,考虑做扩大的盆腔廓清术或CORT手术并辅以放、化疗等综合治疗。

1.扩大的盆腔廓清术　德国Hockel报道56例,2例手术死亡(3%),5年存活率50%。

(1)手术指征:宫颈癌复发已到盆壁,病灶<5cm。其余同盆腔廓清术。

(2)手术步骤

1)除膀胱或直肠肛门切除外,还将已侵犯到盆壁的闭孔内肌、耻尾肌、髂尾肌、肛提肌等盆壁和盆底的肌肉切除,保证切缘阴性。

2)手术步骤:剖腹探查,解剖,游离,切断,结扎髂内动、静脉,闭孔动、静脉;解剖、游离、切断受累的闭孔内肌,耻尾肌,髂尾肌,肛提肌。完整切除复发肿瘤和受累盆腔器官。

3）其余同盆腔廓清术。

2.CORT 术

（1）手术步骤：开腹探查，切除受累器官和盆腔肌肉组织。在盆腔受累部位切除后安放后装金属导管支架和导管固定。术后 10～14 天开始给予后装放疗，6Gy 每周 2 次，总量 30～48Gy，完成后立即撤除后装装置。

（2）扩大的盆腔廓清术/CORT 手术后：同盆腔廓清术，更长时间恢复和护理。

3.放疗后盆腔复发　对不宜手术的中心性复发是否予以再放疗，需根据复发时间、初次放疗的具体情况等决定再放疗的方式、剂量及分割，再次放疗的并发症会明显增加。多数对再放疗持否定态度，20 世纪 80 年代后虽有学者报道再放疗后的局部控制率达 62%～64%，但并发症仍达 15%～50%。

4.远处复发的治疗　以化疗为主的综合治疗。常有全身广泛扩散或合并盆腔内复发，故宜予以化疗为主的综合治疗。少数病例如肺、肝的单发转移灶可行手术切除，术后也需配合区域性化疗。锁骨上淋巴结转移及骨转移一般采用局部放疗和辅以化疗。宫颈复发瘤的治疗还包括近年开展的免疫治疗、干细胞治疗等，均有待深入研究。

期望：规范化治疗各期子宫致癌，减少治疗后复发，并严格复查争取早期发现复发。如果确定复发病例，应将病例转诊到有治疗经验和条件的医疗中心会诊治疗。全国组织晚期和复发性宫颈癌诊断和治疗的研讨会，互相交流，提高诊治水平。

四、宫颈癌复发的预后

宫颈癌复发的预后差，Manetta 等报道如复发后未经治疗或姑息治疗 1 年，存活率为 10%～15%，5 年存活率<5%。影响复发癌预后的主要因素有复发部位、病灶大小、复发间隔时间、初治方法及再治疗方案等。

1.复发部位及病灶大小　二者均明显影响预后，中心性复发较宫旁及盆腔外复发预后好，有远处转移者预后更差，如骨转移。锁骨上淋巴结转移者平均生存均不到 10 个月。Coleman 等报道局限于宫颈、小于 2cm 的复发病灶、静脉肾盂造影正常者与病灶大于 2cm 者比较，采用广泛性子宫切除术后其 5 年生存率有显著差异，分别为 90% 和 64%，10 年生存率为 80% 和 48%，中位生存 148 个月和 87 个月。

2.复发间隔时间越长，组织对再放疗的耐受性相对增加，并由于血管修复和侧支再建，达到局部病灶的化疗药物浓度增加，因此有利于改善复发再治疗的效果。张晓春等报道 2 年后复发的预后明显好于 2 年内复发者，中位生存分别为 18 个月和 10 个月。

3.初始治疗方法有放疗史者预后差，Verma 等报道盆腔放疗区域内复发灶对化疗的反应率仅 15%～20%，盆腔外转移的化疗反应率为 50%。张晓春等报道术后复发的预后明显好于手术+放疗及单纯放疗后复发，中位生存分别为 24 个月、12 个月和 10 个月。Long 等应用联合化疗治疗晚期复发癌，结果提示有无放疗史的反应率明显不同（61% vs. 83%）。

4.再治疗方法与预后密切相关，经手术治疗的复发癌 5 年生存率高于其他手段治疗后的病例。刘炽明综合文献报道盆腔廓清术后的 5 年存活率为 22%～58%。张晓春等总结术后复发经放射治疗后中位生存 24 个月,而放疗后复发经再放疗和(或)化疗者预后差,中位生存仅 10~12 个月。

综上所述,宫颈复发癌的预后虽差,但经再治疗后仍有不少患者能获得治愈机会,故不应轻易放弃。

第六章　子宫肿瘤

第一节　子宫肌瘤

子宫肌瘤是女性生殖器中最常见的良性肿瘤,由平滑肌及结缔组织组成。多见于30~50岁妇女,据统计育龄妇女的子宫肌瘤发生率为20%~25%,40岁以上妇女的发病率则高达30%~40%。因子宫肌瘤多无或很少有症状,临床发病率远低于子宫肌瘤真实发病率。

一、危险因素

子宫肌瘤的危险因素除有潜在的遗传学倾向外,还与其他因素有关。

1.内源性激素　Marshall 等研究发现初潮早(<10 岁)发生子宫肌瘤的风险增加(RR=1.24),而初潮年龄>16 岁者风险降低(RR=0.68)。绝经后女性雌激素水平降低,手术切除的子宫标本病理学检查发现肌瘤体积和数量明显减少,显微镜下肌瘤细胞的体积明显减小。

2.体重　多项研究表明肥胖与子宫肌瘤发病率增加相关。一项前瞻性的研究发现体重每增加 10kg,子宫肌瘤的发病风险增加 21%。肥胖与子宫肌瘤发病率相关的可能原因为脂肪过多增加外周雄激素向雌激素的转化,降低性激素结合球蛋白。然而,也有少数研究认为 BMI 与子宫肌瘤的发病率并不明确。

3.饮食　有研究表明牛肉等肉类食品增加子宫肌瘤的发病,而绿色蔬菜饮食减低其风险,但此项研究并没有衡量热量及脂肪的摄入量。另一项研究发现黑种人妇女的乳制品摄入量与子宫肌瘤的风险呈负相关。研究发现婴幼儿期食用植物雌激素、孕前母亲糖尿病者子宫肌瘤患病风险增加。Radin C 等研究食物中高血糖指数和高血糖负荷与增加子宫肌瘤发病风险相关(IRR 分别为 1.09、1.18)。而维生素、纤维蛋白、植物雌激素的摄入情况是否与子宫肌瘤发生有关,仍不清楚。

4.绝经后激素补充治疗　多数绝经后肌瘤患者,激素补充治疗一般并不促进子宫肌瘤生长,但是与雌激素、孕激素的服用剂量有关。一项前瞻性研究绝经后子宫肌瘤患者每天口服雌二醇 2mg,随机分为口服甲羟孕酮 2.5mg 与 5.0mg 组,1 年后通过超声检测子宫肌瘤直径,研究发现口服 2.5mg 甲羟孕酮者,77%肌瘤大小无改变或减小,23%肌瘤轻度增加,而口服 5mg 甲羟孕酮者,50%肌瘤直径增加(平均直径增加 3.2cm)。

5.妊娠　多产减少子宫肌瘤的发生及数量。孕期肌瘤细胞同正常肌层细胞一样,产生细胞外基质,增加肽类、类固醇激素受体表达。而到产后子宫肌层及肌瘤通过细胞凋亡和分化恢复至正常重量、血流、细胞体积,理论上肌瘤较产前减小或不变。

6.吸烟　美国一项流行病学研究表明吸烟并不增加子宫肌瘤的发病风险。可能的原因为吸烟可降低雌激素在靶器官的生物利用度,减少雄激素向雌激素的转化,增加性激素结合球蛋白水平等。

二、病因

确切病因尚未明确,可能与正常肌层的体细胞突变、性激素及局部生长因子间的相互作用有关。

1.与性激素相关　肌瘤好发于育龄,在妊娠、外源性高雌激素作用下,肌瘤生长较快;抑制或降低雌激素水平的治疗可使肌瘤缩小;绝经后肌瘤停止生长、萎缩或消退,提示其发生可能与女性性激素相关。生物化学检测证实肌瘤中雌二醇的雌酮转化率明显低于正常肌组织;肌瘤中雌激素受体(ER)浓度明显高于周边肌组织,故认为肌瘤组织局部对雌激素的高敏感性是肌瘤发生的重要因素之一。此外,研究证实孕激素有促进肌瘤有丝分裂活动、刺激肌瘤生长的作用,肌瘤组织中的孕激素受体浓度高于周边肌组织,分泌期的子宫肌瘤标本中细胞分裂象明显高于增生期的子宫肌瘤。

2.与遗传学相关　细胞遗传学研究显示 25%~50% 子宫肌瘤存在细胞遗传学的异常,包括从点突变到染色体丢失和增多的多种染色体畸变。首先是单克隆起源的体细胞突变,并对突变肌细胞提供一种选择性生长优势,如 85% 的子宫肌瘤患者拥有突变的转录介导亚基 Med12,从而促使子宫肌层干细胞转变为肿瘤形成干细胞;其次是多种与肌瘤有关的染色体重排,常见的有 12 号和 14 号染色体长臂片段易位(12;14)(q14-15;q23-24)、12 号染色体长臂重排、7 号染色体长臂部分缺失(7q22q32)等,与之相关的基因有 HMGA7、RAD51B 和 CUX1。分子生物学研究提示子宫肌瘤由单克隆平滑肌细胞增生而成,多发性子宫肌瘤由不同克隆细胞形成。

3.与细胞因子相关　一些生长因子在子宫肌瘤的生长过程中可能起着重要作用,如胰岛素样生长因子(IGF)Ⅰ和Ⅱ、表皮生长因子(EGF)、血小板衍生生长因子(PDGF)A和B、血管内皮生成因子(VEGF)等。

三、病理

1.大体观　子宫肌瘤颜色呈灰白色或略带红色,切面平滑肌束纵横交织呈漩涡状纹理及编织样结构。子宫肌瘤常见的退行性变有萎缩、透明变性、黏液变性、囊性变、红色变性、脂肪变性和钙化等。

2.镜下观　典型的子宫肌瘤是由平滑肌分化的细胞组成的良性肿瘤。镜检时肿瘤的平滑肌细胞为大小一致的长梭形、纺锤形、细胞界限不清楚;细胞核呈温和一致的长杆状,核的两端圆钝,状似"雪茄烟";染色质细小,分布均匀,可见小核仁,有丰富纤细的嗜酸性胞质。肌瘤细胞常纵横交错,排列成编织的束状或漩涡状,失去正常肌层的层次结构。肌瘤周边正常肌层常因受压萎缩形成分界清楚的"包膜",因其并非真正的纤维性包膜而称之为假包膜。

3.亚型

(1)核分裂活跃的平滑肌瘤:每 10 个高倍视野 5~15 个分裂象。

(2)非典型平滑肌瘤:多形性或瘤巨细胞或伴有明显核非典型性的细胞。

（3）富于细胞性平滑肌瘤：比多数平滑肌瘤明显富于细胞。

（4）上皮样平滑肌瘤：包括以前归类于平滑肌母细胞瘤、透明细胞瘤和丛状平滑肌瘤。

（5）脂肪平滑肌瘤：通常含有较多量脂肪细胞。

（6）血管平滑肌瘤：含有大量粗大血管，血管壁具有平滑肌成分。

（7）神经鞘瘤样平滑肌瘤：类似于良性外周神经鞘肿瘤。

（8）寄生性平滑肌瘤：浆膜下子宫肌瘤脱离了子宫体并黏附于盆腔其他部位。

（9）交界性平滑肌瘤：①弥漫性平滑肌瘤病：许多小的平滑肌瘤分布于腹膜；②静脉内平滑肌瘤病：良性平滑肌生长超出原发性平滑肌瘤，突入静脉血管呈蠕虫样，可达右心；③转移性平滑肌瘤病；④恶性潜能未定平滑肌瘤。其根据普遍应用的标准不能肯定地诊断为良性或恶性，诊断需慎重。

（10）恶变：已存在的平滑肌瘤恶性变，发生率一般认为<0.50%（0.13%~2.02%）。要确定子宫平滑肌肉瘤是原发或是继发较为困难。子宫平滑肌肉瘤的诊断标准：①核分裂指数>10 个/10 个高倍视野（10HPF），无瘤细胞凝固性坏死，但有中至重度的细胞不典型性；②有中至重度细胞不典型性和瘤细胞的凝固性坏死，核分裂可多可少，常可见异常的核分裂；③核分裂指数>10 个/10HPF，细胞不典型性不明显，但有瘤细胞的凝固性坏死。不足于诊断平滑肌肉瘤时，根据 3 个指标分别诊断：①低度恶性潜能的平滑肌肿瘤：虽有瘤细胞凝固性坏死，但细胞不典型性不明显，核分裂指数为 5~9 个/10HPF；②不典型平滑肌瘤伴低度复发危险：无瘤细胞凝固性坏死，瘤细胞有中至重度不典型性，但核分裂指数<10 个/10HPF；③核分裂活跃的平滑肌瘤：无瘤细胞凝固性坏死，无或轻度细胞不典型性，核分裂指数为 5~20 个/10HPF。

四、分类

子宫肌瘤可发生在子宫任何部位，按肌瘤所在部位不同可分为子宫体肌瘤和子宫颈肌瘤，前者占子宫肌瘤 90%~96%，后者仅占 2.2%~10%，宫颈和宫体同时存在肌瘤占1.8%；子宫肌瘤开始时仅为肌壁内的单一瘤细胞所形成，以后随着肌瘤的增大逐渐从子宫肌壁内向不同的方向生长，根据其与子宫肌壁的关系将其分为三类（图6-1）。

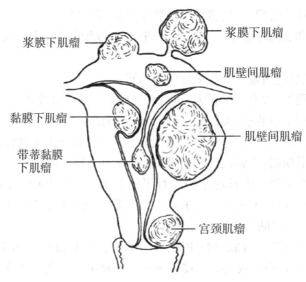

图 6-1　各类型子宫肌瘤

1.肌壁间肌瘤　又称子宫肌层内肌瘤。肌瘤位于子宫肌层内,周围有正常的肌层包绕,肌瘤与肌壁间界限清楚,常将围绕肌瘤被挤压的子宫肌壁称为假包膜。此类肌瘤最多见,占肌瘤总数的60%~70%,肌瘤可为单个或多个,大小不一,小者如米粒或黄豆大小,不改变子宫形状;大者可使子宫增大或使子宫形状改变呈不规则突起,宫腔也往往随之变形。

2.浆膜下肌瘤　当子宫肌壁间肌瘤向子宫表面的浆膜层生长,以致肌瘤表面仅覆盖着少许肌壁及浆膜层时称为浆膜下肌瘤。当肌瘤继续向浆膜下生长,形成仅有一蒂与子宫壁相连时称为带蒂浆膜下肌瘤。肌瘤生长在子宫两侧壁并向两宫旁阔韧带内生长时称为阔韧带肌瘤,此类肌瘤常可压迫附近输尿管、膀胱及髂血管而引起相应症状和体征。带蒂浆膜下肌瘤可发生扭转,由于血运受阻,肌瘤蒂断裂并脱落于盆腹腔内,肿瘤发生坏死。若脱落肌瘤与邻近器官如大网膜、肠系膜等发生粘连,并从而获得血液供应而生长,称为寄生性肌瘤或游走性肌瘤。浆膜下肌瘤占肌瘤总数20%~30%,由于肌瘤外突多使子宫增大,外形不规则,表面凹凸不平,呈结节状,带蒂浆膜下肌瘤则可在子宫外触及,为可活动的实性肿物,阔韧带肌瘤则于子宫旁触及,活动受限。

3.黏膜下肌瘤　贴近于宫腔的肌壁间肌瘤向宫腔方向生长,表面覆以子宫内膜称为黏膜下肌瘤。这种肌瘤突入宫腔,可以改变宫腔的形状,有些肌瘤仅以蒂与宫壁相连称为带蒂黏膜下肌瘤,这种肌瘤在宫腔内如异物引起反射性子宫收缩,由于重力关系,肌瘤逐渐下移至宫颈内口,最终蒂被拉长,肌瘤逐渐被推挤于宫颈外口或阴道口。此类肌瘤占总数的10%左右。由于肌瘤位于宫腔内,子宫多为一致性增长。由于肌瘤的牵拉和肌瘤蒂的血液供应不足,可使子宫有轻度内翻及肌瘤表面内膜的出血、坏死、感染而引起阴道不规则出血及分泌物增多。

子宫肌瘤常为多个,上述肌瘤可2种甚至3种同时发生在同一子宫上,称为多发性子宫肌瘤。子宫颈肌瘤可生长在子宫颈前唇或后唇黏膜下,突向颈管内可形成带蒂宫颈肌瘤;宫颈肌壁间肌瘤,可随肌瘤逐渐长大,使宫颈拉长,或突向于阴道或嵌顿充满盆腔,此时正常大小的子宫体位于巨大的宫颈上,巨大宫颈可将子宫或膀胱上推至下腹部,使盆腔解剖关系发生变异,增加了手术的危险度和难度。

五、临床表现

1.症状　子宫肌瘤有无症状及其轻重,主要决定于肌瘤的部位、大小、数目及并发症。有的肌瘤小、生长缓慢、无症状,可以终生未被发现。近年由于 B 超检查的广泛应用,不少患者是因常规查体,经 B 超检查发现有子宫肌瘤,而其本人并无症状。就医者多数是因有症状而来。子宫肌瘤常见的症状有月经改变、不规则出血、腹部肿块、白带增多、压迫症状等。

(1)月经改变:是子宫肌瘤最常见的症状。临床可表现为经量增多及经期延长。月经周期规律,经量增多,往往伴有经期延长,此种类型月经改变最多见;月经频多,月经周期缩短,月经量增多;不规则出血,月经失去正常周期性,持续时间长,时多时少且淋漓不断,多见于黏膜下肌瘤。月经改变以黏膜下肌瘤及肌壁间肌瘤为多见,浆膜下肌瘤很少引起月经改变。根据文献报道黏膜下肌瘤、肌壁间肌瘤及浆膜下肌瘤的月经改变发生率分别为 89.5%～100%、74%～77.7%、33.3%～36%。月经改变的原因有多种解释:①大的肌壁间肌瘤或多发性肌壁间肌瘤随着子宫的增大,宫腔内膜面积也必然随之增加,行经时子宫内膜脱落面大,修复时间相应较长以致出血多、经期长;②由于肌壁间有肌瘤的存在妨碍子宫以有效的宫缩来控制出血,因而造成大量出血;③子宫肌瘤多发生于育龄的晚期,时至更年期,有些患者肌瘤并不大而有月经过多,可能由于伴发功能失调性子宫出血而引起,经刮宫检查子宫内膜便可确定。此外,临床也见到一些患者肌壁间肌瘤并不大,诊刮的子宫内膜病理报告为分泌期子宫内膜,但有出血症状或者子宫浆膜下肌瘤,也有部分患者有子宫出血症状,这些以子宫内膜面积增大,宫缩不利,或功能失调性子宫出血均难以解释,目前被认为是子宫内膜静脉丛充血、扩张所致。子宫浆膜下、肌壁间、子宫内膜均有较丰富的血管分布,无论黏膜下、肌壁间或浆膜下生长的肌瘤均可能使肿瘤附近的静脉受挤压,导致子宫内膜静脉丛充血与扩张,从而引起月经过多。黏膜下子宫肌瘤临床最突出的症状是经量增多,其引起出血有认为是由于肌瘤表面溃疡所致,然而黏膜下肌瘤伴有溃疡者并不多见而临床发生异常出血者却常见。因此,以子宫内膜静脉丛充血、扩张来解释更为有力。有时子宫黏膜下肌瘤表面怒张的静脉破裂出血可直接导致大出血。上述解释均有一定道理,并不矛盾,结合具体患者,其子宫出血原因可能是以某一因素为主或者由几个因素协同作用的结果。近年,有认为子宫肌瘤及肌壁组织所产生的碱性成纤维细胞生长因子(bFGF)、血管内皮生长因子(VEGF)、表皮生长因子(EGF)等生长因子或其受体的调节障碍对血管功能及生成有直接影响,造成子宫血管结构异常,而导致月经过多。

(2)腹部肿块:子宫位于盆腔深部,肌瘤初起时腹部摸不到肿块。当子宫肌瘤逐渐增大,使子宫超过了 3 个月妊娠大小,或位于子宫底部的浆膜下肌瘤较易从腹部触及。肿块居下腹正中部位,实性,可活动但活动度不大,无压痛,生长缓慢。如果患者腹壁厚,子宫增大,或超出盆腔甚至达4~5个月妊娠大小,患者仍难自己发现。因此,子宫肌瘤患者因腹部肿块就诊者少。巨大的黏膜下肌瘤脱出阴道外,患者可因外阴脱出肿物来就医,肿瘤多伴有感染坏死。

(3)白带增多:子宫黏膜下肌瘤或宫颈黏膜下肌瘤均可引起白带增多。一旦肿瘤感染可有大量脓样白带,若有溃烂、坏死、出血时,可有血性或脓血性有恶臭的阴道分泌物。

(4)压迫症状:子宫肌瘤可产生周围器官的压迫症状。子宫前壁肌瘤贴近膀胱者可产生膀胱刺激症状,表现为尿频、尿急;宫颈肌瘤向前长大时也可以引起膀胱受压而导致耻骨上部不适、尿频、尿潴留或充溢性尿失禁;巨型宫颈前唇肌瘤充满阴道压迫尿道可以产生排尿困难,患者可因泌尿系统症状就诊。子宫后壁肌瘤特别是峡部或宫颈后唇巨型肌瘤充满阴道内,向后压迫直肠,可产生盆腔后部坠胀,大便不畅。阔韧带肌瘤或宫颈巨型肌瘤向侧方发展嵌入盆腔内,压迫输尿管,使上泌尿道受阻,形成输尿管扩张甚至发生肾盂积水。由于肌瘤压迫盆腔淋巴及静脉血流受阻产生下肢水肿者少见。

(5)疼痛:一般子宫肌瘤不产生疼痛症状,若出现疼痛症状多因肌瘤本身发生病理性改变或合并盆腔其他疾病所引起;少数黏膜下肌瘤可有痛经表现。

子宫肌瘤红色变性多见于妊娠期,表现为下腹急性腹痛,伴呕吐、发热及肿瘤局部压痛;子宫浆膜下肌瘤蒂扭转,或宫底部巨型子宫浆膜下肌瘤在个别情况下可引起子宫扭转,均可发生急腹痛;子宫黏膜下肌瘤由宫腔向外排出时也可引起腹痛,但一般其排出的过程是缓慢渐近,而宫颈松软,由于肌瘤刺激引起子宫收缩可有阵发性下腹不适,很少引起急性腹痛;子宫黏膜下肌瘤感染坏死引起盆腔炎者可致腹痛,但少见;文献曾有5例报道,患有子宫肌瘤妇女因服避孕药发生肌瘤内灶性出血而引起剧烈腹痛。肌瘤经组织学检查有多灶性出血,而称为肌瘤卒中。

肌瘤合并盆腔其他疾病可导致腹部疼痛,最常见的是子宫腺肌病或子宫内膜异位症,其疼痛具有特点,为周期性、进行性逐渐加重的痛经,常伴有肛门坠、性交痛而非急性腹痛。

(6)不孕与流产:子宫肌瘤患者多数可以受孕,妊娠直到足月。然而有些育龄妇女不孕,除肌瘤外找不到其他原因,而行肌瘤切除术后即怀孕,说明不孕与肌瘤有一定关系。肌瘤的部位、大小、数目可能对受孕与妊娠结局有一定影响。宫颈肌瘤可能影响精子进入宫腔;黏膜下肌瘤可阻碍孕卵着床;巨型子宫肌瘤使宫腔变形,特别是输卵管间质部被肌瘤挤压不通畅,妨碍精子通过;有人认为子宫肌瘤引起的肌壁、子宫内膜静脉充血及扩张,特别是子宫内膜静脉的充血扩张,其结果导致子宫内环境不利于孕卵着床或对胚胎发育供血不足而致流产。

(7)贫血:子宫肌瘤的主要症状为经量增多、经期延长。由于长期月经过多或不规则出血可导致失血性贫血。临床出现不同程度的贫血症状。重度贫血多见于黏膜下肌瘤。

(8)红细胞增多症:子宫肌瘤伴发红细胞增多症者罕见。患者多无症状,主要的诊断依据是血红蛋白与红细胞计数增高,除子宫肌瘤外找不到其他引起红细胞增多症的原因。肿瘤切除后血红蛋白与红细胞计数均降至正常。多年来对其病因学有种种解释,现已清楚子宫肌瘤伴发红细胞增多症是由平滑肌细胞自分泌产生的促红细胞生成素所引起。红细胞生成素本由肾产生,平滑肌不产生促红细胞生成素。此种由非内分泌组织的肿瘤产生或分泌的激素或激素类物质并由此引起内分泌功能紊乱的临床症状称为异位激素综合征。除子宫肌瘤外已知有不少肿瘤如肝癌、肾上腺皮质癌、卵巢癌、乳腺癌、肺燕麦细胞癌等均可因肿瘤细胞产生促红细胞生成素而临床出现红细胞增多症。

(9)低血糖症:子宫肌瘤伴发低血糖症也属罕见。主要表现为空腹血糖低,意识丧失以致休克,经葡萄糖注射后症状可以完全消失。肿瘤切除后低血糖症状即完全消失。子宫肌瘤发生低血糖也是异位激素综合征的一种,其发生机制还未完全清楚。近年文献报道非胰岛细胞肿瘤患者出现低血糖症,当低血糖发作时,血中胰岛素、胰岛素样生长因子-Ⅰ(IGF-Ⅰ)和生长激素的水平降低甚至测不到,而胰岛素样生长因子-Ⅱ(IGF-Ⅱ)浓度正常或轻度增高,肿瘤切除后低血糖发作消失,上述参数也恢复正常,而认为非胰岛素细胞肿瘤引起的低血糖与肿瘤细胞自分泌产生过多的IGF-Ⅱ有关。非胰岛素细胞肿瘤患者发生低血糖症,多数肿瘤是来自间叶组织或纤维组织,肿瘤可以是良性,也可以是恶性,如纤维瘤、纤维肉瘤、平滑肌肉瘤等。肿瘤一般较大,通常见于胸腔、腹腔、腹膜后及盆腔。

2.体征　与肌瘤大小、位置、数目及有无变性相关大肌瘤可在下腹部扪及实质性不规则肿块。妇科检查子宫增大,表面不规则单个或多个结节状突起。浆膜下肌瘤可扪及单个实质性球状肿块与子宫有蒂相连。黏膜下肌瘤位于宫腔内者子宫均匀增大,黏膜下肌瘤脱出子宫颈外口,检查即可看到子宫颈口处有肿物,粉红色,表面光滑,宫颈四周边缘清楚。如伴感染时可有坏死、出血及脓性分泌物。宫颈肌瘤患者体检时,可发现宫颈变形,颈口扁平,后穹窿消失,探针无法进入宫腔。

六、诊断与鉴别诊断

1.诊断　病史和一般妇科检查为诊断子宫肌瘤的基本方法,绝大多数子宫肌瘤可以以此得到正确诊断。现在有B超、宫腔镜和腹腔镜,使过去一些疑难病例可以迎刃而解,但临床诊断的基本功仍不容忽视,而且采用辅助诊断须有指征。

(1)病史及妇科检查:子宫肌瘤为妇科的常见病,多发生于中年妇女,以月经过多,不规则子宫出血及膀胱、直肠压迫症状为主诉,多伴发贫血、下腹部肿块或不孕等。对就诊的患者须问清病史,通过腹部、阴道检查结合病史进行分析一般即可做出正确诊断。检查患者时须注意一般情况及有无贫血貌,腹部检查若为大肌瘤可触及肿块,质硬,居下腹中部;若肌瘤刚超出盆腔可触及耻骨联合稍向上处实质性包块。妇科检查:子宫体部肌瘤子宫呈不同程度的增大,肌瘤所在部位表面隆起,肿物较硬,若为浆膜下肌瘤则子宫表面可触及结节状肿物与子宫关系密切。带蒂浆膜下肌瘤可有一定的活动度。子宫体部肌瘤往往为多发,肌壁间、浆膜下肌瘤混合存在,致使子宫外形不规则;若为阔韧带肌瘤,则肿瘤活动受限,而子宫被挤向对侧;若为黏膜下肌瘤则子宫均匀性增大,一般为8~10周妊娠大小。带蒂黏膜下肌瘤脱出子宫颈口外者触之肿物可以自由转动,宫颈口松,肿物表面为粉红色,若有感染可见脓苔、溃疡、坏死并有脓血性溢液;宫颈肌瘤多为单发的小型肌壁间肌瘤,宫颈增粗。若宫口松,一指进入颈管可触及瘤核,颈管弯曲有变形。宫颈黏膜下肌瘤若突出于宫颈口外,其外观与子宫黏膜下肌瘤相同,但其蒂根附着于颈管内。巨型宫颈肌瘤盆腔变异较大,肿瘤增大可充满盆腔,宫体被高举于肿瘤之上,阴道内触及巨型肿物,若肿瘤来自后唇,则前唇被撑薄呈一窄片,深居于穹窿部而难以暴露。若来自前唇则宫口移向后下方,巨型宫颈肌瘤常嵌入盆腔活动受限。根据病史及检查结果,综合分析判断,不难做出诊断,有疑问可进一步采用需要的辅助诊断方法。

(2)B超检查:无损伤、可重复,现已广泛应用于临床,成为子宫肌瘤的主要辅助诊断方法。协助鉴别盆腔肿物之来源,如子宫肌瘤与卵巢实性肿瘤、巧克力囊肿及附件炎性肿块的鉴别;对增大的子宫不能肯定为肌瘤,需要排除妊娠或妊娠相关的疾病如葡萄胎或肌瘤合并妊娠;肌瘤切除术前明确肌瘤所在部位、大小及数目,作为术中参考及术后随诊检查的依据;对突出宫颈口的较大黏膜下肌瘤,了解其根蒂部位及子宫其他部位有无肌瘤;肌瘤合并妊娠了解胎儿情况;肌瘤红色变性病情变化的随诊等。

(3)诊断性刮宫探查:了解宫腔情况,并刮取内膜做病理学检查。行诊断性刮宫时探查宫腔深度、方向、有无变形及黏膜下肌瘤。协助阴道检查确定肌瘤位置及其对宫腔的影响。前壁肌瘤突向宫腔时子宫探条进入方向先偏后,反之若来自后壁的肌瘤则进入先向前,前进时有爬坡感,越过突起部分才能达到宫底部。刮宫时应体会宫壁是否平滑,宫底部有无突起及肿物滑动,但小的黏膜下肌瘤却易滑过而漏诊。巨型宫颈肌瘤宫颈部被拉长,可达10cm以上,子宫被高举,虽宫腔大小无改变,有时探条需进入15cm方可达宫底,这类子宫肌瘤探查宫腔不容易,需要有一定经验的医师来操作。诊断性刮宫另一方面是可了解子宫内膜病理性质。对年轻妇女的子宫内膜癌常是在常规诊断性刮宫后发现的。因此,子宫肌瘤术前应将诊断性刮宫列为常规。

(4)宫腔镜检查:通过宫腔镜可在直视下观察宫腔内病变性质,确定病变部位并能准确地取材活检,对小的黏膜下肌瘤也可同时切除。

(5)腹腔镜检查:子宫肌瘤临床可以检查清楚,一般不需要做腹腔镜检查。有些盆腔肿块有手术指征者可直接开腹探查。偶有子宫旁发现实性小肿块难以确定其来源与性质,尤其B超检查也难以确定时可做腹腔镜检查,明确诊断以便治疗,如小的浆膜下肌瘤、卵巢肿瘤、结核性附件包块等。腹腔镜应仔细观察盆腔肌瘤大小、位置、与周围脏器的关系。腹腔镜下也可同时通液了解输卵管的情况。

(6)其他影像学检查:子宫肌瘤通过上述手段一般可以明确诊断,一般很少采用其他影像学检查,如X线、CT或MRI,若有需要可用CT或MRI做进一步检查。MRI可以对黏膜下、肌壁间或浆膜下肌瘤显示出边界清楚的肿瘤,并能确定其所在部位及数目,对小肌瘤(1cm)也可辨认清楚。子宫输卵管碘油造影对诊断子宫黏膜下肌瘤有一定的价值,可见到宫腔内有充盈缺损,尤其对年轻不育的患者可同时了解输卵管是否通畅。

2.鉴别诊断

(1)妊娠子宫:应注意肌瘤囊性变与妊娠子宫先兆流产鉴别。妊娠时有停经史,早孕反应,子宫随停经月份增大变软,借助尿或血hCG测定、B超可确诊。

(3)卵巢肿瘤:多无月经改变,呈囊性位于子宫一侧。在某些特定的情况下,两者可能难以鉴别。浆膜下肌瘤可能误诊为卵巢实体或部分实体肿瘤,囊性变的浆膜下肌瘤与卵巢囊肿可能在一般临床检查中不易区别。可借助 B 超、磁共振或腹腔镜鉴别浆膜下肌瘤、阔韧带肌瘤与卵巢肿瘤,检查时应特别注意肿块与子宫的关系。

(3)子宫腺肌病:局限型子宫腺肌病类似子宫肌壁间肌瘤,质硬,也可有经量增多、子宫增大等症状、体征。但子宫腺肌病有继发性渐进性痛经史,子宫多呈均匀增大,很少超过 3 个月妊娠大小,有时经前与经后子宫大小可有变化。B 超检查有助于鉴别诊断。有时子宫腺肌病可和子宫肌瘤并存。

(4)子宫内膜息肉:主要表现为月经量多、经期延长及不规则阴道流血等症状,这症状与子宫黏膜下肌瘤有相似之处,特别是 B 超检查均显示出有宫腔内占位。一般可通过经阴道彩色多普勒超声检查或经阴道宫腔声学造影来进行区别。最为可靠鉴别子宫内膜息肉及子宫黏膜下肌瘤的方法是进行宫腔镜检查。

(5)排卵障碍相关的异常子宫出血:主要表现为不规则阴道出血,临床症状与子宫肌瘤有相似之处。较大的肌瘤、子宫明显增大,多发性肌瘤、子宫增大不规则,以及浆膜下肌瘤、子宫表面有结节性突出等体征,一般较易与排卵障碍相关的异常子宫出血患者相鉴别。鉴别较困难者为子宫肌瘤小,而出血症状又比较明显的病例,可以通过 B 超、诊断性刮宫或宫腔镜检查对两者进行鉴别诊断。

(6)子宫恶性肿瘤

1)子宫肉瘤:好发于老年妇女,生长迅速,多有腹痛和不规则阴道流血,侵犯周围组织时出现腰腿痛等压迫症状。B 超及磁共振检查有助于鉴别。

2)宫颈癌:有不规则阴道流血及白带增多或不正常排液等症状,外生型较易鉴别,内生型宫颈癌则应与宫颈管黏膜下肌瘤鉴别。宫颈管黏膜下肌瘤突出宫颈口、并伴有坏死感染时,外观有时很难与宫颈癌区别,但阴道检查可发现前者肌瘤仍较规则,有时可扪及根蒂。可借助于 B 超检查、宫颈细胞学刮片检查、宫颈活组织检查、宫颈管搔刮及分段诊刮等鉴别。

3)子宫内膜癌:以绝经后阴道流血为主要症状,好发于老年妇女,子宫呈均匀增大或正常,质软。应注意子宫肌瘤合并子宫内膜癌患者。诊刮或宫腔镜有助于鉴别。

(7)其他:卵巢巧克力囊肿、盆腔炎性包块、子宫畸形等可根据病史、体征及 B 超检查鉴别。

七、治疗

子宫肌瘤的特点是性激素依赖性肿瘤,多见于中年妇女,于绝经后随着体内性激素的降低,多数肌瘤自然萎缩变小,少数甚至消失。其恶变率低,生长缓慢,无症状的肌瘤对月经、生育及健康均无影响。根据患者的年龄、有无症状,肌瘤的部位、大小、数目、婚姻、生育状况,以及患者的周身情况等全面考虑制订相应的治疗方案,使治疗个性化,更有针对性,达到既要解除患者的病痛,又能提高生活质量的目的。

(一)期待疗法

为定期随诊观察,而不需要特殊处理。主要适于无症状的子宫肌瘤,尤其<10 周妊娠

子宫大小者,若为近绝经妇女,期待绝经后肌瘤可以自然萎缩。此外临床常见一些经健康查体发现的无症状的小肌瘤,患者往往带着焦虑的心情来就医,这些患者经过仔细检查确诊为子宫肌瘤者,可采用期待疗法,无必要行手术治疗。每3~6个月复查1次,随诊期间注意有无症状出现,子宫是否增大。每次随诊需做妇科检查并辅以B超检查。随诊过程中若出现月经过多、压迫症状或肌瘤增大尤其速度较快者,应行手术治疗。

(二)药物治疗

子宫肌瘤是性激素依赖性肿瘤,临床采用对抗性激素药物治疗,历时已逾半个世纪,曾试用过多种药物,但广泛治疗肌瘤的药物仍处于探索过程中。药物治疗对于短期内改善症状、纠正贫血、缩小肌瘤效果明显。治疗子宫肌瘤的药物可以分为两大类:一类只能改善月经过多的症状,不能缩小肌瘤体积,如激素避孕药、氨甲环酸、非甾体抗炎药(NSAIDs)、雄激素等。另一类既可改善出血症状又能缩小肌瘤体积,如促性腺激素释放激素激动剂(GnRH-a)和米非司酮等。

1.NSAIDs 子宫内膜的前列腺素受体可促进异常血管和新生血管形成,导致异常子宫出血;NSAIDs抑制环氧合酶,在子宫内膜水平减少前列腺素的合成,减少月经出血。不同类型NSAIDs的疗效无差异,控制与月经相关的贫血和疼痛的同时不影响肌瘤或子宫大小。

2.止血药 氨甲环酸能与纤溶酶和纤溶酶原上的纤维蛋白亲和部位的赖氨酸结合部位吸附,抑制纤溶酶、纤溶酶原与纤维蛋白结合,从而达到止血效果。氨甲环酸用于治疗月经过多疗效确切,也适用于子宫肌瘤合并月经过多。用法为静脉滴注,一般成人1次0.25~0.50g,必要时可每天1~2g,分1~2次给药。应用本品要注意血栓形成的可能性,有血栓形成倾向及有心肌梗死倾向者慎用。常见的不良反应有胃肠道不适,如恶心、呕吐、腹泻。

3.复方口服避孕药(COC) 不能缩小子宫肌瘤的体积,但可以减少月经量,控制月经周期,能治疗子宫肌瘤相关的点滴出血和月经过多。尚无证据表明低剂量COC促进肌瘤的生长,WHO推荐子宫肌瘤患者可以使用COC。

4.左炔诺孕酮宫内缓释系统(LNG-IUS) 通过使子宫内膜萎缩,可以有效治疗子宫肌瘤相关的月经过多,但对缩小子宫肌瘤体积的作用不明显。LNG-IUS不适合黏膜下肌瘤,子宫腔过大者放置LNG-IUS容易脱落。

5.雄激素 可对抗雌激素,使子宫内膜萎缩,作用于子宫平滑肌增强收缩减少出血,近绝经期可提前绝经。常用有丙酸睾酮25mg,肌内注射,每5天1次,经期25mg/d,共3次,每月总量不超过300mg。

6.米非司酮 为抗孕激素制剂,可使肌瘤组织中的孕激素受体数量明显降低,影响肌瘤组织中表皮生长因子受体、血管内皮生长因子的表达,减少子宫动脉血流,并且可以使子宫肌瘤缺血缺氧、变性坏死以致肌瘤体积缩小。米非司酮可以达到快速止血,提高血红蛋白含量,缩小肌瘤体积的目的,因此,临床多用于术前预处理或围绝经期有症状的患者。研究报道米非司酮5~25mg/d治疗子宫肌瘤3个月,可以明显缩小子宫和肌瘤的体积、改善月经过多和贫血、减轻痛经及盆腔痛、缓解盆腔压迫症状。我国一般用于治疗子宫肌瘤的剂量为 12.5mg/d,国外多集中在 2.5mg/d、5mg/d 和 10mg/d,应用米非司酮期间患者可能会出现停经、潮热出汗、头痛、头晕、恶心、呕吐、乏力、乳房胀等,停药后,这些症状会逐渐消失。另外还需注意米非司酮的长期使用可能会导致子宫内膜的增生和其抗糖皮质激素作用。

7.GnRH-a　采用大剂量连续或长期非脉冲式给药,抑制 FSH 和 LH 分泌作用,降低雌二醇至绝经水平,可缓解症状或抑制肌瘤生长使其萎缩。治疗子宫肌瘤的药物中以 GnRH-a 缩小肌瘤体积及子宫体积最为显著,治疗后痛经、非经期下腹痛和压迫症状等均可迅速缓解。GnRH-a 自月经期第 1~5 天开始下腹部皮下注射(戈舍瑞林埋植剂,每支 3.6mg)或皮下注射(醋酸亮丙瑞林,每支 3.75mg)或肌内注射(曲普瑞林,每支 3.75mg),每 4 周 1 针,疗程为 3~6 个月。GnRH-a 治疗停止后 3~6 个月,随着卵巢功能的恢复子宫肌瘤往往会"反弹"到治疗前大小。

(三)手术治疗

1.手术适应证

(1)异常出血导致贫血;或压迫泌尿系统、消化系统、神经系统等出现相关症状,经药物治疗无效。

(2)子宫肌瘤合并不孕;子宫肌瘤患者准备妊娠时若肌瘤导致宫腔变形推荐手术剔除;绝经后未行激素补充治疗但肌瘤仍生长。

2.手术禁忌证　由于手术方式和手术途径不同,禁忌证也不尽相同。绝对禁忌证包括生殖道或全身感染的急性期;存在全身其他不能耐受麻醉及手术的情况。

3.术前准备

(1)充分的术前准备及评估:通过妇科病史、查体、超声检查及相关的实验室检查可以初步判定症状的轻重,子宫大小、肌瘤数目、肌瘤大小、肌瘤分型及定位,肌瘤血流情况。更为精准的评估可以行 MRI 检查,了解肌瘤数目、位置、有无变性和恶变,以及与周围器官的关系。

(2)术前常规检查:包括血尿常规、出凝血时间、肝肾功能、血型,以及血清电解质、胸部 X 线片、心电图等检查。

(3)阴道准备:排除阴道炎症情况。术前阴道消毒 2~3 天,经阴道手术和宫腔镜手术时更需进行充分的阴道准备。

(4)肌瘤预处理:①合并贫血时应先行纠正贫血并除外其他病因;②对于肌瘤体积过大、经宫腔镜检查评估,一次手术难以切除或肌瘤血液供应丰富的Ⅰ型、Ⅱ型黏膜下肌瘤或肌壁间内突肌瘤均需要酌情预处理,缩小肌瘤体积及减少瘤体血液供应,减少手术并发症的发生。

(5)子宫颈预处理(针对宫腔镜手术):肌瘤未脱出子宫颈管者,手术前晚插子宫颈扩张棒或米索前列醇软化子宫颈,充分的子宫颈扩张便于手术。

(6)子宫颈肌瘤或阔韧带肌瘤压迫输尿管出现肾积水者,术前可放置双 J 管。

（7）手术时机：手术宜在月经周期的前半期实施。

（8）让患者及家属充分地认识手术的风险、手术损伤及术后复发的可能。尤其是对于选择腹腔镜手术或开腹手术，应详细交代利弊、对生育结局的可能影响、妊娠时子宫破裂的风险、盆腔粘连等的可能性。

4.手术途径

（1）经腹手术或腹腔镜手术

1）子宫肌瘤剔除术：适用于有生育要求、期望保留子宫者。具体选择腹腔镜还是开腹手术，取决于术者的手术操作技术和经验，以及患者自身的条件。对于肌瘤数目较多、肌瘤直径大（如>10cm）、特殊部位的肌瘤、盆腔严重粘连手术难度大或可能增加未来妊娠时子宫破裂风险，宜行开腹手术。此外，对于可能存在不能确定恶性潜能的平滑肌肿瘤甚至平滑肌肉瘤者，肌瘤粉碎过程中可能存在肿瘤播散的风险，应选择开腹手术。子宫切口的选择应尽可能从 1 个切口取出更多的肌瘤，并避开宫角、输卵管和宫旁等。尽可能剔除所有肌瘤。对于有生育要求者要尽量减少对正常肌层的破坏。缝合要注意分层缝合，保证子宫肌层的良好对合，不留无效腔。鉴于美国 FDA 已经不推荐使用碎瘤器，腹腔镜剔除肌瘤后可以装袋、扩大脐部切口（参考单孔腹腔镜），从脐部切口分次取出。术后 3 个月常规行超声检查，若发现仍有肌瘤为肌瘤残留；若此后检查出有肌瘤，为复发。远期随访，子宫肌瘤的术后复发率接近 50%，约 1/3 的患者最终需要再次手术治疗。

2）全子宫切除术：肌瘤大，个数多，症状明显，无生育要求、不期望保留子宫或怀疑恶变者，可行子宫全切除术。

（2）宫腔镜手术：适用于 0 型黏膜下肌瘤；Ⅰ型、Ⅱ型黏膜下肌瘤，肌瘤直径≤5.0cm；肌壁间内突肌瘤，肌瘤表面覆盖的肌层≤0.5cm；宫腔长度≤12cm；子宫体积<孕 8～10 周大小，排除子宫内膜及肌瘤恶变。

1）0 型肌瘤通常有根蒂，肌瘤体积较小时，直接切断瘤蒂钳出瘤体，若肌瘤体积较大不能直接钳出时，以环状电极于肌瘤左侧及右侧交替从上至下纵行电切瘤体两侧面，将肌瘤切成"沟槽状"，以卵圆钳钳夹瘤体取出。

2）Ⅰ型肌瘤瘤体附着部位，酌情于瘤体上下或左右侧方切割缩小肌瘤体积，待肌瘤切成"沟槽状"形态后，以卵圆钳钳夹瘤体取出。

3）Ⅱ型及肌壁间内突肌瘤，通常可用电极切开肌瘤最突出部位的子宫内膜组织，使瘤核外突，以环状电极电切瘤体组织。对于有生育要求的患者注意保护肌瘤周边的正常子宫内膜。无生育要求者不愿切除子宫或不能耐受子宫切除手术的患者排除内膜病变后也可以不切除肌瘤，仅行子宫内膜去除术，用于控制子宫肌瘤引起的异常出血。

4）手术并发症：①出血及子宫穿孔：Ⅰ型、Ⅱ型肌瘤由于瘤体向子宫肌层内扩展，施术中容易损伤到子宫肌壁引起肌壁组织损伤、大出血甚至子宫穿孔。因此，在施术中提倡 B 超监护；②子宫颈损伤：多由于肌瘤体积过大、术前没有充分进行子宫颈预处理；③低钠血症：是宫腔镜手术的特有并发症，宫腔镜子宫肌瘤切除术更易发生。施术中应注意观察灌流液的进出量，警惕低钠血症的发生。

（3）经阴道手术：可行子宫切除术及子宫肌瘤剔除术。

1) 手术适应证:同经腹手术。无开腹探查指征者或肌瘤、子宫不大可经阴道拿出者均可考虑经阴道手术。但经阴道手术视野小、手术难度大,术前应充分掌握患者的病情,严格选择适应证并做好中转开腹的准备。经阴道子宫肌瘤剔除术应选择子宫活动好的已婚患者、肌瘤数目≤2个、肌瘤直径≤6cm,位于子宫颈、子宫颈峡部、子宫下段、子宫前后壁的子宫肌瘤。对合并盆腔器官脱垂的患者,可同时进行盆底修复手术。

2) 手术禁忌证:①阴道炎症、阴道狭窄、阴道畸形无法暴露手术野者;②盆腔重度粘连,子宫活动度受限,有可能伤及盆腔器官者;③2次或2次以上妇科腹部手术史,尤其是不能排除子宫体部剖宫产术史,有增加手术难度、中转开腹可能者;④年老不能耐受手术或不能取膀胱截石位者;⑤盆腔恶性肿瘤及有开腹探查指征者。

3) 术中注意事项:手术采取膀胱截石位。子宫切除术的切口选取在膀胱横沟处环切一周,用水垫正确分离膀胱子宫颈间隙及子宫颈直肠间隙。子宫肌瘤剔除术根据肌瘤的部位选择阴道穹窿切口,前壁肌瘤取阴道前穹窿横切口,后壁肌瘤取阴道后穹窿横切口,若子宫前后壁均有肌瘤,则可同时打开阴道前后穹窿。手术操作过程中向下牵拉子宫肌瘤,使子宫切口嵌顿在阴道切缘上,血管受压血流受阻,能明显减少术中出血。术中合理应用能量器械处理子宫韧带、血管,可以有效缩短手术时间。对于有生育要求的患者尤其要注意分层缝合,不留无效腔。术中注意仔细检查有无膀胱和直肠的损伤。

(四)其他治疗

1. 高强度聚焦超声　是利用超声波聚焦子宫肌瘤病灶,通过超声波产生的热效应、机械效应、空化效应准确消融目标肌瘤。根据治疗监控方式的不同,高强度聚焦超声分为两大类,即磁共振监控的高强度聚焦超声和超声监控的高强度聚焦超声。有生育要求的肌瘤患者慎用。

2. 射频消融术　是在B超引导下的、利用射频对子宫肌瘤进行消融的门诊无创手术,肌瘤不受大小、位置的限制,体积<1cm或位置在肌层深部的肌瘤都可以被消融。禁忌证是有生育要求的患者。临床研究显示肌壁间肌瘤患者经过治疗后,月经量明显减少;消融术后,3年内的再次干预治疗率为11%,临床效果良好。

八、随访

1. 随访时间　子宫肌瘤剔除者,术后1个月、6个月、12个月复查一次,以后每6个月或1年复查一次。

2. 随访内容　包括盆腔检查,经阴道/直肠B超检查,有临床指征者进行其他影像学检查。

3. 指导避孕　应根据子宫肌瘤分型指导术后避孕时间,0型、Ⅰ型和Ⅶ型避孕3个月;Ⅱ~Ⅵ型及Ⅷ型为6~12个月。

第二节 子宫内膜癌

子宫内膜癌又称子宫体癌,是指原发于子宫内膜的一组上皮性恶性肿瘤,以来源于子宫内膜腺体的腺癌最常见,具有浸润肌层和远处扩散的潜能。子宫内膜癌是中国妇科三大恶性肿瘤之一,发病率位居第二,次于宫颈癌,卵巢癌位居第三。近几年,子宫内膜癌的发病率有所上升,特别是在中国发达地区,子宫内膜癌已占据妇科恶性肿瘤的第一位。在相对不发达地区,宫颈癌仍居首位。

一、病因与发病机制

子宫内膜癌的病因不十分清楚。已知与过多的无孕激素拮抗的雌激素长期刺激有关,凡是影响体内雌激素水平的因素均可影响子宫内膜癌的发病率,包括如下因素。

1.肥胖 肥胖的妇女子宫内膜癌发生机会增加的原因可能和雌激素水平高有关,而雌激素恰恰是子宫内膜癌明确的发病原因。在肥胖女性中血清雌酮水平较高,而雌酮是存在于皮下脂肪中的雄烯二酮芳香化的产物,故增加了雌激素的产生。此外,肥胖通常伴有体内激素结合球蛋白水平的下降,故血液中游离的雌激素会升高。肥胖还常伴有增加子宫内膜癌的危险因素,如向心性肥胖、多囊卵巢综合征、活动过少和高饱和脂肪饮食等。

2.未孕和不孕 未孕者至少比生过一个孩子的增加一倍的危险性。特别是由于卵巢不排卵所致的不孕,显然因持续雌激素作用,缺乏孕激素的对抗与调解,引起子宫内膜增生和癌变。

3.晚绝经 52岁或52岁以后绝经者子宫内膜癌的风险比49岁以前绝经者增加2.4倍。绝经晚的妇女后几年多半并无排卵,而只延长了雌激素的作用时间。关于初潮年龄和子宫内膜癌的关系尚不清楚,有研究认为,12岁或12岁以后初潮者患癌机会少于更年轻者,但并不意味着推迟可降低风险。

4.糖尿病 糖尿病患者或糖耐量不正常者其患子宫内膜癌的风险比常人高2.8倍,目前认为,糖尿病与子宫内膜癌并无直接联系,而是垂体功能及内分泌代谢紊乱造成的两种后果。

5.高血压 危险性比血压正常者增加1.5倍。诸如肥胖、糖尿病易于合并子宫内膜癌,高血压同样是垂体功能失调的一种表现,而常与上述二者合并存在,即所谓子宫内膜癌患者常有的肥胖-高血压-糖尿病"三联征"。

6.多囊卵巢综合征 表现闭经或月经不规则、不孕、多毛和男性化,以及肥胖、高血压等,多囊卵巢患者表现不排卵,而使子宫内膜处于高水平的、持续的雌激素作用之下,缺乏孕激素的调节和周期性的内膜剥脱,发生增生性改变。

7.卵巢肿瘤 产生雌激素的卵巢肿瘤主要是卵巢颗粒细胞瘤、卵泡膜细胞瘤等,它们常产生较高水平的雌激素,引起月经不调、绝经后出血及子宫内膜增生和内膜癌,卵巢肿瘤合并内膜癌的机会为4%(2.5%～27%),因为卵泡膜细胞瘤比颗粒细胞瘤有更强的雌激素刺激作用,所以前者合并内膜癌为后者的 4 倍。故凡考虑为卵巢颗粒细胞瘤或卵泡膜细胞瘤患者均应行子宫内膜活检。不过,有卵巢病变的子宫内膜癌一般有较好的预后。

8.外源性雌激素

(1)雌激素替代治疗:在 20 世纪 70 年代就有人发现雌激素替代治疗的妇女发生子宫内膜癌的总的危险指数达到 4.0~8.0。随后的一些研究发现雌激素替代治疗达到 5 年以上时,其发生子宫内膜癌的危险将增高 10~30 倍。甚至有人指出一旦应用雌激素替代治疗达到 1 年以上时,即使停药,其导致子宫内膜癌的危险仍将持续 10 年以上。

(2)雌孕激素联合替代治疗:在洛杉矶进行的一项临床实验证实,在雌孕激素序贯替代治疗中每月加用孕激素至少 10 天,可有效减少由于雌激素替代治疗所导致的子宫内膜癌发生率的增加。若将孕激素治疗时间延长超过每月 10 天,那么癌变机会将不会增加。

(3)口服避孕药:对于绝经前的妇女的子宫内膜有着明显的保护作用已经是不争的事实。对于月经每周期 28 天的患者,应用 21 天由雌孕激素联合的口服避孕药是常用的服药方法,并且发现在停药的几天中内源性雌激素仍然能够维持较低的水平。应用口服避孕药达 4 年时,发生子宫内膜癌的危险将下降 56%,应用 8 年,将下降 67%,应用 12 年将下降 72%。

9.三苯氧胺　是一种选择性雌激素受体修饰剂,在降低乳腺癌发生风险及复发转移率的同时,增加了子宫内膜癌的发生风险。

10.遗传性非息肉病性结直肠癌　又称 Lynch 综合征,其临床基本特征:①结直肠癌发病年龄早,约 44 岁;②多位于结肠近侧,约 70%位于脾曲近侧;③同时或异时发生的结直肠癌明显增多,结肠不全切除后 10 年内约 45%再发;④结肠外癌发生率提高,如子宫内膜癌、卵巢癌、胃癌、小肠癌、泌尿系移行细胞癌;⑤肠外癌倾向于具有特殊的病理特点,如低分化、黏液癌、印戒细胞癌、癌周围有明显宿主淋巴细胞反应等。

二、病理改变

1.大体形态　大部分可有程度不同的子宫增大,可为饱满子宫到 8~12 周妊娠大小子宫或更大,少数老年女性患者子宫可正常大小,甚至比正常略小。子宫表面可光滑,或结节不平。子宫内膜癌的生长方式一般有两种。

(1)弥散型:癌组织累及大部分子宫内膜,常呈息肉样充满宫腔,受累内膜显著增厚,色灰白、质脆,易出血、坏死,组织脱落形成溃疡,并可向肌层及颈管浸润。晚期可浸透浆膜层并累及盆腔邻近器官。

(2)局限型:癌组织局限于宫腔内某一部分,肿瘤发展成菜花状或结节样,宫腔内尚有内膜组织可见,早期癌灶局限于内膜层,癌变可向肌层及宫外组织发展。

2.镜下表现　有普通腺癌、棘腺癌、腺鳞癌、透明细胞癌、乳头状腺癌、浆液性乳头状腺癌、黏液性腺癌、混合型腺癌及鳞癌。

(1)腺癌:为子宫内膜癌最主要的病理类型,腺体明显增多,形态大小不一,排列不规则,由单层或复层细胞组成,可有共壁现象。癌细胞呈柱状、方形或多角形,核大小不一,染色深,核分裂象多见。细胞分化程度可有高、中、低之分。间质明显减少,其间有少量淋巴细胞浸润,常可见出血和坏死。预后好。

(2)棘腺癌:腺癌组织中可见鳞状上皮成分或其团块,鳞状上皮可能来自细胞化生,无恶性表现,此类内膜癌恶性程度低。预后好。

(3)腺鳞癌:有腺癌及鳞癌两种恶性成分。腺癌和鳞癌可相邻排列,也可混合在一起,此类恶性程度较高,预后较差。近年来对2型、3型统称为伴有鳞状细胞分化的亚型,主要认为其预后与鳞状上皮分化关系不大。

(4)透明细胞癌:细胞可呈多边形、平顶、针状或扁平状,以乳头状、管状或囊状排列成实体团块,胞质透明,过碘酸希夫(PAS)染色可见红染阳性颗粒,预后差。

(5)乳头状腺癌:呈细头状突起,癌细胞较规则,呈柱形,复层少。有人把此型归为普通腺癌,也有学者认为其较腺癌恶性程度高。

(6)浆液性乳头状腺癌:乳头粗大,被覆不规则的复层浆液性细胞,核分裂象多,核仁大,类似卵巢浆液性乳头状腺癌。易向肌层浸润,并可较早发生盆、腹腔和远处转移,恶性度高,预后差。

(7)黏液性腺癌:肿瘤以胞质内含有黏液的腺癌细胞为主,预后较好。

(8)混合型腺癌:包括有上述亚型成分。

(9)鳞癌:少见,应仔细除外来自宫颈。

(10)其他:如移行细胞癌、小细胞癌等,均罕见。

3.分子分型 2013年,癌症基因组图谱(The Cancer Genome Atlas,TCGA)根据全基因组测序基因特征(有无 *POLE* 基因超突变、*MMR* 缺失、拷贝数变异等)将子宫内膜癌分为4种分子类型。此后基于 TCGA 分子分型,不同的组织机构制定了对这4种分型的命名和诊断流程,方法大同小异,对4种分子分型的命名整合如下:①*POLE* 超突变型;②微卫星不稳定型(MSI-H)或错配修复系统缺陷(mismatch repair-deficient,dMMR)型;③微卫星稳定(micro satellite stability,MSS)型或无特异性分子谱(no-specific molecular profile,NSMP)型或低拷贝型;④p53 突变型或高拷贝型。子宫内膜癌分子分型有助于预测患者预后和指导治疗。其中 *POLE* 超突变型预后极好,这类患者如果手术分期为Ⅰ~Ⅱ期,术后可考虑随访,不做辅助治疗。MSI-H 型预后中等,对免疫检查点抑制剂的治疗敏感,但目前的证据仅限于晚期和复发病例。MSS 型预后中等,对激素治疗较敏感,年轻患者保育治疗效果较好。p53 突变型预后最差,对化疗可能敏感。

子宫内膜癌分子分型在不依赖肿瘤形态学特征的前提下,通过分子特征进行分类,提升了子宫内膜癌诊断的准确性和可重复性。结合临床病理学特征和分子分型对子宫内膜癌进行风险分层和指导临床诊疗是今后子宫内膜癌诊疗的方向。

三、临床表现

1.症状 早期无明显症状,之后可出现阴道不规则出血、阴道排液、疼痛等。

(1)阴道不规则出血:育龄妇女表现为月经过多,月经周期紊乱,经期延长或经量增加;绝经后阴道不规则出血是患者最主要的主诉。因癌组织脆,易出血,约80%的患者出现的第一个症状是阴道出血。

(2)阴道排液:约1/3的患者阴道排液量增多,是瘤体渗出或继发感染的结果,多为血性、浆液性或洗肉水样。若合并宫腔积液,则阴道排液呈脓性或脓血性,伴有恶臭,但远不如子宫颈癌显著。

(3)疼痛:是肿瘤生长过快,侵犯周围组织所致。少数患者有下腹坠痛感,可能和病变较大突入宫腔引起子宫挛缩有关。病变在子宫下段或侵入颈管时,可能因引流不畅,形成宫腔积血或积脓,发生疼痛。因肿瘤压迫神经丛,而引起持续下腹、腰骶部及下肢痛,则为患者进入晚期表现。晚期患者可出现贫血、消瘦、发热和恶病质等。

2.体征　早期患者妇科检查可无异常发现,晚期可有子宫明显增大,合并宫腔积脓时可有明显触痛,子宫颈管内偶有癌组织脱出,触之易出血。癌灶浸润周围组织时,子宫固定或在宫旁扪及不规则结节状物。

3.转移途径　多数子宫内膜癌生长缓慢,局限于子宫内膜或在宫腔内时间较长,部分特殊病理类型(浆液性乳头状腺癌、腺鳞癌)和低分化癌可发展很快,短期内出现转移。其主要转移途径为直接蔓延、淋巴结转移,晚期可有血行转移。

(1)直接蔓延:癌灶初期沿子宫内膜蔓延生长,向上可沿子宫角波及输卵管,向下可累及宫颈管及阴道。若癌瘤向肌层浸润,可穿透子宫肌层,累及子宫浆肌层,广泛种植于盆腹膜、直肠子宫陷凹及大网膜。

(2)淋巴结转移:为子宫内膜癌的主要转移途径。当癌肿累及子宫颈、深肌层或癌组织分化不良时,易早期发生淋巴转移。转移途径与癌肿生长部位有关:宫底部癌灶常沿阔韧带上部淋巴管网经骨盆漏斗韧带转移至卵巢,向上至腹主动脉旁淋巴结;子宫角或前壁上部病灶沿圆韧带淋巴管转移至腹股沟淋巴结;子宫下段或已累及子宫颈管癌灶的淋巴结转移途径与子宫颈癌相同,可累及子宫旁、闭孔、髂内、髂外及髂总淋巴结;子宫后壁癌灶可沿宫骶韧带转移至直肠淋巴结;约10%的子宫内膜癌经淋巴管逆行引流累及阴道前壁。

(3)血性转移:晚期患者经血行转移至全身各器官,常见部位为肺、肝、骨等。

(4)种植转移:手术中盆腹腔冲洗液内发现的癌细胞,通常被认为是癌细胞经由输卵管种植于盆腔、腹腔所致。有些阴道残端的转移灶,也被认为是癌细胞脱落、种植的结果。

四、分期与分级

1.分期　采用第8版AJCC分期和FIGO 2009分期标准(表6-1)。

表6-1　子宫内膜癌FIGO 2009分期

分期	特征
I	肿瘤局限于子宫体
I A	肿瘤浸润深度<1/2肌层

分期	特征
Ⅰ B	肿瘤浸润深度≥1/2肌层
Ⅱ	肿瘤侵犯宫颈间质，但无宫体外蔓延
Ⅲ	肿瘤局部和（或）区域扩散
Ⅲ A	肿瘤累及浆膜层和（或）附件
Ⅲ B	阴道和（或）宫旁受累
Ⅲ C	盆腔淋巴结和（或）腹主动脉旁淋巴结转移
Ⅲ C1	盆腔淋巴结阳性
Ⅲ C2	腹主动脉旁淋巴结阳性和（或）盆腔淋巴结阳性
Ⅳ	肿瘤侵及膀胱和（或）直肠黏膜，和（或）远处转移
Ⅳ A	肿瘤侵及膀胱或直肠黏膜
Ⅳ B	远处转移，包括腹腔内和（或）腹股沟淋巴结转移

2.分级　子宫内膜癌按其结构及细胞分化程度分为三级，即 G1、G2、G3。

（1）按肿瘤的结构特征分级

G1：高分化腺癌，非鳞状或非桑葚实体状生长形态<5%。

G2：中分化腺癌，非鳞状或非桑葚实体状生长形态在 6%~50%。

G3：低分化腺癌，非鳞状或非桑葚实体状生长形态在 50%以上。

（2）按细胞核的异型性程度分级

G1：细胞核长圆形，染色质及核仁变化轻微，偶见核分裂。

G2：细胞核的异型性程度介于 G1 和 G3 之间。

G3：细胞核圆形，不规则增大，核仁明显，嗜酸性，核分裂多见。

（3）有关病理分级的注意事项：①细胞核呈明显的异型性，病理分级时应提高一级；②对浆液性腺癌、透明细胞腺癌和鳞状细胞癌细胞核的分级更重要；③伴有鳞状上皮化的腺癌，按腺体成分中细胞核的分级定级。

五、辅助检查

1.实验室检查　育龄异常子宫出血患者首先应进行尿妊娠试验或血清人绒毛膜促性腺激素检测，排除妊娠可能。大量出血患者还应行血常规及凝血功能检测。肿瘤标志物糖类抗原 125（CA125）检测有助于判断病情和随访治疗效果。

2.影像学检查

（1）超声检查：对疑有子宫内膜病变患者，超声检查是一线影像学检查方式。超声检查可用于评估子宫和附件器质性病变，并协助筛选需行宫腔镜检查的病例。

1）绝经后妇女：无任何症状绝经后妇女子宫内膜厚度小于 4mm 时内膜癌发生率低。超声提示任何内膜局灶性病灶不论内膜厚度均需进行内膜活检。绝经后出血患者超声检查子宫内膜厚度≤4mm 时判断为非恶性病变的灵敏度为 94.8%（95%CI：86.1~98.2），特异度46.7%（95%CI：38.3～55.2）。但如对症治疗后症状持续存在,应行内膜活检。绝经后内膜≤3mm伴单纯积液可进行随访。内膜≥4mm伴积液者应行内膜取样。需注意5%～20%内膜癌患者无阴道出血症状。子宫内膜厚度6～10mm,无症状且无宫腔积液,排除高危因素后可行内膜活检或严密随访。子宫内膜厚度≥11mm者内膜癌风险6.7%,应行内膜取样。仅盆腔疼痛不伴其他异常不是内膜评估的指征。

2) 绝经前妇女:应在月经刚干净时进行超声评估(出血周期的第4～6天进行),一般增生期子宫内膜厚度(双层)为4～8mm;分泌期为8～14mm。当超声提示子宫内膜结构异常或患者合并异常子宫出血对症治疗无效时,均应进行内膜活检。异常子宫出血症状持续存在时,即使超声检查未见内膜异常也应进行内膜活检,但需注意单独子宫内膜厚度不能作为内膜活检的指征,需综合考虑以下因素:宫颈细胞学腺体异常/内膜细胞;雌激素过多/不排卵;内膜癌高危因素;内膜增厚。

（2）生理盐水灌注超声检查(宫腔超声造影):非一线评估方法,可用于发现经阴道超声或盲法活检易漏诊的宫腔微小病灶。生理盐水灌注超声和经阴道超声对发现内膜息肉的灵敏度分别为93%和75%,特异度分别为94%和76%。盲法活检联合生理盐水灌注超声检查可诊断大多数异常子宫出血女性的原因,而不需更侵入性的操作,如宫腔镜。但应注意该法造成肿瘤腹腔内播散的可能。生理盐水灌注超声适用于活检后诊断仍不明确或存在诊断性刮宫和宫腔镜检查相对禁忌证者。

（3）磁共振成像(MRI)检查:盆、腹腔磁共振增强扫描可用于评估子宫内膜癌肌层及宫颈浸润、子宫外累及、后腹膜淋巴结转移情况。磁共振和二维超声判断子宫内膜癌肌层浸润的准确度分别为84%(95%CI：75～90)和75%(95%CI：65～81);用于判断内膜癌宫颈浸润的准确度分别为85%(95%CI：76～91)和80%(95%CI：71～87)。但应注意诊刮后短期内行超声或MRI影像学检查可能因诊刮导致的子宫内膜基底层损伤,影像学检查见子宫内膜结合带不完整而误判为子宫内膜癌肌层浸润。应通过宫腔镜定位活检等方式予以鉴别。

3.子宫内膜活检　活检方式包括子宫内膜吸取活检,诊断性刮宫和宫腔镜下子宫内膜取样。其中内膜吸取活检是一线筛查手段。

（1）子宫内膜吸取活检:采用直径3mm负压吸引管伸入宫腔吸取子宫内膜进行病理学检查。欧美国家通常采用Pipelle管。不需或仅需轻度扩张宫颈管,不需或仅需局部麻醉,门诊可完成,具有价格便宜,操作时间短,为5～15秒,子宫穿孔风险降低（相对危险度0.1%～0.2% vs. 诊断性刮宫0.3%～2.6%）,有宫内节育器时也可进行活检等优势。可取样5%～15%面积的内膜,内膜病变大于50%者进行内膜取样最为可靠,90%患者可获得充分样。本取样满意程度与取样医师的技术熟练度有关。绝经后子宫内膜及宫颈萎缩妇女取样较困难,局灶性病变影响取样充分性。一项对7914名妇女的荟萃分析比较了内膜取样和诊断性刮宫/宫腔镜/全子宫切除术对内膜癌诊断的效果,与后者相比,内膜取样用于绝经后妇女内膜癌诊断的灵敏度99.6%,绝经前为91%,不典型性增生为81%;内膜取样用于内膜癌诊断特异度98%～100%。

少于5%患者内膜取样样本不足。如内膜吸取样本不足,患者围绝经后不再出血,超声内膜≤4mm,可暂时随访;超声显示内膜厚或持续出血或围绝经期或绝经后出血者应行诊刮±宫腔镜。吸取病理诊断为良性(萎缩,增生分泌期,不同步,内膜炎),但对症治疗再出血或症状持续存在或高度怀疑内膜癌时应进一步评估。进一步评估方法包括再次吸取取样、宫腔镜+诊刮、经阴道超声+子宫超声显像术。

(2)诊断性刮宫:用于诊断的指征:①患者无法耐受子宫内膜吸取活检(如由于疼痛或焦虑),需要在全身麻醉下接受手术;②内膜吸取活检无诊断意义,而患者为内膜癌高危人群;③内膜吸取活检为良性病变,但患者异常阴道出血持续存在;④内膜吸取活检为子宫内膜增生过长,需排除更重病变;⑤内膜吸取活检获取组织不够;⑥宫颈狭窄无法完成内膜吸取活检。

(3)宫腔镜:优势在于可在直视下对子宫内膜进行定位活检或可疑病灶切除。应对所有病变和随机背景内膜活检。不应仅行宫腔镜检查而不同时行内膜活检。研究显示单独宫腔镜检查会漏诊 10/29(34.5%)内膜癌($n=1286$)。治疗性宫腔镜应仅用于子宫内膜癌风险低,以及宫腔镜下病变切除价值明确的女性(即绝经前大量出血但希望保留生育能力的女性)。对于疑诊癌症的患者应进行诊断性操作,随后进行根治性治疗。有研究评价了 672 例术前行宫腔镜检查及 1300 例未行宫腔镜检查子宫内膜癌患者情况,术后病理显示两组Ⅲ期及以上患者比例分别为 7.1% 和 6.5%($P=0.38$),病死率分别为 13.2% vs. 15.2%($P=0.25$),其中因生殖道恶性肿瘤死亡患者比例 16.1% vs. 12.1%($P=0.53$),均无统计学差异。提示宫腔镜导致子宫内膜癌扩散促进疾病进展风险不大。

4.肿瘤标志物　子宫内膜癌无特异、灵敏的标志物。近年发现子宫内膜癌患者血清 CA125 水平可升高,但阳性范围较大,11%~90%,CA125 因腺体成分而存在,肿瘤因腺体减少而使 CA125 不高。部分患者癌胚抗原(CEA)、糖类抗原 19-9(CA19-9)可有轻度升高。

六、诊断与鉴别诊断

1.诊断　子宫内膜癌的诊断需要对患者的病史、临床检查和病理学检查进行全面的综合分析,采取正确检查方法,以免漏诊或误诊。

2.鉴别诊断　绝经后及围绝经期阴道流血为子宫内膜癌最常见的症状,故子宫内膜癌应与引起阴道流血的各种疾病相鉴别。

(1)围绝经期阴道流血:首先应警惕是否为恶性肿瘤,以月经紊乱(经量增多,经期延长及不规则阴道流血)为主要表现,应详细行妇科检查,了解阴道、宫颈、宫体、附件有无异常情况存在,如无异常发现,除细胞学检查外,应分段诊刮活检明确诊断。

(2)萎缩性阴道炎:主要表现为血性白带。检查时可见阴道黏膜变薄、充血或有出血点、分泌物增多等表现,治疗后可好转,必要时可先抗感染治疗后,再做诊宫术以排除子宫内膜癌。

(3)子宫黏膜下肌瘤或子宫内膜息肉:有月经过多或经期延长症状,可行 B 超检查、宫腔镜检查及分段诊刮以确定诊断。

(4)子宫颈管癌、子宫肉瘤及输卵管癌:均可有阴道排液增多或不规则流血。子宫颈管癌因癌灶位于子宫颈管内,子宫颈管变粗、硬,或呈桶状。子宫肉瘤可有子宫明显增大、质软。输卵管癌以间歇性阴道排液、阴道流血、下腹隐痛为主要症状,可有附件包块。分段诊刮及 B 超可协助鉴别。

七、治疗

子宫内膜癌治疗参照 NCCN 指南及 FIGO 指南,以手术、放疗、化疗和内分泌治疗为主要治疗方法。根据患者病理类型、病变范围、一般情况、年龄、生育要求等因素进行综合评估,制订个体化治疗方案。

1.手术治疗 手术分期为首选治疗方法。

(1)手术方式:开腹、腹腔镜、机器人手术均可实施。

(2)探查:进腹后立即结扎或闭合输卵管避免肿瘤受压力影响经输卵管扩散,进行盆腹腔冲洗细胞学检查。仔细探查触摸包括腹腔内脏器、大网膜、肝、子宫直肠陷凹,附件表面,寻找可能的转移灶。仔细探查和触摸可疑或增大的盆腔和腹主动脉旁淋巴结。

(3)标准手术步骤:包括筋膜外全子宫双侧输卵管卵巢切除。对于宫颈间质累及病例,NCCN(2016)指南建议行广泛全子宫双附件切除术,但 FIGO 肿瘤报告(2015)认为切缘阴性的单纯全子宫切除加盆腔淋巴结清扫已足够。

(4)淋巴清扫:尽管分期手术需要进行淋巴清扫,但是否行腹腔和腹主动脉旁淋巴清扫仍存在争议。低危患者(内膜样腺癌 Ⅰ 期,G1~2,病灶局限于内膜层或浅肌层浸润)可行淋巴活检。研究显示,低危患者淋巴结转移率为 2.4%。高危患者仍应行完整的淋巴清扫。手术分期通常需要切除髂内、髂外、髂总及闭孔淋巴结。对于高危患者(如怀疑腹主动脉或髂总淋巴结转移,存在附件转移、盆腔淋巴结转移、深肌层浸润,组织学为高级别、浆液性癌、透明细胞癌或癌肉瘤)还应行腹主动脉旁肠系膜下动脉下区域和肾静脉下区域清扫。前哨淋巴结活检可用于肿瘤明显局限于子宫,影像学检查无子宫外转移证据的病例,高危组织学类型(浆液性癌、透明细胞癌和癌肉瘤患者)慎用该技术。

(5)浆液性癌、透明细胞癌或癌肉瘤者应行大网膜活检。

2.放射治疗 是治疗子宫内膜癌的重要治疗方法,是对手术病理分期后具有高危因素患者的重要辅助治疗,或作为手术范围不足的补充。当今有 60%~70% 的子宫内膜癌患者的治疗与放疗有关。与手术相结合的综合治疗是当今治疗子宫内膜癌常用的基本方法,对于某些不适于手术的病例,单纯放疗也可达到很高的治愈率。

(1)单纯放疗:适用于各期子宫内膜癌的治疗,目前临床上主要用于晚期或有严重内科疾患、高龄和无法手术的患者,可按临床分期进行放疗。子宫内膜癌单纯放疗包括外照射放疗和腔内放疗两部分。外照射主要负责蔓延和转移病灶的治疗,照射单位除了盆腔淋巴引流区外,部分应包括髂总动脉旁淋巴引流区和腹主动脉旁淋巴引流区。腔内照射(后装)高剂量率一般采用如下剂量:A 点及 F 点总剂量为 45~50Gy,每周 1 次,分 6~7 次完成。为使子宫肌层剂量达到 50Gy 以上,有的单位采用每次 10Gy,分 4~5 次进行。随着三维近距离照射的推广,采用以影像为基础的治疗计划,NCCN 指南建议,治疗靶区包括全部宫体、宫颈和阴道上段。2Gy 分次放射等效剂量相当于常规 2Gy 分次放射的

"等效生物剂量"（equivalent dose in 2Gy/f,EQD2）。单纯放疗通常外照射加腔内放疗,体外照射剂量:45~50Gy/5~6周,加近距离放疗后,肿瘤区（GTV）EQD2 总剂量应达到 80~90Gy,临床靶区（CTV）EQD2 总剂量应达 48~70Gy。危及器官限量:直肠 D2cc 不超过 75Gy,膀胱 D2cc 不超过 80~100Gy。

（2）术前放疗:主要目的是为了控制、缩小癌灶,创造手术机会或缩小肿瘤范围,提高手术切除率。Ⅰ期、Ⅱ期的子宫内膜癌术前给半量腔内照射,2 周后手术;Ⅲ期、ⅣA 期则应以放疗为主,全量的腔内及体外照射,放疗后 8~10 周仍有肿瘤残留并有手术机会者,争取根治切除或减瘤手术。主要方法如下。

1）全剂量照射:腔内加体外照射同单纯放疗。

2）腔内照射:腔内照射 45~50Gy,完成照射后 8~10 周手术;部分行腔内术前放疗:A 点及 F 点总剂量不低于 20Gy,分 2~3 次完成,每周 1 次,放疗后 10~14 天切除子宫及双侧附件。

3）术前体外照射:不适合腔内照射者（如子宫>妊娠 10~12 周子宫,或有宫腔以外播散者）,盆腔外照射剂量 45~50Gy,5 周完成,术后 6~8 周再行手术探查。

（3）术后放疗:术后放疗是对手术病理分期后具有高危因素患者补充治疗的重要辅助治疗,或作为手术范围不足的补充。NCCN 指南建议子宫内膜癌术后辅助放疗的治疗原则见子宫内膜癌。对于Ⅳ期患者,行以化疗为主的姑息治疗±姑息放疗。

1）外照射+腔内放疗:术后放疗尽量采用三维适形放疗或调强放疗,术后外照射总剂量 45~50Gy,5~6 周完成,可结合 2~3 次的高剂量率腔内照射使总剂量达到 75~80Gy,一般剂量为（4~6）Gy×（2~3）F。术后放疗在阴道残端愈合就可近距离放疗,最好在术后 12 周内进行。术后外照射是否联合腹主动脉旁淋巴引流区目前尚存争议。照射前行肾扫描定位,并加以保护,若术前已行体外放疗,应减少术后照射剂量。

2）术后单纯腔内放疗:通常方案为 7Gy×3F 或 5.5Gy×4F（黏膜下 0.5cm）,或 6Gy×5F（黏膜表面）。

总之,放疗与手术相结合的综合治疗方法是目前子宫内膜癌治疗的主要方法。在制订治疗方案时,应对放疗、手术治疗等进行综合考虑,尽量避免治疗过度或不足,对放疗方法、剂量及手术范围做出适当的选择。在放射治疗时,放射剂量的合理分布是取得良好疗效的保证。特别是腔内治疗时,应进行准确的宫腔深度探测,宫腔源位置与宫腔深度的认真核对,使放疗剂量既要充足又要分布较为合理,这样才有望获得较好的疗效。

3.系统治疗　用于复发、转移或高危患者。

（1）化疗:在患者能够耐受的情况下,尽量使用多药联合化疗。

1）多药联合化疗方案:卡铂/紫杉醇;卡铂/多西紫杉醇;顺铂/阿霉素;异环磷酰胺/紫杉醇（癌肉瘤为 1 级证据）;顺铂/阿霉素/紫杉醇;顺铂/异环磷酰胺（用于癌肉瘤）。

2）化疗方案:①卡铂+紫杉醇（1 级证据）:卡铂（AUC=6）+紫杉醇 135mg/m²,或多西紫杉醇 75mg/m²;②针对癌肉瘤:选用紫杉醇+异环磷酰胺（1 级证据）,紫杉醇 135mg/m²,d1+异环磷酰胺 1.69g/m²,iv,d1~d3,Mesna 解毒。6~8 个疗程。

3）放化疗联合应用方案:TP（紫杉醇+卡铂）化疗 1~2 次后,顺铂 iv 维持 1~2 小时,

d1 和 d22,盆腔外照射每周 5 天,共 6 周。同步放化疗至少 3 周后,再化疗 2~4 次。

4)单药化疗方案:顺铂;拓扑替康;卡铂;贝伐单抗;阿霉素;西罗莫司;脂质体阿霉素;多西紫杉醇(2B 类证据);紫杉醇;异环磷酰胺(用于癌肉瘤)。

(2)激素治疗:包括甲地孕酮/他莫昔芬交替使用、孕激素制剂、芳香化酶抑制剂、他莫昔芬。对 6 项随机对照试验的荟萃分析结果显示辅助孕激素治疗对患者预后无改善。

4.子宫内膜癌的综合个体化治疗

(1)子宫内膜样腺癌的处理

1)手术:病灶局限于子宫体者:能耐受手术者,行全子宫双输卵管卵巢切除加手术分期。子宫内膜样腺癌 G1~2,病灶局限于内膜或浅肌层浸润,癌灶直径小于 2cm 者可考虑不做盆腔淋巴结切除术。但如术前影像学或术中触摸提示有可疑或增大的盆腔和(或)腹主动脉旁淋巴结均需切除。

术前如果怀疑有宫颈间质累及,应做宫颈活检或 MRI,如果为阴性,行全子宫双输卵管卵巢切除加手术分期。如病理提示间质累及或大块病灶累及,NCCN(2016)建议行广泛全子宫切除+双附件切除+手术分期;或放疗(75~80Gy A 点/宫旁剂量),6 周后筋膜外全子宫+双附件切除+手术分期。如宫颈累及不适合一期手术,予肿瘤靶向放疗±化疗或化疗,治疗后如可手术予手术治疗。

怀疑子宫外有转移病变:术前应用 CT/MRI,CA125 评估,采用手术、放疗、化疗的综合治疗。如果是腹腔内累及(比如腹腔积液,大网膜、淋巴结、附件包块,腹膜包块),行全子宫切除+双附件切除+手术分期,尽可能做满意的瘤体减灭术,可考虑术前化疗。无法切除的子宫外盆腔内病变(阴道、宫旁转移、膀胱/直肠病变):行盆腔放疗+阴道近距离放疗、化疗、手术综合治疗。腹腔外转移、肝转移,予化疗和(或)放疗和(或)激素治疗,可考虑姑息性全子宫+双附件切除。

2)完全手术病理分期后处理:根据手术病理分期及是否具有高危因素制订术后辅助治疗方案。高危因素包括病理为高级别、浆液性癌、透明细胞癌或癌肉瘤,深肌层浸润,年龄>60 岁,淋巴血管累及,肿瘤直径大于宫腔一半(或直径大于 2cm),子宫下段受累。①ⅠAG1 无高危因素:观察;②ⅠAG1 有高危因素,ⅠAG2~3 和ⅠBG1~2 无高危因素:观察或阴道近距离放疗;③ⅠAG2~3 和ⅠBG1~2 有高危因素:观察或阴道近距离放疗±盆腔外照射;④ⅠBG3 无高危因素:阴道近距离放疗±盆腔外照射或观察;⑤ⅠBG3 有高危因素:盆腔外照射±阴道近距离放疗±化疗(支持化疗的证据:2B);⑥ⅡG1~2:阴道近距离放疗±盆腔外照射,对于无高危因素的ⅡG1~2,广泛手术后切缘没有累及者,观察或单纯阴道近距离放疗是可以接受的选择;⑦ⅡG3:盆腔外照射±阴道近距离放疗±化疗(支持化疗的证据:2B);⑧ⅢA:化疗±放疗或肿瘤靶向放疗±化疗或盆腔外照射±阴道近距离放疗;⑨ⅢB~C:化疗和(或)肿瘤靶向放疗;⑩Ⅳ:肿瘤细胞减灭术后无残留或仅有腹腔内显微镜下残留灶者予化疗±放疗。

3)不完全手术分期:ⅠAG1~2,浅肌层浸润,无淋巴血管转移,病灶直径<2cm 者,定期随访。其余病例行分期手术或影像学检查。如影像像学检查无阳性发现,按手术病理分期Ⅰ期或Ⅱ期处理;如影像学检查阳性或可疑,应予以再次分期手术或病理检查明确

转移者,按相应手术病理分期进行辅助治疗。

(2)子宫内膜浆液性癌、透明细胞癌或癌肉瘤的处理:手术分期同卵巢癌,尽可能行满意的瘤体减灭术。ⅠA观察或化疗±阴道近距离放疗或肿瘤靶向放疗。其余病例行化疗±肿瘤靶向放疗。

(3)复发或转移性子宫内膜癌的治疗:子宫内膜癌的复发率约20%,其中70%的复发局限于盆腔,30%为远处转移。

局部复发无远处转移,复发部位无放疗史者,或复发部位仅有腔内照射史者,放疗加腔内照射或手术探查病灶切除加术中放疗。术中探查如肿瘤局限于阴道,阴道外累及但盆腔淋巴结无转移,予以肿瘤靶向放疗±阴道近距离放疗±化疗;如阴道外累及伴腹主动脉旁淋巴结或髂总淋巴结转移,行肿瘤靶向放疗±化疗;有上腹部或腹膜显微镜下累及者,予以化疗±肿瘤靶向放疗;上腹部大块病灶残留者处理同播散性转移。复发部位有外照射史者行手术探查病灶切除±术中放疗或激素治疗或化疗。

孤立性转移者考虑手术切除和或放疗或消融治疗,可考虑激素治疗或化疗。

播散性转移者肿瘤为低级别或无症状或FR/PR阳性者酌情激素治疗,其余予以化疗或姑息放疗。

5.子宫内膜增生过长、早期子宫内膜癌及子宫内膜不典型性增生保留生育功能治疗

(1)子宫内膜增生过长治疗:不伴不典型的增生过长患者进展为子宫内膜癌的风险低(1%~3%)。治疗的目标是防止少数女性进展为癌症和控制异常子宫出血。可供选择的治疗方案如下。

1)醋酸甲羟孕酮(安宫黄体酮)周期用药方案:月经周期第10~12天起,醋酸甲羟孕酮10mg/d,口服,共12~14天。孕激素后半周期疗法每月至少用药12~14天。在一项纳入376例不同程度的子宫内膜增生过长女性的病例系列研究中,女性每月接受孕激素治疗7天、10天或13天,并持续3~6个月,获得完全逆转的患者分别有81%、98%和100%。

2)醋酸甲羟孕酮连续治疗方案:10mg/d,口服,持续3~6个月。与周期性用药方案相比,连续给药方案较为简便,但疗效不如后半周期治疗,在治疗期间可能出现点滴阴道出血,患者依从性较差。

3)左炔诺孕酮宫内缓释系统(LNG-IUS):使用这种孕激素释放系统对于要求使用该避孕方式的女性尤其有用。子宫内膜活检可在宫内节育器在适当位置的情况下进行。一项包含24项观察性研究(共纳入1001例女性)的系统评价发现使用LNG-IUS治疗,相比于口服孕激素类,对复杂性(92% vs. 66%)和不典型(90% vs. 69%)增生都具有明显较高的逆转率。

4)雌激素-孕激素联合口服避孕药:这种选择适用于需要使用这种避孕方式和(或)不能耐受孕激素类治疗的女性。临床实践显示对于围绝经期雌激素水平较低,单纯服用孕激素不能诱发撤退性出血的患者也可考虑采用含少量雌激素的口服避孕药物治疗。

5)微粒化黄体酮(100~200mg)阴道用药:在一项研究中,在月经周期中从第10天至第25天使用该药物,共3~6个月,91%不伴不典型的子宫内膜增生过长逆转为正常子宫内膜,治疗后6个月的复发率为6%。

6)诱导排卵:使育龄女性黄体形成从而使子宫内膜暴露于孕激素环境。对于希望妊

娠的不伴不典型的子宫内膜增生女性可能是一个不错的选择。但需注意可能由于内膜病变尚未治愈而导致不易妊娠或流产。另外,对于近期无生育要求的妇女,过度诱导排卵可能导致卵巢功能耗竭。因此,医师在决定启动诱导排卵前应进行慎重评估。

治疗期间随访应采用子宫内膜取样进行随访。建议每3~6个月进行一次超声检查及子宫内膜取样评估治疗效果。如果治疗3~6个月后没有逆转为正常子宫内膜,可以增加孕激素剂量或可采用联合全身性激素和LNG~IUS。如果进展为不典型增生或子宫内膜癌,应给予恰当治疗。

(2)早期子宫内膜癌及子宫内膜不典型性增生保留生育功能治疗:有29%的子宫内膜不典型增生患者会进展为子宫内膜癌。若没有生育要求,全子宫切除术是患子宫内膜不典型增生过长和早期子宫内膜癌的首选治疗方法。保留生育功能治疗仅适用于经严格选择的有强烈保留生育功能愿望的患者。

1)适应证:诊断性刮宫病理诊断为子宫内膜不典型性增生或内膜样腺癌G1,并经病理专家会诊;影像学检查(最好为MRI)证实病灶局限于子宫内膜,无肌层浸润、附件累及或远处转移证据;无药物治疗或妊娠禁忌证,有良好的依从性,并充分告知保留生育功能治疗并非标准治疗方案。

2)禁忌证:合并严重内科疾病;肝肾功能严重受损者;合并其他类型的子宫内膜癌或其他生殖系统恶性肿瘤者;合并乳腺癌或其他不能应用孕激素的激素依赖性肿瘤;深静脉血栓、脑卒中、心肌梗死高风险者;年龄大于35岁吸烟者。

3)药物治疗:①醋酸甲地孕酮:160mg,每天1次,为初始剂量,口服及胃肠外给药途径均有效。治疗期最少3个月,根据治疗效果延长给药时间,一般不超过1年,根据治疗效果给药剂量可增加至320mg,每天1次;②醋酸甲羟孕酮200~1800mg,口服,每天1次,一般初始剂量为500mg,每天1次;③LNG-IUS:对1001例病例观察性研究显示LNG-IUS对子宫内膜复杂增生转化率为92%,不典型性增生为90%。

治疗期间应每3个月进行一次内膜活检评估治疗效果。如治疗过程中病情进展或治疗9~12个月仍无改善,认为治疗无效,应切除子宫或改用其他治疗方案。如内膜逆转应尽早行辅助生育治疗,完成生育者或随访内膜活检发现病情进展者应行全子宫双输卵管卵巢切除加手术分期。

一项荟萃研究分析了45项研究共391例病例,其中72%为子宫内膜样腺癌1级,绝大多数患者(74%)采用醋酸甲羟孕酮或醋酸甲地孕酮治疗,结果如下:完全反应率为78%,中位反应时间为6个月。自然怀孕率为36%。复发率为25%,中位复发时间为24个月。

八、预防

1.因子宫内膜癌病因尚不明确,目前尚不能预防其发生,因此,重点应放在早期发现、早期治疗上。对绝经后出血,更年期月经紊乱应注意排除子宫内膜癌的可能,对年轻妇女月经紊乱治疗无效者,也应及时做B超检查和子宫内膜检查。重视子宫内膜癌的癌前病变,对已证实有子宫内膜不典型增生等癌前病变者,根据患者情况宜行全子宫切除术,有生育要求者应及时给予大剂量孕激素治疗并监测病情变化。

2.严格掌握激素替代治疗的适应证,并合理使用,对更年期及绝经后妇女更应慎用。

对有子宫的妇女,在应用雌激素的同时宜适当应用孕激素保护子宫内膜,并严密监测。

3.改变生活习惯,节制饮食,加强锻炼,通过控制高血压、糖尿病、肥胖等"富贵病"的发生减少子宫内膜癌的发病率。

九、随访

1.随访时间　第 1 年每 3 个月随访 1 次,第 2 年每 4 个月随访 1 次,第 3~5 年每 6 个月随访 1 次。5 年以后每年随访 1 次。

2.随访内容

(1)关于症状、生活方式、肥胖、运动、营养咨询、性健康、阴道扩张器及阴道润滑剂使用的健康宣教。

(2)盆腔检查,术后无症状患者不推荐阴道细胞学检查。

(3)CA125,HE4。

(4)对Ⅲ~Ⅳ期患者前 3 年可每 6 个月行胸部/腹部/盆腔 CT 检查,第 4~5 年可间隔 6~12 个月行上述检查,对于可疑转移的患者,推荐全身 PET/CT 检查。

(5)有条件时开展遗传学咨询和基因诊断。

第七章 不孕症

第一节 输卵管性不孕

女性输卵管在早期卵子受精、胚胎运送中具有关键作用,参与多个生理步骤。由输卵管异常引起的不孕症称为输卵管性不孕,占女性不孕因素的 25%~35%,是导致女性不孕的最主要病因之一。多种病变如输卵管炎症等可引起输卵管通畅性改变,另有输卵管手术、输卵管畸形等因素也可导致输卵管结构的改变,以上异常均可影响输卵管拾卵和运送胚胎的功能,从而导致不孕。

一、病因病理

多种因素均可导致输卵管通畅性改变及结构异常,从而影响输卵管的功能。现阶段研究发现,导致输卵管性不孕的病因主要包括如下几种。

1.盆腔炎 是输卵管性不孕的主要病因,可导致输卵管黏膜炎和输卵管周围炎,影响输卵管通畅性,从而导致不孕。引起盆腔炎的病原体主要有两个来源。

(1)内源性病原体:主要来源于寄居阴道内的微生物群,由需氧菌和厌氧菌组成,常见需氧菌有大肠埃希菌、金黄色葡萄球菌和溶血性链球菌等,常见厌氧菌有消化球菌、脆弱拟杆菌和消化链球菌等。这些病原体在阴道抵抗力下降或外界环境改变时失去平衡,会损伤输卵管黏膜,导致输卵管的炎性充血、渗出,输卵管纤毛受损及输卵管积水,侵犯盆腔导致盆腔不同程度的粘连。

(2)外源性病原体:主要为性传播疾病的病原体,包括梅毒螺旋杆菌、淋病奈瑟球菌(NG),以及非淋性疾病如沙眼衣原体(CT)、解脲支原体(UU)、人型支原体(MH)等。淋病奈瑟球菌、沙眼衣原体、支原体感染寄居在泌尿系统或生殖道黏膜上,继而上行感染、蔓延,导致输卵管管腔狭窄、粘连,损伤输卵管的形态,破坏蠕动功能及通畅度,导致输卵管的不通畅甚至阻塞,影响精卵结合而引起女性输卵管性不孕。

慢性输卵管炎引起输卵管部分黏膜缺失,管壁厚度异常,甚至局部断裂,大量纤维组织增生及形成肉芽组织,长期严重的慢性炎症可使管腔大量积液、黏膜萎缩消失,形成输卵管积水表现。有文献报道,因输卵管因素接受体外授精-胚胎移植(IVF-ET)治疗的妇女有 25%存在 B 超下可见的输卵管积水。荟萃分析发现,伴有输卵管积水者较无积水者胚胎移植术后临床妊娠率降低 50%,且自然流产率增加。B 超下可见的输卵管积水者比未见积水者胚胎移植术后妊娠率下降更为显著。即使是单侧输卵管积水,IVF-ET 的妊娠率也明显下降。输卵管积水者如行手术治疗可提高胚胎移植术后妊娠率和活产率。因此,推荐输卵管积水患者胚胎移植术前先行处理输卵管积水。由于输卵管积水为中重度输卵管炎性改变,管腔积液中含有大量的炎症细胞,而积液倒流造成子宫内膜容受性降低,同时大量促炎因子及炎症细胞产生胚胎毒性作用,以及输卵管积水的机械冲刷作用,均为导致输卵管积水患者胚胎移植成功率降低的可能机制。轻度输卵管远端梗阻,腹腔镜下表现为输卵管轻度积水、输卵管管腔扩张轻微(≤3cm)、管壁柔软、黏膜皱襞存在且输卵管内膜丰富、周围粘连疏松的轻度损害。重度输卵管远端梗阻,腹腔镜下表现为输卵管管腔明显扩张、管壁增厚纤维化、伞端纤毛缺失和管周广泛致密粘连。应用Puttemans分类方法可评估输卵管腔内壶腹部黏膜的病理改变,检查包括黏膜嵴有无分离、变平,黏膜嵴之间有无局部或广泛粘连,黏膜嵴是否消失,管壁颜色,有无充血或管壁苍白,管腔内有无炎性渗出物。病理学检查对输卵管病变严重程度的判断标准如下。

1)正常输卵管:输卵管壁、黏膜形态正常,未见炎症细胞浸润。

2)轻度炎性改变:输卵管壁、黏膜形态大致正常,炎症细胞每高倍镜视野<10个。

3)中度炎性改变:输卵管壁稍增厚或扩张变薄,黏膜层轻度充血,部分黏膜缺失,炎症细胞散在分布或仅在局部聚集,每高倍镜视野10~30个。

4)重度炎性改变:输卵管壁明显增厚,黏膜充血水肿,血管破裂出血,可见大量含铁血黄素,上皮细胞肿胀,大量淋巴细胞、中性粒细胞及浆细胞浸润,炎症细胞每高倍镜视野>30个,输卵管管腔充满积液、黏液或脓性液体,长期性炎症还可出现输卵管黏膜间质纤维化,黏膜层萎缩。

2.输卵管妊娠史或者手术史 可导致输卵管损伤的主要原因包括输卵管妊娠破裂或手术史。输卵管部位妊娠物种植可直接破坏输卵管,导致输卵管形态及功能受损,影响精卵结合及胚胎输送。如输卵管妊娠行药物保守治疗时,疗程较长,机体对胚胎死亡病灶的吸收较缓慢,容易诱发输卵管炎症及免疫反应,影响输卵管通畅程度,导致其功能障碍。当输卵管妊娠行手术治疗,在行妊娠病灶切除术中因需彻底清除妊娠组织及术中需尽快止血,可致输卵管术后存在不同程度的损伤;若手术切除患侧输卵管,则因患侧输卵管缺失导致患侧功能完全丧失。所以,输卵管妊娠可损害甚至毁灭输卵管,从而导致输卵管性不孕。并且,输卵管妊娠治疗后再次妊娠,重复性异位妊娠发生率也明显增加。另外,既往行输卵管绝育或输卵管部位相关手术,尤其是腹腔镜下电凝输卵管及硅胶环套术绝育,同样可造成输卵管损伤导致输卵管性不孕。

3.输卵管发育不良 高等脊椎动物的雌性生殖系统包括卵巢、输卵管、子宫、阴道和外生殖器。雌性生殖道来源于胚胎期的中胚层间质细胞,经历间质上皮转化形成早期的管状结构,称为米勒管。随后米勒管逐渐延伸分化,形成包括输卵管、子宫、宫颈和部分阴道在内的完整雌性生殖道。输卵管借由伞部与卵巢相通,后部则与子宫相连,是完成受精和早期胚胎发育的主要场所。先天因素主要为输卵管发育不良,较为罕见,输卵管发育异常可分以下几种情况。

(1)输卵管长度过长或过短:大于14cm称为输卵管过长,小于6cm称为输卵管过短,无论输卵管过长、过短均易导致输卵管功能异常,影响精卵的结合。

(2)输卵管系膜囊肿:输卵管系膜内囊肿可压迫输卵管,使输卵管管腔狭窄或因输卵管受压扭曲,影响其通畅度及其蠕动功能,导致输卵管性不孕。

(3)输卵管副伞:因输卵管末端存在副伞,与正常输卵管竞争卵子及精子的运输,故精子和卵子无法在正常的输卵管管腔相遇结合,导致不孕。

（4）伞端发育异常:输卵管伞端因发育异常导致其位置异常或结构缺损,影响拾卵功能,导致输卵管性不孕。

（5）输卵管缺失:缺失者常伴有子宫先天性发育异常,常需借助辅助生殖技术。

（6）输卵管憩室:输卵管憩室常因受精卵着床于憩室内引起输卵管妊娠及破裂出血。

（7）输卵管肌层发育不良、无管腔或管腔不通等。

4.子宫内膜异位症　是妇科较常见的一种疾病,也可以导致女性输卵管性不孕的发生。发生在输卵管及其周围的子宫内膜异位可导致正常生殖器官的解剖结构遭到破坏,从而影响输卵管的蠕动功能或者引起输卵管的管腔闭塞,同时也可引起盆腔内生殖器官及其周围组织的粘连。但子宫内膜异位症通常不导致输卵管黏膜层的损伤。有报道指出,1/3~1/2 的不孕症女性同时患有子宫内膜异位症;另外,1/3~1/2 的子宫内膜异位症女性同时也合并不孕症。

5.其他　子宫肌瘤或肿瘤压迫输卵管,使输卵管管腔狭窄或因输卵管受压扭曲,影响其通畅度及蠕动功能,导致输卵管性不孕。

二、检查与诊断

1.子宫输卵管造影(hysterosalpingography,HSG)　是诊断输卵管通畅性的首选检查。HSG 方便、廉价,同时也有一定的治疗作用。HSG 可以检查并反映输卵管通畅性,判断输卵管梗阻部位,并有助于评估输卵管周围炎症情况。一项荟萃分析发现,HSG 的灵敏度和特异度分别为 53% 和 87%,随后的一项荟萃分析报道其灵敏度和特异度高达 95% 和 93%。如果 HSG 提示输卵管通畅,则输卵管梗阻的可能性很小。HSG 的缺点主要为对输卵管近端梗阻有较高的假阳性率(50%)。因此,对于 HSG 提示输卵管近端梗阻的患者可进一步检查排除由于黏液栓、组织碎片堵塞或子宫输卵管口痉挛导致的假阳性。

2.超声子宫输卵管造影(hysterosalpingo-contrast sonography,HyCoSy)　评估输卵管通畅性有一定价值,该技术的推广尚待进一步验证。HyCoSy 是近 20 年来新兴的检查手段,2016 年的荟萃分析发现,HyCoSy 对输卵管通畅性诊断的灵敏度和特异度为 92% 和 91%。2014 的一篇回顾性研究指出 HyCoSy 灵敏度和特异度较 HSG 高,但 HyCoSy 较 HSG 检查结果为“不确定”(无法确定输卵管是通畅还是堵塞) 的比例更高(8.8% vs. 0.5%),且 HyCoSy 检查准确程度对超声检查医师的依赖性很大,其推广和普及有待进一步验证。与 HSG 相比,HyCoSy 无放射性,可发现子宫和卵巢病变,对子宫黏膜下肌瘤、宫腔息肉、宫腔粘连等病变的诊断有更高的灵敏度。对于怀疑有子宫内膜病变的患者,或患者对 HSG 的放射性有顾虑时,可选择有经验的超声医师行 HyCoSy 检查。

3.宫腔镜下插管通液　可作为排除假性近端梗阻的一种检查方式。2015 年美国生殖医学学会(ASRM)关于女性不孕诊断的共识中指出,宫腔镜下插管通液可以对 HSG 提示的输卵管近端梗阻进行确认和排除。宫腔镜可直接观察到患者的宫腔情况,并在检查的同时给予治疗,故合并有宫腔病变的患者可选择宫腔镜下插管通液评估输卵管通畅性。

4.腹腔镜下亚甲蓝通液　是目前评估输卵管通畅性最准确的方法,但因操作复杂、价格昂贵等原因,不作为首选。腹腔镜检查可作为其他检查手段发现可疑输卵管病变的确诊方法,对同时合并生殖系统病变需要腹腔镜手术处理者,可直接选择腹腔镜下亚甲蓝通液作为检查手段。但腹腔镜诊断也有3%左右的假阳性率,且因价格昂贵、需要住院及可能面临手术相关的并发症,腹腔镜检查只能作为输卵管性不孕的二线诊断方法。

5.经阴道注水腹腔镜(transvaginal hydrolaparoscopy,THL)　是一种由内镜经阴道后穹窿穿刺进入盆腔,以生理盐水作为介质直接观察盆腔的检查方法。THL与传统腹腔镜的主要区别如下。

(1)手术入路不同:传统腹腔镜由腹壁进入盆腔,距离盆腔器官距离远,视角由上而下,不便于在自然生理位置观察输卵管及其伞端结构(需要输卵管钳抓持和牵拉);而THL由阴道后穹窿进入盆腔,是观察盆腔器官生理位置的最佳视角。

(2)膨腹介质不同:传统腹腔镜由CO_2膨腹,盆腹腔压力大;而THL由生理盐水膨腹,总灌流量不足300mL,盆腹腔压力小,输卵管及伞端黏膜漂浮在液体中更便于准确观察细微结构。

(3)操作环境不同:传统腹腔镜需住院在全身麻醉下实施,术后仍需住院观察数天;而THL在门诊局部麻醉下即可完成,术后门诊观察2小时即可离院。

6.输卵管镜　可作为评估输卵管功能的补充手段,但作为常规诊断手段证据不足。输卵管镜可了解输卵管内部的黏膜情况,可配合腹腔镜更全面地评估输卵管功能。有研究发现输卵管镜检查结果对患者的生育结局有较好的预测作用,在输卵管病损程度的评估方面,腹腔镜和输卵管镜检查有很高的吻合度,但因为输卵管镜检查需要腹腔镜配合进行,对设备要求高,价格昂贵,且缺乏统一的对于输卵管镜下输卵管病变程度的评价标准,目前临床应用较少,循证医学证据不足。

三、治疗

1.保守治疗　目前保守治疗方式多采用中医治疗。中医认为输卵管积液积水属中医所说的"带下病""少腹痛""腰痛""经病疼痛"等范畴。中医辨证多属下焦湿毒下注,寒邪侵袭,气血瘀滞,经脉不通,气机不畅。下焦为肝肾二脏与冲任二脉所居之地,湿毒稽留,湿毒、寒邪内侵,气机阻滞,血脉瘀阻,致使肝失疏泄,肾不化水,任脉不利,冲脉不固,诸症渐致而成,引发诸多不适症状和病理表现。因此,中医治疗输卵管积液积水以解毒祛湿、驱寒、暖宫、利水、消炎、化痛、通络、散结、活血化瘀,兼顾扶正固本为基本法则。给药方式包括口服中药、中药外敷、中药灌肠等。

2.介入治疗　主要适用于输卵管近端梗阻的患者。主要手术方式是输卵管插管疏通术。如果插管疏通术后6个月未孕推荐行IVF－ET。不推荐行宫腔镜下插管通液(GPP)。

输卵管近端阻塞占输卵管性不孕的10%~25%,阻塞原因包括黏液栓、不规则碎片和子宫输卵管口痉挛,也可以是峡部结节性输卵管炎(SIN)和盆腔炎性疾病或内异灶引起的纤维化造成的真正解剖意义上的梗阻。除了HSG清晰显示SIN引起的近端梗阻,其他阻塞可以尝试行选择性输卵管插管通液和导丝疏通术。荟萃分析提示输卵管插管疏通的复通率约为85%,但术中输卵管穿孔的发生率为30%~11%,且约1/3的输卵管会在疏通术后半年内重新阻塞。输卵管插管疏通可在X线透视、超声引导或宫腹腔镜联合下完成。经X线透视下插管疏通术后妊娠率为23%~29%,而腹腔镜监视下插管疏通术后妊娠率为26%~37%,究其原因可能是腹腔镜直视下插管疏通损伤较小,且可同时处理盆腔及输卵管远端病变。输卵管疏通术后6个月妊娠率进入平台期。曾有报道显微输卵管子宫角植入术后可获得一定的活产率,但手术操作较复杂,异位妊娠率高达20%,且有妊娠期子宫角破裂的风险,故不推荐采用。

3.腔镜治疗或ART助孕　输卵管梗阻是患者接受IVF-ET治疗的最主要病因之一,其中最常见的临床病变是输卵管积水。对于存在输卵管积水的患者,为了减轻积水对宫腔的冲刷作用,降低胚胎毒性,输卵管切除和近端阻断术都是胚胎移植术前输卵管预处理的首选,但输卵管切除术应用更为广泛。其他治疗方式也各有利弊。输卵管栓塞术可作为特殊病例的选择性处理方式。输卵管积水穿刺抽吸也可提高胚胎移植术后妊娠率,但仅限于无积水复发的患者。输卵管腔内注射硬化剂也可作为治疗输卵管积水的方法之一。

(1)输卵管切除术:多个研究证实胚胎移植术前行输卵管切除术可提高妊娠率,是临床上开展最广泛的预处理方式。输卵管切除时应紧贴输卵管肌层外围进行,尽量保留输卵管浆膜层及卵巢供应血管。当卵巢及输卵管伞端粘连明显时,可酌情保留少许输卵管伞端组织以避免对骨盆漏斗韧带内的卵巢血管的损伤。手术中对盆腔粘连的分离应适可而止,不追求脏器的解剖复位,如手术异常困难或出现腹茧症,可改变手术方式为输卵管近端阻断或栓塞术。

(2)输卵管近端阻断术:通过离断或者缝扎输卵管间质部与峡部之间,以阻断积液反流宫腔,也是常用的胚胎移植前的预处理方式。其优点是既达到了阻断的目的又避免了输卵管切除可能造成的对血供的影响,手术操作相对简单。输卵管近端阻断术后同样可以提高胚胎移植术后的妊娠率。但单纯阻断后,输卵管远端积液仍然存在,患者腹胀、腹痛等症状无法消除,理论上近端阻断术后积水无法经宫腔排出,将加重输卵管积水,因此对于有条件的患者可行输卵管近端阻断加远端造口术以减少远端积水的不良影响。多数研究指出,使用结扎和电凝近端阻断的方法对卵巢储备功能都没有影响。一项随机对照试验(randomized control trial,RCT)发现,电凝后卵巢体积缩小,窦卵泡数减少。目前的证据显示,输卵管近端切除和阻断手术的并发症、术后异位妊娠发生率和远期影响与未行手术者相比没有显著性差异。

(3)输卵管栓塞术:Essure宫内节育器从2005年开始陆续被用于治疗无法进行腹腔内手术患者的输卵管积水栓塞。Essure宫内节育器在宫腔镜下进行放置,放置成功率为91%~99%,输卵管堵塞率为93%~100%,放置后IVF-ET妊娠率为31%~47%、分娩率为21%~36%。荟萃分析发现,胚胎移植术前行栓塞,术后妊娠率为34%~36%,较未行治疗的输卵管积水患者明显增高,但低于采用输卵管切除或近端阻断的患者。目前栓塞术应用的患者多数为不宜手术者,且操作相对简单,局麻下即可进行,故作为特殊病例的选择性处理也有可取之处。但是,Essure宫内节育器栓塞后流产率达到25%~38%,可能与宫腔内的卷尾线圈有关,同时也有少数患者因为子宫位置异常导致操作失败。因此,不推荐用于所有输卵管积水患者的预处理。

(4)输卵管积水穿刺抽吸:既往一些回顾性研究表明,输卵管积水穿刺抽吸可提高胚胎移植后的妊娠率,同时两项RCT进一步重现了这个结果。然而,这两项RCT都显示,穿刺后2周内有20%~30%的积水复发率,而积水复发患者的妊娠率显著低于无复发者。因此,对有手术顾虑、胚胎又较多的患者可先尝试输卵管积水穿刺抽吸术。近来有病例对照研究报道,穿刺抽吸积水后注射98%的乙醇硬化输卵管黏膜可提高胚胎移植术后的妊娠率,与其他不孕因素和输卵管切除患者的术后IVF-ET结局无差异。硬化剂造成的腹痛是术后主要不良反应,但类似报道数量较少,有待更多的前瞻性研究去证实其安全性和有效性。

4.不同类型输卵管异常的处理方式

(1)初发双侧输卵管梗阻:选择体外授精(in vitro fertilization,IVF)或手术治疗前需要对患者夫妇的生育能力进行充分评估,尤其是卵巢储备功能及男方精子质量。高龄、卵巢储备功能低下或合并其他不孕因素的患者推荐IVF-ET。双侧输卵管近端梗阻推荐直接IVF-ET。双侧输卵管远端梗阻可选择IVF-ET或手术治疗。采取治疗前需与患者夫妇充分知情同意,医师的技术特长和患者的意愿都应纳入考虑范畴。

IVF-ET技术已经日趋成熟,女方各种因素导致的配子运输障碍是IVF-ET的主要适应证。据报道,IVF-ET治疗每移植周期的妊娠率为50%,输卵管性不孕患者IVF-ET后的异位妊娠率为2.3%~3.7%。输卵管远端梗阻手术治疗后的总体妊娠率为25%~29%、异位妊娠率为9%~11%、活产率为22%~28%。存在卵巢储备功能低下者,自然妊娠率降低,年龄大于38岁的女性,活产率小于19.2%,故对高龄、卵巢储备功能低下或合并其他不孕因素者强烈建议IVF-ET。输卵管近端梗阻插管疏通术后的总体妊娠率为25%~30%、异位妊娠率为3%~5%。荟萃分析显示对于峡部结节性输卵管炎(SIN)和输卵管纤维化性阻塞,93%的患者无法再通。故对输卵管近端梗阻的患者推荐直接IVF-ET。

IVF-ET的优点是具有较高的成功率,创伤小,但存在卵巢过度刺激、多胎妊娠、费用相对较高、需要注射的药物较多等弊端。手术的优势是患者术后无须反复就诊,且每个月均可试孕,但其缺点是手术有可能会被缺乏经验的医师实施,也面临出现出血、感染、脏器损伤和麻醉反应等相关并发症的风险。同时,输卵管术后异位妊娠的风险也相对增高,且手术无法同时兼顾其他影响妊娠的因素。因此,选择IVF-ET或手术治疗前需要充分考虑患者的年龄、卵巢功能、男方精子质量、是否合并其他不孕因素、输卵管病变位置及程度、手术医师的经验,以及每种治疗的并发症、成功率、异位妊娠的风险、费用及患者的意愿等。

(2)复发性双侧输卵管梗阻及有输卵管妊娠病史的输卵管梗阻:复发性输卵管梗阻推荐直接IVF-ET。有输卵管妊娠病史的输卵管梗阻推荐直接IVF-ET(2C)。队列研究发现,二次输卵管整形手术的妊娠率明显低于初次手术。另有研究报道,既往输卵管手术史是异位妊娠的高危因素,且输卵管梗阻治疗术后积水复发率较高,故不建议患者反复进行输卵管整形术。有输卵管妊娠史者行输卵管整形术,术后妊娠率较无输卵管妊娠史者明显降低,术后异位妊娠率高达10.5%。异位妊娠保留输卵管的患者术后异位妊娠率为8.75%。故有输卵管妊娠史的输卵管梗阻患者推荐直接行IVF-ET治疗。

(3)单侧输卵管梗阻:卵巢储备功能正常、不合并其他不孕因素的单侧输卵管近端梗阻患者可先选择促排卵人工授精(controlled ovarian stimulation/intrauterine insemination,COS/IUI),3个周期未妊娠者可推荐行IVF-ET;单侧输卵管远端梗阻患者可选择IVF-ET或手术治疗。

单侧输卵管梗阻患者的理想治疗方案尚无定论。多项病例对照研究报道,单侧输卵管梗阻患者行单周期COS/IUI的妊娠率为15.9%~17.3%,3个周期COS/IUI的累积妊娠率为15.2%~30.9%,与不明原因不孕患者相当。其中单侧输卵管近端梗阻患者单周期COS/IUI妊娠率为21.7%~25%,3个周期COS/IUI累积妊娠率为21.8%~38.2%;单侧输卵管远端梗阻患者单周期COS/IUI妊娠率为12.5%~13.9%,3个周期COS/IUI累积妊娠率仅7.4%~19%。上述研究的对象均为年龄小于40岁患者。对于单侧输卵管远端梗阻患者手术治疗的相关报道较少,一项小样本病例报道指出,单侧输卵管远端梗阻行整形术后的妊娠率为43.5%,术后平均妊娠时间为13.4个月。近期的一项小样本量的队列研究发现,单侧输卵管积水患者行腹腔镜下输卵管切除术后妊娠率达52%,平均妊娠时间2~3个月,然而该结果有待于进一步数据积累和RCT。

(4)输卵管绝育术后:绝育术后患者可选择输卵管吻合术或IVF-ET。高龄、合并其他不孕因素者推荐直接IVF-ET。输卵管吻合术可在腹腔镜下实施。

一项针对10 689例患者的荟萃分析研究显示,输卵管绝育术后实施吻合术可获得42%~69%的妊娠率,异位妊娠率为4%~13%。在一些病例报道中,腹腔镜下输卵管吻合术的妊娠率也可达到69%~81%,疗效并不低于开腹手术。术后妊娠率与年龄、绝育方式及吻合后的输卵管长度均有关。很多研究认为,随着年龄的增长,术后妊娠率下降,37~40岁是转折点。银夹结扎患者吻合术后宫内妊娠率明显高于接受结扎、电凝阻断或其他不明方式绝育手术的患者。输卵管吻合术需要医师具有较高的手术技巧,术前应该充分告知患者输卵管吻合手术和IVF-ET各自的成功率和风险。若术中发现输卵管长度<4cm,或有明显的输卵管卵巢粘连,或合并Ⅲ~Ⅳ期子宫内膜异位症,建议放弃手术直接IVF-ET。

(5)输卵管远端病损严重程度分级:主要评定项包括输卵管扩张程度、管壁厚度、伞端皱襞存在比例、周围粘连范围和致密程度。病损分级对于治疗策略的选择和手术治疗的预后评估非常重要。目前输卵管病损的严重程度主要采用术中所见分级。常用的是美国生育协会提出的输卵管远端梗阻评分系统,该评分系统根据腹腔镜所见对输卵管远端病变和盆腔粘连情况进行评分。

(6)输卵管远端梗阻:手术方式的选择须根据手术治疗的预后情况决定。轻度输卵管远端积水或伞端粘连者可选择输卵管造口或输卵管伞端扩大整形术。重度输卵管远端梗阻者推荐行输卵管切除或近端阻断,后续IVF-ET。输卵管病变手术治疗后1年未妊娠者推荐行IVF-ET。

轻度输卵管远端梗阻,腹腔镜下表现为输卵管轻度积水、输卵管管腔扩张轻微(≤3cm)、管壁柔软、黏膜皱襞存在且输卵管内膜丰富、周围粘连疏松的轻度损害。文献报道,轻度的输卵管周围粘连或伞端缩窄,经粘连分离和伞端整形后自然妊娠率可达50%,因而对于此类患者,输卵管伞端整形术仍体现出一定的价值。重度输卵管远端梗阻,腹腔镜下表现为输卵管管腔明显扩张、管壁增厚纤维化、伞端纤毛缺失和管周广泛致密粘连,术后宫内妊娠率仅 0~22%,此类患者可建议行输卵管切除或近端阻断后行 IVF-ET。对于中度输卵管损害患者,术后妊娠率的报道极少,目前尚无推荐性意见,可与患者夫妇充分沟通后获得倾向性意见。综上,术中对输卵管病损程度的评估至关重要,由专业的医师选择合适的患者可以达到比较理想的术后妊娠率。输卵管手术后的累积妊娠率在 1 年内上升最快,2 年内到达平台期,因此术后尝试自然妊娠最佳时机为 1 年内,超过 1 年仍不孕者可推荐 IVF-ET,2 年仍不孕者强烈推荐 IVF-ET。

对于输卵管远端梗阻,推荐使用腹腔镜手术而非开腹手术。术中减少能量器械的使用以预防术后粘连的形成。目前尚无证据证明术中使用防粘连材料可以提高妊娠率。输卵管远端梗阻的手术治疗包括盆腔粘连分离、输卵管伞端整形及造口术。建议采用腹腔镜下手术矫治,原因是腹腔镜手术后妊娠率不低于开腹手术,且具有术后粘连少、恢复快的优点。术中尽量用冷刀锐性分离粘连,利用输卵管加压通液在远端薄弱溢液处钝性加锐性扩大,输卵管伞端黏膜外翻后行缝合或浆膜面烧灼固定。为了减少术后粘连发生,术中应尽可能减少能源设备使用,并间断性用生理盐水或乳酸林格液湿润术野。在前瞻性随机对照试验中,未发现使用防粘连药物、水剂或低分子量右旋糖酐有助于提高术后妊娠率,但有一些证据表明使用类固醇激素可以减少术后粘连发生并降低粘连程度。

(7)输卵管微小病变的识别、手术治疗:输卵管微小病变可能影响妊娠,腹腔镜下微小病变手术后可提高妊娠率。输卵管微小病变可能与子宫内膜异位症相关。

输卵管微小病变是指输卵管解剖结构的细微变化,包括输卵管伞端缩窄、输卵管副伞、附属输卵管、输卵管憩室、输卵管副开口、输卵管卷曲、输卵管系膜囊肿等。不孕症患者输卵管微小病变发生率较正常人高。大部分输卵管微小病变无法通过常规子宫输卵管造影明确,多在腹腔镜探查术中发现。既往认为输卵管微小病变是输卵管先天性变异,临床意义不大。但近期有文献报道,输卵管微小病变常与盆腔子宫内膜异位症同时存在,故认为可能与子宫内膜异位症相关。腹腔镜是治疗微小病变的首选推荐方式,可以根据不同的输卵管微小病变采取不同的治疗方式。对于微小病变手术治疗的预后证据较少,有研究表明输卵管副伞术后的妊娠率为66.7%,这种改善可能与内异症病灶的处理有关。

(8)输卵管积水对辅助生殖治疗的影响及治疗:输卵管积水降低胚胎移植术后妊娠率,推荐输卵管积水的患者胚胎移植术前先行处理输卵管积水。

5.输卵管切除术是否影响卵巢功能 恰当的输卵管切除术后卵巢储备功能不受影响。卵巢储备功能不良的患者可先行 IVF-ET 冻存胚胎,再处理输卵管,以避免手术可能损伤卵巢血供带来的不良影响。

输卵管切除术对卵巢储备功能的影响一直存在争议。有文献报道,输卵管切除术有损伤卵巢血供的可能,输卵管切除术后同侧卵巢窦卵泡数和卵巢血供减少,促排过程中卵巢反应性降低。但2016年发表的一篇荟萃分析发现,输卵管切除与未切除的患者相比,使用促排卵药物剂量和获卵数都没有显著差异。输卵巢功能不良者,为尽量避免手术损伤卵巢血供带来的不良影响,可考虑先行IVF-ET治疗冻存胚胎,之后再行输卵管手术,但目前缺少相关研究。

6.输卵管梗阻治疗术后的输卵管妊娠 输卵管术后输卵管妊娠者优先推荐腹腔镜下输卵管切除术。输卵管间质部妊娠推荐选择于宫角部位沿输卵管走行线性切开取胚后宫角修复术,也可选择氨甲蝶呤(MTX)局部注射或穿刺减胎治疗。

输卵管妊娠患者行保守手术不增加术后妊娠率,且持续性异位妊娠率升高,既往输卵管手术史是输卵管异位妊娠的最大危险因素,有输卵管手术史者发生异位妊娠的概率是无输卵管手术史者的4倍。因此对输卵管术后的输卵管妊娠,推荐行输卵管切除术。

输卵管间质部妊娠是比较少见的异位妊娠类型,但随着辅助生殖技术的广泛开展,其发生率有增高趋势,常见于同侧的输卵管切除或阻断术后,约占异位妊娠的2.5%,其病死率是其他部位异位妊娠的10~15倍。间质部妊娠宫角楔形切除术后,后续妊娠宫角破裂的概率升高。现在越来越多的学者倾向于行腹腔镜下或开腹宫角部位沿输卵管走行线性切开,取尽胚胎组织后,兜底缝合创面修复宫角,在腹腔镜下施行该手术以安全高效获得认可。间质部妊娠也可尝试MTX局部注射或穿刺减胎治疗。但不管采用手术治疗还是非手术治疗,均需在有开腹手术条件的医院进行。

四、预防

女性应注意自己的外阴卫生及个人清洁卫生,注意防止来自洁具及卫生间的感染。应注意自身的营养保健,加强月经期、人工流产后、分娩后的营养。增强自身体质,增加抵抗力、免疫力,减少患病的机会。需进行人工流产术、分娩术、取放宫内节育器术及其他宫腔手术时,应进行严格消毒,避免经手术将病菌带入阴道及子宫,造成医源性感染。患有急性输卵管病症的女性患者,要取半卧位休息,防止和限制炎性液体因体位变化而流动。进食高营养、易消化,富含维生素的食品。应遵守治疗原则,采取积极态度,彻底治疗,尽快控制病情,防止转为慢性。

第二节　排卵障碍性不孕

女性卵母细胞、男性精子和男女生殖道解剖与功能,任何一个环节的异常均可导致不孕(育)症。排卵障碍是女方不孕的常见原因。排卵障碍性不孕症治疗主要是诱导排卵。正常的排卵需要完整的下丘脑-垂体-卵巢轴的正常功能,其中任何一个环节出现功能失调,或器质性病变,都可以造成暂时或长期的卵巢功能障碍,导致排卵异常,慢性排卵障碍有时也是很多内分泌疾病的共同表现。不排卵或稀发排卵约占女性不孕因素的40%。

一、病因及分类

1.低促性腺激素性排卵障碍　约占排卵障碍性不孕的 10%,表现为内源性雌激素水平低,FSH、LH 水平低下。病变在下丘脑或垂体,可由功能性因素如精神应激、过度运动、营养不良引起,Kallmann 综合征、下丘脑及垂体肿瘤、垂体坏死、空蝶鞍综合征及特发性下丘脑垂体疾病等器质性病变也可引起,而催乳素(PRL)和甲状腺素正常。

2.促性腺激素失调性排卵障碍　临床上所碰到的大部分患者为此型,约占排卵障碍性不孕的 85%,表现为内源性 FSH、LH 水平失调,可导致稀发排卵、不排卵或闭经,常见于多囊卵巢综合征患者,也包括卵泡膜细胞增生症和 HAIRAN 综合征(多毛、无排卵、胰岛素抵抗和黑棘皮症)。典型表现:FSH、E_2 和催乳素正常,但 LH 与 FSH 比例升高。

3.高促性腺激素性排卵障碍　占排卵障碍性不孕的 4%~5%,由卵巢的缺陷或抵抗引起,表现为 FSH、LH 升高,雌激素水平降低。可见于先天性性腺功能不全、性腺发育不良、卵巢早衰及卵巢抵抗综合征等。

4.其他内分泌腺异常

(1)肾上腺功能异常:肾上腺受垂体分泌促肾上腺皮质激素调控,分泌糖皮质激素。若肾上腺功能失调,一方面可通过反馈机制引起促肾上腺皮质激素分泌异常,干扰垂体促性腺激素分泌,同时还可使糖皮质激素及雄激素分泌异常,从而抑制促性腺激素的分泌,导致无排卵。

(2)高催乳素血症:高水平的 PRL 作用于下丘脑,使其促性腺激素释放激素(GnRH)合成减少和脉冲性释放频率和振幅降低,对雌激素的正反馈消失。PRL 作用于垂体,使垂体释放促性腺激素异常,LH/FSH 值升高,使排卵前 LH 高峰不能出现,FSH 的数量不足以使卵泡充分成熟。血中 PRL 升高,使卵巢失去对促性腺激素的正常反应能力,导致不孕。

(3)甲状腺功能异常:导致甲状腺激素分泌异常,反馈性干扰 TRH-TSH 的正常分泌平衡,进而干扰垂体促性腺激素释放及促性腺激素-PRL 平衡,并降低卵巢对促性腺激素的敏感性,抑制排卵及性激素合成。

二、诊断

1.病史　详细的病史询问,包括起因、症状与发展经过,可为诊断提供重要的依据。应详细询问病史、同居时间、性生活状况、避孕状况、月经史、家族史,手术史等;近期心理、情绪、进食、过度运动史、泌乳、多毛、痤疮、体重改变史;月经史:初潮年龄、月经周期、经期、经量变化,以及是否伴发痛经及其发生的时间和严重程度;婚育史:婚姻及性生活状况、避孕方法、孕产史及有无并发症。

2.体格检查　应注意检查生殖器和第二性征发育,身高、体重、生长发育、多毛、泌乳等;MRI 检查排除垂体病变等。体格发育及营养状况:身高、体重、体脂分布特征、乳房及甲状腺情况等;注意有无雄激素过多体征(多毛、痤疮、黑棘皮症等);妇科检查:外阴发育、阴毛分布、阴道和宫颈异常排液和分泌物;子宫大小、形状、位置和活动度;附件包块和压痛;直肠子宫陷凹处的包块、触痛和结节;盆腔和腹壁压痛和反跳痛;盆腔包块。

3.超声检查 是诊断不孕的常用手段,具有无损伤、方便、检出率和准确率高、可摄像记录以作比较等优点。B超检查可发现子宫卵巢等异常,连续B超监测卵泡发育、排卵、黄体形成等征象,对不孕病因的诊断有很大帮助。B超检查可显示卵巢窦状卵泡的数目,判断卵巢储备功能。

4.排卵及内分泌功能测定 常用方法有基础体温测定、子宫颈黏液评分、血清内分泌激素的检测,以及B超监测卵泡发育、排卵的情况等。激素检测常包括血清FSH、LH、E_2、睾酮(T)、PRL的检查。激素的测定以月经周期第2~4天的血清基础内分泌水平的检测最为重要,可反映卵巢的基础状态、储备能力或某些病理状态。黄体中期血清的E_2、孕酮(P)水平可反映卵巢黄体功能。基础FSH水平升高表明卵巢储备能力下降,血清基础LH/FSH>2可协助诊断多囊卵巢综合征。必要时测定甲状腺、肾上腺皮质功能及其他内分泌功能以排除全身性内分泌异常导致的卵巢功能异常,子宫内膜病理学检查有助于了解有无排卵及黄体功能。

三、治疗

1.首先要加强体育锻炼、增强体质、增进健康、保持良好乐观的生活态度,戒烟戒酒,养成良好的生活习惯,适当增加性知识。

2.促排卵治疗 常应用于因内分泌异常引起排卵障碍性不孕症。在应用促排卵治疗前必须明确输卵管情况并除外男方因素。促排卵药物有多种,作用在下丘脑-垂体-卵巢轴的不同水平,并通过不同机制产生效应。用药过程必须严格观察患者的反应以调整剂量或改变方案,药物选择应从简单到复杂。如应用不当,不但效果不好,有时还会产生不良反应,如严重的卵巢过度刺激综合征。另外,如一次排卵很多而受孕造成多胎,导致流产、早产、孕产期合并症,对母婴都不利,所以应用促排卵药必须有明确的适应证,要明确不排卵的原因,并进行必要的检查。不排卵的直接原因是FSH相对不足,没有超过卵泡发育的最低阈值,卵泡不能优势化,不断募集。所有促排卵药物的作用机制都是提高FSH水平,或用外源性FSH,或用药物使内源性FSH超过卵泡发育的阈值。

(1)氯米芬:利用其与垂体雌激素受体结合产生低雌激素效应,反馈性诱导内源性促性腺激素分泌,促使卵泡生长。适用于体内有一定雌激素水平者和下丘脑-垂体轴反馈机制健全的患者。月经周期第2~5天起,每天口服50mg(最大剂量达150mg/d),连用5天。排卵率可达70%~80%,每周期的妊娠率为20%~30%。用药周期应行经阴道超声监测卵泡生长,卵泡成熟后用绒促性素5000U肌内注射,36~40小时后可自发排卵。排卵后可加用黄体酮注射液20~40mg/d肌内注射,或微粒化黄体酮200mg,每天2次,口服,或地屈孕酮片20mg/d口服,或绒促性素2000U肌内注射3天,共12~14天,进行黄体功能支持。氯米芬的不良反应较少,偶有面部潮红、腹胀或酸痛、乳房不适、恶心、呕吐,约有1.5%的患者出现视力障碍,包括视物模糊、眼前闪光或出现黑点等,常在用药后1~2周消失。

(2)来曲唑:是一种第三代芳香化酶抑制剂,可以通过抑制卵巢内芳香化酶活性来阻止E_2的产生,从而解除E_2对下丘脑-垂体轴的负反馈作用,FSH分泌增加,进而刺激卵泡生长发育。来曲唑诱发排卵方案与氯米芬相似:自月经周期第 2~5 天开始使用,每天 5mg,连服 5 天。然后在超声下监测卵泡发育,并指导患者同房,排卵后黄体支持同前。

(3)尿促性素(HMG):是从绝经后妇女原尿中提取,又称绝经后促性腺激素,75U 制剂中理论上含 FSH 和 LH 各 75U,可促使卵泡生长发育成熟。一般于月经周期第 2~3 天起,每天或隔天肌内注射 50~150U,直至卵泡成熟。用药期间需经阴道超声和(或)血雌激素水平监测卵泡发育,卵泡发育成熟后绒促性素 5000U 肌内注射,促进排卵及黄体形成,排卵后黄体支持同前。

(4)FSH:包括尿提取 FSH(U-FSH)、尿提取高纯度 FSH(U-FSH HP)及基因重组 FSH(U-FSH)。U-FSH 与 U-FSH HP 含极少量的 LH,y-FSH 不含 LH。卵泡发生过程中,FSH 可启动卵泡募集和生长、选择优势化成熟,增加雌激素水平和促进子宫内膜的增生,适用于下丘脑、垂体性无排卵患者。常规用法:月经第 3~5 天起,每天肌内注射 1~2 支,监测卵泡发育,适时应用绒促性素诱导排卵。极少数患者出现注射部位红肿、发热、关节痛等注射反应。

(5)绒促性素:结构与 LH 极相似,常在促排卵周期卵泡成熟后,一次注射 5000U,模拟内源性 LH 峰值作用,诱导卵母细胞成熟分裂和排卵发生。

(6)促性腺激素释放激素(GnRH):常用于 IVF 周期预防 LH 峰过早出现和多囊卵巢综合征无排卵的治疗。

(7)溴隐亭:是麦角碱衍生物,作用于下丘脑神经元,抑制多巴胺受体降解,是一种多巴胺激动剂。下丘脑多巴胺浓度增加可促进 PRL 抑制因子的分泌,抑制垂体合成和释放 PRL,增加促性腺激素的释放,改善卵巢对促性腺激素的敏感性,诱发排卵,适用于高催乳素血症的无排卵患者。用法:初起每天 2.5mg,一般连续给药 3~4 周后,PRL 降至正常,月经恢复后维持适当剂量。

第三节　子宫性不孕

子宫性不孕主要包括子宫发育异常、子宫体病变、子宫内膜病变、宫颈发育异常及宫颈病变等使子宫腔形态发生改变或内膜容受性受到影响,从而使受精卵着床受到影响或使精卵不易结合,导致女性不孕。子宫性不孕占女性不孕症的 30%~40%。子宫性不孕常用的诊断方法是 B 超检查、磁共振检查、子宫输卵管碘油造影术、宫腔镜检查、腹腔镜检查等,治疗手段依病因而定。

一、病因

1.子宫发育异常　在胚胎发育第 7 周,中肾旁管起源于中胚层,与中肾管同步发育,最终形成输卵管、子宫、宫颈和阴道上段。胚胎发育第 8 周,两侧中肾旁管迁移至中肾管内侧并在中线处汇合,中段宫腔融合和再吸收形成子宫,其中的中胚层部分形成了子宫内膜和肌层。在融合的最初阶段,子宫腔内存在一纵隔,一般在胎儿 20 周吸收消失。在胚胎发育阶段出现异常会导致子宫畸形的发生。子宫畸形在一般人群中的发生率约为

5.5%,在不孕症女性中发生率约8%,在复发性流产史的女性中可达13.5%。有研究表明,米勒管间质的CTNNB1的稳定化可能导致女性生殖道异常甚至不孕,而且CTNNB1的稳定化还可以导致子宫内膜与子宫肌层发育不全和子宫腺体发育的延迟。

(1)子宫未发育或发育不良:包括先天性无子宫、始基子宫和幼稚子宫。始基子宫的子宫极小,多数无宫腔或为肌性子宫。幼稚子宫可有宫腔和内膜。

(2)单角子宫与残角子宫:单角子宫为一侧中肾旁管正常发育形成,同侧卵巢功能正常,另一侧中肾旁管完全未发育,卵巢、输卵管和肾往往同时缺如。若另一侧中肾旁管中下段发育缺陷则形成残角子宫,有正常的输卵管及卵巢,但常伴有该侧的泌尿器官发育畸形。

(3)双子宫和双角子宫:双子宫为两侧中肾旁管未融合,形成两个子宫及两个宫颈,双子宫可伴有阴道纵隔或斜裂。双侧中肾旁管融合不良形成双角子宫,分为完全双角子宫和不完全双角子宫。Herlyn-Werner-Wunderlich综合征是一种罕见的先天性异常,其特征是双子宫伴盲性半阴道和同侧肾发育不全。

(4)纵隔子宫:是双侧中肾旁管融合后纵隔吸收受阻所致,是最常见的子宫畸形,约占子宫畸形的35%。纵隔终止于宫颈外口为完全纵隔子宫,纵隔终止在宫颈内口以上为不全纵隔。

(5)弓形子宫:又称鞍状子宫,为宫底部发育不良,中间凹陷,宫壁向宫腔突出。

(6)己烯雌酚药物相关的畸形:"T"形子宫及各种变异形状的"T"形子宫,妊娠早期中肾旁管发育过程中口服己烯雌酚,女性胎儿可产生泌尿生殖道畸形。

2.子宫体病变　临床中最常见的子宫体病变包括子宫肌瘤和子宫腺肌病等。子宫肌瘤和子宫腺肌症是育龄妇女中常见的子宫良性病变,两者经常共存。虽然两者的病理生理学和临床特征截然不同,但均与不孕有关。

(1)子宫肌瘤:是女性生殖道最常见的良性肿瘤,占育龄女性的20%~25%,与不孕相关。子宫肌瘤由平滑肌及结缔组织构成,但其发病机制尚不明了,有研究揭示*MED*12基因或位于12号染色体长臂上的*HMGA*2基因的点突变,导致子宫内膜细胞突变成为平滑肌瘤干细胞。在平滑肌瘤中有3种细胞:高分化细胞、中分化细胞和纤维干细胞。当肿瘤中纤维干细胞占比高时,肿瘤生长更快。激素的高敏感性是肌瘤发生的重要因素之一。子宫肌瘤的危险因素包括肉类的过多摄入、肥胖、家族易感性、种族、初潮和初产年龄小等。

按肌瘤与子宫肌层的关系可将子宫肌瘤分为肌壁间肌瘤、浆膜下肌瘤及黏膜下肌瘤。肌瘤的位置和大小是导致不孕的决定因素。浆膜下肌瘤及小的肌壁间肌瘤不影响受孕,但较大的肌壁间肌瘤或肌瘤突向宫腔或黏膜下肌瘤,使宫腔变形,可能会影响子宫内膜的血运,不利于精子的游动,影响着床,导致不孕,也能导致流产的发生。直径大于4cm的肌壁间肌瘤降低妊娠率,而直径小于等于4cm的肌壁间肌瘤则无明显影响。肌瘤通过异常的子宫收缩、子宫内膜细胞因子表达的紊乱、异常血管的形成及慢性子宫内膜炎症导致胚胎种植失败。其分子机制是BMP-2受体的下调和由子宫内膜附近的平滑肌细胞产生的TGF-β3继发的BMP-2抵抗。有证据表明,黏膜下肌瘤患者HOXA-10水平在子宫内膜中表达下降,而且在妊娠期间肌瘤发生变性、坏死也能导致流产和感染。

(2)子宫腺肌病:是一种非肿瘤性子宫良性疾病,其特征为子宫内膜侵及子宫肌层,伴随周围肌层细胞的代偿性肥大和增生,常见于育龄妇女。子宫腺肌病通常以弥漫性模式占据子宫的大部分,使其体积增大,被称为弥漫型子宫腺肌病。本病的病因及发病机制尚不清楚,可能与遗传、雌激素过多、免疫及炎症等有关。主要的假说:子宫内膜基底层内陷学说,子宫内膜浸润,穿过子宫肌层结合带,超过 2.5mm;异位胚胎多潜能米勒管残迹化生学说;成体干细胞的分化学说。其中以内膜基底层内陷学说最广为认可,该学说认为子宫腺肌病患者的在位内膜和异位内膜存在雌激素水平升高(雌激素产生增加,代谢降低)和孕激素抵抗,导致缩宫素调节的子宫蠕动增加,子宫肌层结合带受损。子宫腺肌病患者 *CYP1A1* 基因的 C 等位基因、T/C 和 C/C 基因型及 *CYP1A2* 基因的 A 等位基因、C/A 和 A/A 基因型,以及 *CYP19* 基因的 T 等位基因和 C/T 和 C/C 基因型的频率增加。

子宫腺肌病病灶有弥漫型及局限型两种。临床表现包括经量过多、痛经、慢性盆腔痛及不孕。在 IVF 助孕的不孕妇女中,子宫腺肌病发生率 6.9%~34.3%。关于子宫腺肌病对体外授精结果影响的系统综述和荟萃分析显示对生殖结局有负面影响。子宫腺肌病导致不孕的机制:异常的子宫运动影响精子运输;种植窗期的特异性关键性蛋白分子及炎症因子的改变,如整合素、雌激素受体、整合素、基质金属蛋白酶(MMP2 和 MMP9)、缺氧诱导因子 1(HIF-1)、白细胞介素、VEGF、白血病抑制因子、同源框基因 A10(HOXA10)的表达变化,改变子宫内膜的容受性影响胚胎植入。最近发现组蛋白去乙酰化酶 3(HDAC3)在子宫内膜异位症患者的子宫内膜中表达下调,HDAC3 的缺失与异常的激素信号传导、子宫内膜纤维化和子宫内膜容受性受损有关。

3.子宫内膜病变

(1)子宫内膜增生:根据 WHO 分类可分为非不典型性增生和不典型性增生。非不典型性增生又包括单纯性增生和复杂性增生,是子宫内膜腺体过度增生,大小和形态不规则,腺体和间质比例高于增生期子宫内膜,但无明显的不典型细胞,是长期的雌激素作用而无孕激素拮抗所致,癌变的风险极低。不典型性增生又称子宫内膜上皮内瘤变,是子宫内膜的增生伴有细胞不典型性,发生子宫内膜癌的风险较高,属癌前病变。有研究结果显示,不孕症女性的子宫内膜病变发生率高,且多见于卵巢储备功能下降的患者。*PTEN* 基因突变可以导致卵巢储备减少,并可能引发子宫内膜癌和癌前病变。在不孕症检查过程中应同时评估卵巢功能和子宫内膜病变。

(2)子宫内膜息肉:是子宫内膜的局部过度增生,通常突出于宫腔内,大部分为良性。常表现为单发或多发、无蒂或有蒂,多数位于宫角近输卵管开口处。其形成与雌激素水平过高、长期的宫内炎症或机械刺激密切相关。经组织病理学证实有息肉的女性中 82% 是无症状的,可出现的症状有月经间期出血、经期延长和经量增多。25%不明原因不孕妇女在宫腔镜检查中发现子宫内膜息肉,但其导致不孕的机制尚不清楚。可能的机制为机械性梗阻引起精卵结合障碍及干扰胚胎植入;子宫内膜生化改变,如 HOXA10 和

HOXA11 mRNA 及胎盘蛋白水平明显降低、基质金属蛋白酶(MMPs)和细胞因子(如干扰素 γ 和糖苷)水平升高及降低,影响着床等。

(3)慢性子宫内膜炎(CE):是子宫内膜内微生物与宿主免疫系统失衡。大部分的 CE 病例没有明显的症状或仅有轻微的症状,CE 的患病率约为 10%,常被忽视,近年因反复种植失败和复发性流产而成为研究热点。CE 常见的病原体有粪球菌、大肠埃希菌、葡萄球菌、支原体/脲原体、变形杆菌、肺炎克雷伯菌、铜绿假单胞菌、阴道加德纳菌、棒状杆菌和酵母菌(酿酒酵母菌和念珠菌)及结核分枝杆菌。其病理特征为子宫内膜间质浆细胞浸润。

CE 导致不孕的机制是改变子宫内膜细胞因子的产生,损伤子宫内膜功能,导致子宫内膜中淋巴细胞亚群出现异常,并诱导旁分泌因子的改变,最终可能降低子宫内膜中胚胎的植入。

(4)宫腔粘连:又称 Ashman 综合征,是指损伤后子宫内膜纤维化增生伴随子宫内膜部分或完全功能障碍,子宫腔(包括子宫颈)出现部分或完全粘连,宫腔容积缩小甚至消失。宫腔粘连主要的临床表现为月经异常、子宫内膜薄、盆腔疼痛、不孕、胎盘发育异常、复发性流产或其他产科并发症等。

子宫内膜基底层损伤是宫腔粘连形成的必要条件。约 90% 的宫腔粘连与宫腔内手术操作相关。此外,流产后感染、产褥感染、子宫内膜结核和雌激素缺乏等导致子宫内膜基底层破坏的因素也可导致宫腔粘连。妊娠期刮宫术是宫腔粘连最重要的危险因素,人工流产后 1~8 周宫腔粘连患病率为 20%~25%,反复扩宫和刮宫术者宫腔粘连发病率可高达 40%~50%。此外,宫腔粘连的易感性可能与年龄、种族、营养状况和感染过程等非特定因素有关。

子宫内膜纤维化及子宫内膜变薄是宫腔粘连的主要病理表现。子宫内膜功能层被大量纤维组织取代,血管减少消失或出现无效腔,内膜腺体由激素不敏感型柱状上皮取代。宫腔粘连患者的子宫内膜含有 50%~80% 的纤维组织,而正常子宫内膜中的纤维含量仅为 13%~20%。在子宫内膜纤维化形成过程中,1 型胶原蛋白沉积显著增加,细胞外基质中 1 型、3 型胶原比例增加,并出现子宫内膜结构紊乱,功能层基底层相互交结形成子宫内膜瘢痕。严重情况下,粘连病灶可形成纤维状或肌性胶原束,形成跨腔纤维带,造成宫腔容积缩小甚至消失。

目前宫腔粘连的发生机制尚不清楚,可能的机制包括子宫内膜成纤维细胞功能异常;子宫内膜基底层破坏,干细胞过度缺失或功能障碍;血管缺失及血管再生不足,使子宫内膜血流灌注不足和雌激素反应降低。

(5)宫颈疾病:包括子宫颈炎、子宫颈息肉、子宫颈粘连及子宫颈肿瘤,也是造成不孕的因素。子宫颈炎包括急性子宫颈炎和慢性子宫颈炎,是病原菌感染所致,大部分患者无症状,部分有分泌物性状的改变或尿路感染症状。慢性子宫颈炎若子宫颈管腺体和间质局限性增生,向子宫外口突出,可形成宫颈管息肉。息肉术后或慢性宫颈炎行物理治疗后愈合不良可能加重感染,导致子宫颈狭窄,造成不孕。子宫颈肿瘤包括良性肿瘤和恶性肿瘤,宫颈癌是最常见的妇科恶性肿瘤,宫颈肌瘤是最常见的良性子宫颈肿瘤,宫颈占位导致生殖道梗阻和局部的炎症刺激,导致不孕的发生。

二、诊断和鉴别诊断

1.诊断

(1)详细询问病史,行体格检查和妇科检查,注意第二性征发育、营养情况、身高体重、体脂分布特征、乳房发育情况、甲状腺情况等。

(2)血液指标的测定:性激素测定评估卵巢储备功能、排卵、黄体功能等。血清CA125的水平有助于对子宫腺肌症的诊断。通过染色体检查可判断是否有染色体的异常。反复种植失败的患者,建议血液检测遗传的易栓症,一旦检测出则需要详细咨询血液与结缔组织病方面的专家使用低分子量肝素,但对血栓形成试验阴性的女性经验性使用低分子量肝素、阿司匹林或皮质类固醇是无效的。

(3)超声检查:经阴道超声检查是诊断子宫病变的重要方法,操作简单、无创,目前临床应用率最高。经阴道超声可更好地明确子宫和卵巢的位置大小及形态,是否有占位性病变及病变的性质,评估卵巢的储备功能,监测排卵及子宫内膜的厚度和形态分型。三维超声可以评估子宫内膜血流、宫腔容积、子宫腔整体形态及子宫内膜连续性,可更全面地评估宫腔粘连程度及子宫内膜容受性。生理盐水灌注超声是诊断子宫内膜息肉的"金标准",子宫内膜最薄的时候,成像效果最好。

子宫腺肌病典型的超声表现为球形子宫,肌层回声不均,子宫内膜及肌层界限不清,子宫内膜线性回声增强及子宫前壁与后壁不对称,肌层间有囊腔。通过震动弹力显像可以评估子宫的弹性,可以区别不同类型的子宫腺肌病(局灶性或弥漫性)。

超声下宫腔部分粘连常表现为宫腔内膜显示清晰,内膜线部分不连续,为内膜缺损,在缺损区可见低回声带与子宫肌层相连,广泛粘连患者超声下子宫内膜显示不清晰、菲薄,与子宫分界不清,甚至有宫腔分离发生。

超声下子宫肌瘤通常是局限性隆起的球形实质性肿块,边界清晰。

子宫内膜息肉的超声影像特征:高回声光团,呈圆形或椭圆形,边界清,无包膜,蒂部子宫内膜线多较完整。

子宫内膜病变超声特点为子宫内膜增厚,回声不均匀,有散在的小无回声;卵巢内见囊肿。

(4)磁共振检查:对于盆腔占位性病变具有诊断意义,磁共振更有利于评估盆腔占位的病变范围和侵袭程度。作为目前国际上最广泛认可的诊断子宫腺肌症的影像学方法,其诊断的准确性最高,能提供多维度的影像图像,全面了解病灶的部位和分布特点,提供分型,指导治疗。子宫腺肌症典型的磁共振表现为子宫内存在界限不清、信号强度低的病灶,多位于子宫后壁,T_2加权影像可有高信号强度的病灶,内膜与肌层结合区增厚大于12mm(正常<5mm)。

Kishi 等按磁共振下子宫腺肌病病灶的位置将其分为 4 个亚型:Ⅰ型为子宫腺肌病病灶浸润位于子宫的内层,而不会影响子宫的外部结构;Ⅱ型为子宫腺肌病病灶浸润位于子宫的外层,但不影响子宫的内部结构;Ⅲ型为局部浸润性子宫腺肌病病灶,包括子宫腺肌瘤与囊性子宫腺肌病,但不影响整体子宫的结构;Ⅳ型为子宫腺肌病病灶呈现不符合上述3种类型诊断标准的子宫腺肌病。

2.鉴别诊断 子宫性不孕与其他因素性不孕通过详细的病史询问和完善的辅助检查可鉴别。子宫内膜增生应与子宫内膜癌相鉴别,子宫腺肌瘤需与子宫肌瘤、子宫肉瘤或其他子宫恶性肿瘤相鉴别,子宫内膜息肉与子宫黏膜下肌瘤相鉴别。

三、治疗

1.药物治疗 子宫内膜息肉的治疗取决于症状、恶性肿瘤的风险和生育问题。直径小于1cm的息肉若无症状,1年内自然消退率约为27%,恶变率低。激素联合治疗可减少子宫内膜息肉的发展,如口服避孕药、达那唑及左炔诺孕酮宫内节育器等。

子宫腺肌病的保守治疗可用于缓解症状和有生育需求者。GnRH-a药物治疗是弥漫性子宫腺肌症最敏感的治疗药物,子宫腺肌症患者经GnRH-a治疗后子宫弹性增高,妊娠率增加;目前,常用于IVF-ET助孕前预处理。此外,芳香化酶抑制剂、左炔诺孕酮宫内节育器、达那唑宫内节育器,以及持续使用雌激素-黄体酮口服避孕药均为可选的治疗方案。

慢性子宫内膜炎可以口服多西环素(14天,每天200mg),也可以联合氧氟沙星或甲硝唑治疗。子宫内膜结核需抗结核治疗。

子宫内膜增生病变常需要用高效孕激素或口服避孕药治疗。如果肥胖或伴有胰岛素抵抗,需要减重及给予胰岛素增敏剂等。

2.手术治疗

(1)子宫畸形:子宫纵隔患者行IVF-ET助孕的妊娠率及活产率较低。子宫纵隔在超声引导下行宫腔镜手术切除隔膜,提高自然受孕率。对于弓状子宫的不孕症患者建议进行人工助孕。

(2)肌壁间肌瘤:对于体积较大,严重影响宫腔形态的肌壁间肌瘤可考虑经腹或腹腔镜手术方式切除,但切除术后计划妊娠子宫破裂的风险加大,需较长时间方可妊娠,故年龄较大,不适宜自然受孕的女性建议在病变位置及性质不影响辅助生殖技术操作的前提下,在手术前行体外授精并冷冻胚胎,待子宫修复后适时行胚胎植入。腹腔镜手术较经腹手术相比,出血相对少,恢复快,可以减少疼痛、术后粘连及住院天数。但对于肌瘤过大或数目过多的患者,经腹手术可能会优于腹腔镜手术,但经腹手术术后腹腔粘连的风险更大。

(3)子宫黏膜下肌瘤和子宫内膜息肉:宫腔镜下息肉切除已被推荐为子宫内膜息肉切除的最佳治疗方法。术后孕激素治疗以预防子宫内膜息肉的复发。刮宫术简便,但易遗漏。子宫黏膜下肌瘤宫腔镜手术切除后可放置球囊或防粘连凝胶预防粘连。切除黏膜下肌瘤或息肉,可以提高不孕妇女的妊娠率和活产率。另有研究报道,不同部位的息肉切除可获得不同的妊娠率,在子宫输卵管结合部、后壁、前壁、侧壁及多发性息肉切除后分别获得57.4%、28.5%、14.8%、18.8%、40.3%的妊娠率。

(4)子宫粘连:宫腔镜下宫腔粘连分离术为宫腔粘连的标准疗法,具有操作简单、诊断准确程度高、损伤小等优势。术者可在直视下对宫腔粘连进行分度,明确粘连的部位,粘连程度及周围血管的分布,并可评估轻、中度宫腔粘连患者未粘连部分的子宫内膜状态;对正常子宫内膜损伤较小不易形成术后瘢痕,但术后不除外粘连复发的可能。术后使用子宫腔形态的非球形球囊和 Foley 球囊、宫内节育器及羊膜可预防术后再粘连。同时使用超生理剂量的雌激素可使残存的子宫内膜迅速增长,阻止新的损伤形成,恢复正常的宫腔形态。口服阿司匹林和中药可通过增加子宫血运和血管生成来增强子宫内膜容受性,可能有助于改善生育预后。

(5)子宫腺肌病:保守手术主要适用于局限性子宫腺肌病,包括腹腔镜或宫腔镜下的局部病灶切除,特别注意保留子宫功能,术后联合 GnRH-a 治疗可使患者的临床妊娠率远高于单用 GnRH-a 治疗。但手术切除子宫腺肌病病灶与子宫肌瘤剔除术和剖宫产相比,术后胎盘植入的发生率更高,子宫破裂的风险也更高。病灶完全切除者术后妊娠率和分娩率明显高于病灶部分切除者。子宫动脉栓塞术可以使异位子宫内膜坏死,缓解痛经,使子宫缩小、变软,经量减少,术后 1 年部分患者复发;因其对子宫内膜和卵巢的损伤,目前不推荐有生育要求的患者使用。

3.辅助生殖技术　子宫腺肌病严重者,可直接采用 IVF-ET 技术助孕。若病变轻微、排卵正常、男方轻度弱精,可以考虑人工授精助孕,尽早怀孕。子宫内膜异位症的患者通常处于生育后期,卵巢储备减少,如果生育治疗延迟,则会产生负面影响。在这些女性中,应尽早进行人工助孕,获得足够的冷冻胚胎。选择长方案或超长方案,也可以在长效 GnRH-a 预处理 3~6 个月后移植冻融胚胎。对于卵巢储备功能正常的子宫腺肌病女性,可以尝试用长效 GnRH-a 预处理 3 个月或直接进行新鲜胚胎移植。而对于卵巢储备功能不良的女性,可适当减少长效 GnRH-a 的剂量(1/2 或 1/3),缩短处理时间 1.5~3 个月。对于反复种植失败者,建议切除腺肌瘤。

4.干细胞移植　近年来干细胞治疗技术应用于子宫损伤性疾病逐渐进入人们的视野。间充质基质细胞是一种成体干细胞,在人体多种组织均有分布,具有易于体外分离培养,体外增生能力强和遗传稳定性高等特性,具有损伤趋向性、低免疫原性及抗感染调节组织微环境等突出优点,是各种组织中细胞或基因治疗和再生医学的最佳选择。目前在子宫内膜修复治疗中较为常用的有骨髓间充质干细胞、经血来源间充质干细胞、脐带间充质干细胞。

应用成体干细胞移植治疗宫腔粘连的方法在 2011 年首次应用并发表。随后 3 项临床研究结果显示将间充质干细胞移植给宫腔粘连的患者,可明显促进子宫内膜下血管生成,增厚内膜,使月经量和频率得到改善,降低粘连部位纤维化程度,重塑宫腔形态,恢复生育力。干细胞修复宫腔粘连可能的机制包括促进细胞增生,修复受损组织细胞;定植于受损伤部位补偿或替代修复;免疫调节作用;抑制胶原纤维生成,改善子宫内膜纤维化;促进血管生成,提供营养支持和调节机体及局部微环境。

5.其他方法　生长激素灌注联合替代周期改善子宫内膜容受性,提高冻胚周期中薄型子宫内膜患者的临床妊娠与胚胎种植水平。国外有荟萃分析结果表明,宫腔灌注重组生长激素能让子宫内膜增厚,改善妊娠率,使辅助生殖助孕女性的周期取消率下降。另外,自体富血小板血浆(PRP)用于子宫内膜生长不良的患者中,也可改善妊娠率和活产率。

第八章 内镜诊疗技术

第一节 阴道镜检查

阴道镜检查是一种临床诊断手段,它利用光学放大的原理,通过透镜将局部组织放大5~40倍,观察局部组织的上皮与血管的形态、色泽、数量等变化,在可疑部位取活检以提高诊断的正确率。对子宫颈癌及癌前病变的早期发现、早期诊断具有一定的价值。

一、适应证与禁忌证

1.适应证　①子宫颈细胞学检查低度鳞状上皮内病变(LSIL)及以上,或未明确诊断意义的不典型鳞状上皮细胞(ASCUS)伴高危型 HPV 阳性或 AGS 者;②HPV 检测 16 或18 型阳性者,或其他高危型 HPV 阳性持续 1 年以上者;③子宫颈锥切术前确定切除范围;④可疑外阴皮肤病变,可疑阴道鳞状上皮内病变、阴道恶性肿瘤;⑤子宫颈、阴道及外阴病变治疗后复查和评估。

2.禁忌证　阴道镜检查无绝对禁忌证。阴道镜引导下活检的禁忌证:①下生殖道及盆腔炎症急性期;②下生殖道活跃性出血;③其他不宜行活检的病理状态,如创面修复过程、严重凝血功能障碍等。

二、时间选择及术前准备

1.时间选择　①一般于月经干净后进行检查;②了解颈管内病变宜于围排卵期进行;③怀疑癌或癌前病变者应及早检查。

2.术前准备　①询问病史、月经史,选择合适的检查时间;②白带常规检查及宫颈细胞学检查;③检查前 24 小时内不宜妇科检查、细胞学采样;④检查前 3 天内不宜性交或阴道冲洗用药。

三、操作方法

1.患者取膀胱截石位,阴道窥器(不用润滑剂)暴露宫颈,并注意勿碰伤宫颈上皮,用棉球轻轻擦去宫颈表面分泌物。将光源和镜头对准观察部位,调整焦距(一般物镜距宫颈 25~30cm,距阴道口 5~20cm),先用扩大 10 倍的低倍镜观察,再增大倍数按顺时针方向循序进行,并随时调距。

2.宫颈表面涂 3%~5% 醋酸溶液后观察上皮情况,用绿色滤光镜放大 20 倍观察血管,可增强毛细血管与周围组织的对比度。

3.重点检查转化区,多数情况下都能看清,但病变位于宫颈管内时,检查不满意或不肯定。

4.若阴道镜检有异常,可在镜检结束时进行碘试验,参考碘试验结果取活检送病理学检查。

5.碘试验 正常的复层扁平上皮含有丰富的糖原,若与碘液接触,即被染成棕褐色或褐黑色,称为碘试验阳性。柱状上皮、未成熟的化生上皮、上皮内肿瘤及浸润癌,因缺乏糖原而不着色,称为碘试验阴性。根据碘试验的结果,可了解病变范围及选择活检部位,常用于阴道及子宫颈部可疑癌变的辅助诊断。

四、阴道镜图像

1.正常阴道镜的图像

(1)原始鳞状上皮:镜下为光滑、均匀、粉红色的上皮。上皮下可见细小的毛细血管呈网状、树枝状或放射状排列。原始鳞状上皮醋酸白试验基本不变色,碘试验呈均匀深染的棕色改变。

(2)柱状上皮:柱状上皮为单层有分泌功能的高柱状上皮,表面不规则,有长的基质乳头和深的裂隙,其透光性好,呈深红色。原始柱状上皮在正常解剖结构中位于宫颈管内,在高雌激素作用或宫颈炎症时,柱状上皮覆盖宫颈阴道部。柱状上皮醋酸作用后微微发白,呈葡萄状水肿样特征性改变,碘试验不阴性。

(3)正常转化区:为原始鳞-柱状交接部和生理鳞-柱状交接部之间的化生区。阴道镜下见毛细血管丰富,形态规则,呈树枝状;由化生上皮环绕柱状上皮形成葡萄状小岛;在化生上皮区内可见针眼状的凹陷、为腺体开口,或被化生上皮遮盖的潴留囊肿(宫颈腺囊肿)。醋酸白试验后化生上皮与圈内的柱状上皮界限明显。涂碘后,碘着色深浅不一。病理学检查为鳞状上皮化生。

(4)正常血管:为均匀分布的小微血管点。正常的血管末梢在醋酸作用下有收缩反应,10~20秒后作用消失,血管舒张。

2.上皮不正常阴道镜的图像

(1)白色上皮:是指醋酸作用后出现的局灶性白色图像,无明显血管可见。根据白色上皮是否高出表面分为扁平白色上皮和微小乳头或脑回状白色上皮。上皮透明度越差,颜色越白,边界越清楚,高出表面,持续时间长不消退者,上皮的不典型性程度越重,因此,有薄白色上皮和厚白色上皮之分。少数生理状态、宫颈物理治疗后修复过程或鳞状上皮化生过程都可能形成程度不等的白色上皮。

(2)镶嵌:是由不规则增生的血管被增生的上皮挤压后,将异常增生的上皮分割成多个多边形的阴道镜图像。异常增生的上皮可以是白色上皮,也可以是高型别的腺开口。典型的镶嵌图像是在醋酸白试验后,基底变白,边界清楚,多见于不典型增生或原位癌。若不规则的血管扩张变形,异常增生的上皮增厚伴坏死,镜下表现如猪油状或脑回状常提示浸润癌可能。镶嵌也有细镶嵌和粗镶嵌之分,提示病变程度不同。

(3)白斑:是指位于宫颈表面的白色斑块,无须醋酸作用肉眼即可查见,表面平坦或略高出平面呈不规则片状,边界清楚,无异常血管。白斑多为角化亢进或角化不全,有时为尖锐湿疣、乳头状瘤,不一定与癌瘤有关,需加以鉴别。

(4)碘试验不染色的上皮:以往称碘染阴性上皮,有时易引起混淆,不成熟的化生上皮由于细胞内缺乏糖原,涂碘后呈黄色。亮黄色常提示上皮不典型程度较重。而成熟的阴道宫颈鳞状上皮含糖原,可以固定碘而染色。碘试验不染色区域往往与醋酸试验的白色上皮区相匹配,更便于病灶区域判断和选择活检部位。

(5)腺开口:密集分布的Ⅲ级以上腺开口常提示 HPV 感染,醋酸作用后腺开口清晰可见,碘染色后呈花斑样或斑点状改变。宫颈原位癌或浸润癌可见Ⅳ型和Ⅴ型腺开口,常伴其他异常图像改变。

3.血管异常阴道镜的图像

(1)点状血管:位于基底乳头中的毛细血管,因受到增生组织挤压,由下方斜行或垂直达上皮表面,低倍镜下呈逗点状,高倍镜下可见血管末端扩张扭曲,似绒球或鸟巢状,典型的点状血管醋酸作用后基底变白,边界清楚,血管间距增大,严重者点子粗大,向表面突出,有时许多小点聚集成堆,呈乳头状点状血管。厚白色上皮基础上伴有粗大的点状血管提示高级别宫颈病变。

(2)异形血管:是由于血管的走行与上皮形成不同的角度而构成的不同图像,表现为血管的管径粗细不等、形态不一、走行及间距高度不规则,醋酸作用后无收缩表现。阴道镜下可见血管扩张、紊乱、螺旋状、串珠状、扭曲状、发夹状及突然中断状等。异型血管的出现常提示浸润性病变的存在。

五、阴道镜的诊断标准

1.图像的种类 正常图像、不正常图像、重要变化(厚白色上皮、粗点状血管、粗镶嵌、厚白斑、异形血管及糜烂)、次要变化(薄白色上皮、点状血管、细镶嵌、薄白斑)。

2.边界清晰度 重要病变边界清楚,局限于一定边界内;次要病变边界模糊,如炎症。

3.表面构型 光滑、不平整、颗粒状、乳头状、结节状。重要病变表现为表面不平高出周围组织或结节状。

4.颜色及醋酸反应 重要病变颜色逐渐变暗。上皮的非典型性越重,加醋酸后越白。

5.图像位置 重要图像位于转化区内,次要图像位于转化区外。

6.病变面积 大面积病变有重要性。

7.图像数目 白色上皮、点状血管、镶嵌合并存在较单独存在恶性指数明显上升。

第二节 宫腔镜检查

宫腔镜检查是采用多种膨宫介质扩张子宫,然后通过光导玻璃纤维内镜将光源和子宫镜直接导入子宫腔内,使其能在直视下对子宫腔内的疾病进行诊断和治疗。常用的膨宫介质有 CO_2、5%或 10%葡萄糖溶液、32%中分子量右旋糖酐(右旋糖酐 70)、羧甲基纤维素钠等。

一、适应证与禁忌证

1.适应证

(1)宫腔镜检查的适应证:①异常子宫出血;②疑宫腔粘连及畸形;③超声检查有异

常宫腔回声及占位病变;④节育器定位;⑤原因不明的不孕;⑥子宫造影异常;⑦复发性流产;⑧可疑妊娠物残留。

(2)宫腔镜治疗的适应证:①子宫内膜息肉;②子宫黏膜下肌瘤及部分突向宫腔的肌壁间肌瘤;③宫腔粘连分离;④子宫内膜切除;⑤子宫纵隔切除;⑥宫腔内异物取出,如嵌顿节育器及流产残留物等;⑦宫腔镜引导下输卵管插管通液、注药及绝育术。

2.禁忌证

(1)绝对禁忌证:①急、亚急性生殖道感染;②心、肝、肾衰竭急性期及其他不能耐受手术者;③近期(3个月内)有子宫穿孔史或子宫手术史者。

(2)相对禁忌证:①宫颈瘢痕,不能充分扩张者;②宫颈裂伤或松弛,灌流液大量外漏者;③体温>37.5℃;④浸润性子宫颈癌、生殖道结核未经系统抗结核治疗者。

二、时间选择及术前准备

1.时间选择　宫腔镜手术的时间一般选择在月经干净后1周内为宜,此时子宫内膜处于增生期,薄且不易出血,黏液分泌少,宫腔病变易见。子宫黏膜下肌瘤或子宫内膜病变,月经量多或持续不规则出血引发中重度贫血,宜止血、改善贫血后尽早进行。

2.术前准备　①镜检前,常规心肺、体温、脉搏、血压、阴道清洁度检查正常;②以月经干净3~7天镜检查为宜,此时内膜较薄,不易出血,易于看清宫腔内情况;③2%利多卡因溶液做宫颈管内表面麻醉,对精神紧张者术前肌内注射哌替啶50mg。

三、操作方法

1.排空膀胱,取截石位,常规外阴、阴道消毒,铺巾,查清子宫位置后放置窥器,暴露宫颈,再次消毒宫颈,宫颈钳钳住宫颈前唇,宫颈口紧者用扩宫器扩至7号。

2.插入宫腔镜,接通氯化钠液冲洗宫腔再注入膨宫介质后,依次观察宫腔内前、后、侧壁,宫底、宫角及输卵管开口,在逐步退出过程中观察宫颈内口、宫颈管,或由外口依次向上进行观察。

3.在观察过程中,需不断注入膨宫液使宫腔内膨宫液压力维持在80~160mmHg,以保持视野清晰。

4.如需进行宫腔操作,可从操作孔插入相应器械进行操作。

四、术后并发症和处理

1.出血　子宫出血的高危因素包括子宫穿孔、动静脉瘘、子宫颈妊娠、剖宫产瘢痕部位妊娠、凝血功能障碍等。当切割病灶过深,达到黏膜下5~6mm的子宫肌壁血管层易导致出血。出血的处理方案应依据出血量、出血部位、范围和手术种类确定,如使用缩宫素、米索前列醇等宫缩剂,留置球囊压迫宫腔,子宫动脉栓塞等。

2.子宫穿孔　引起子宫穿孔的高危因素包括子宫颈狭窄、子宫颈手术史、子宫过度屈曲、宫腔过小、扩宫力量过强、哺乳期子宫等。一旦发生子宫穿孔,立即查找穿孔部位,确定邻近脏器有无损伤,决定处理方案。如患者生命体征平稳、穿孔范围小、无活动性出血及脏器损伤时,可使用缩宫素及抗生素保守观察治疗;如穿孔范围大、可能伤及血管或有脏器损伤时,应立即手术处理。

3.过度水化综合征　由灌流介质大量吸收引起体液超负荷和(或)稀释性低钠血症所致,如诊治不及时,将迅速出现急性肺水肿、脑水肿、心肺功能衰竭甚至死亡。相应的处理措施包括吸氧、纠正电解质紊乱和水中毒(利尿、限制入液量、治疗低钠血症)、处理急性左心衰竭、防治肺和脑水肿。

4.其他　如气体栓塞、感染、宫腔和(或)子宫颈管粘连等。若发生,做相应处理。

第三节　腹腔镜检查

一、适应证与禁忌证

1.诊断性腹腔镜检查的适应证

(1)不孕症的病因学探查和相关操作:①输卵管、卵巢、子宫的形态学检查;②生殖器与毗邻脏器相互关系及有无粘连的确认;③腹腔镜监视下输卵管通液术;④盆腔粘连分解;⑤排卵功能及黄体形成情况;⑥腹腔积液的采集及相关检查。

(2)原因不明急慢性下腹痛的诊断和鉴别诊断。

(3)子宫内膜异位症的诊断和治疗:包括活检、镜下分期、轻度粘连分离及进行镜下简单治疗等。

(4)盆腔肿块的诊断与鉴别诊断:可明确盆腔肿块的来源、部位、大小、性质、活动度及粘连情况,并对是否手术治疗、手术方式及难易程度进行全面评估。必要时进行组织活检,以明确病理诊断。

(5)生殖器官恶性肿瘤的分期、术前评估、疗效判定及疾病监测。

(6)先天性生殖器官畸形的诊断。

(7)闭经及月经失调者的卵巢情况,如多囊卵巢、卵巢早衰、原发性性腺发育不良、早期绝经的原因及促性腺抵抗综合征等。同时进行卵巢组织活检,明确诊断。

2.手术性腹腔镜检查的适应证

(1)异位妊娠:明确诊断并了解异位妊娠的部位、性质、病灶大小、毗邻关系、内出血情况等,并且可在确定诊断的情况下起到治疗作用,包括输卵管切除术、输卵管切开取胚及修补术、腹腔镜下输卵管挤压术、腹腔镜下输卵管局部注射氨甲蝶呤(MTX)等。

(2)子宫肌瘤剔除术:剔除浆膜下、肌壁间、阔韧带内肌瘤。

(3)计划生育及其并发症的诊断和治疗:①寻找和取出异位节育器;②子宫穿孔后的子宫修补术;③输卵管绝育术。

(4)卵巢囊肿剥除,多囊卵巢打孔及楔形切除。

(5)子宫切除:子宫小于妊娠3个月子宫者。

(6)腹腔镜手术治疗:子宫颈癌、子宫内膜癌、卵巢癌等恶性肿瘤的腹腔镜手术治疗。

(7)女性不孕症腹腔镜手术:①输卵管通畅度评价;②输卵管伞部梗阻成形术;③输卵管、卵巢粘连分离术;④输卵管吻合术;⑤输卵管宫角植入术;⑥子宫内膜异位症的病灶清除及巧克力囊肿抽吸或摘除术。

3.禁忌证

(1)绝对禁忌证:①心脏代偿功能不全或中重度肺功能不全不能耐受气腹、特殊体位者;②不能耐受包括气管插管在内的麻醉者;③腹股沟疝或膈疝者;④急性弥漫性腹膜炎伴严重胀气者;⑤非囊性巨大盆、腹腔包块影响人工气腹或不能置镜者;⑥严重的急性内出血性休克者;⑦16周以后妊娠者;⑧严重盆腔、腹腔粘连影响人工气腹或不能置镜者;⑨凝血功能障碍者。

(2)相对禁忌证:①既往有腹部手术史;②过度肥胖与消瘦;③急慢性盆腔炎史;④妊娠16周以前;⑤大于拳头大小的肌瘤或卵巢肿瘤;⑥晚期卵巢癌。

二、术前准备

1.详细采集病史 准确掌握诊断性或手术性腹腔镜指征。

2.术前检查 行全身体格检查、盆腔检查。辅助检查包括阴道分泌物检查、宫颈刮片细胞学检查,术前1周内心电图及胸部X线检查除外心血管疾病,术前3个月内肝肾功能检查示正常,常规进行血生化检查及乙肝病毒抗原、抗体检测。卵巢肿瘤患者常规进行 CA125、CA19-9、CA15-3、CEA、甲胎蛋白(AFP)、hCG 等肿瘤标志物测定。

3.肠道、泌尿道、阴道准备 诊断性手术或无明显盆腔粘连的治疗性腹腔镜术前一天肥皂水灌肠或口服 20%甘露醇 250mL 及 2000mL 氯化钠液或聚乙二醇电解质散溶液清洁肠道。疑有盆腔粘连的治疗性腹腔镜手术前 3 天行肠道准备:无渣半流饮食 2 天,手术前一天双份流食或禁食并根据情况补液 2000~3000mL,清洁灌肠;手术当天禁食。术前留置导尿管。拟行阴道操作者术前行阴道冲洗。

4.腹部皮肤准备 注意脐孔的清洁。

5.体位、麻醉 手术时取头低臀高(足高)并倾斜 15°~25°位,使肠管滑向上腹部,暴露盆腔手术野。诊断性手术可在硬膜外麻醉+静脉辅助用药或全身麻醉下进行。手术性腹腔镜应选择全身麻醉为宜。

三、操作方法

1.常规消毒腹部及外阴、阴道,放置导尿管和举宫器(有性生活史者)。

2.人工气腹 患者先取平卧位,根据套管针外鞘直径切开脐孔下缘皮肤 10~12mm,用布巾钳提起腹壁,与腹部皮肤成 90°沿切口穿刺气腹针进入腹腔,连接自动 CO_2 气腹机,以 1~2L/min 流速进行 CO_2 充气,当充气 1L 后,调整患者体位至头低臀高位(倾斜度为 15°~25°),继续充气,使腹腔内压力达 12~15mmHg,拔去气腹针。

3.放置腹腔镜 用布巾钳提起腹壁,与腹部皮肤成 90°穿刺套管针,当套管针从切口穿过腹壁筋膜层时有突破感,使套管针方向转为 45°,穿过腹膜层进入腹腔,去除套管针针芯,将腹腔镜自套管针鞘进入腹腔,连接好 CO_2 气腹机,打开冷光源,即可见盆腔视野。

4.腹腔镜探查 按顺序常规检查盆腔。检查后根据盆腔疾病进行输卵管通液或病灶活检等进一步检查。

5.腹腔镜手术 在腹腔镜的监测下,根据不同的手术种类选择下腹部不同部位的第

2、第 3 或第 4 穿刺点,分别穿刺套管针,插入必要的器械操作。穿刺时应避开下腹壁血管。

6.手术操作基础　必须具备以下操作技术方可进行腹腔镜手术:①用腹腔镜跟踪、暴露手术野;②熟悉镜下解剖;③熟悉镜下组织分离、切开、止血技巧;④镜下套圈结扎;⑤熟悉腔内或腔外打结及腔内缝合技巧;⑥熟悉各种电能源手术器械的使用方法;⑦熟悉取物袋取出组织物的技巧。

7.手术操作原则　遵循微创原则,按经腹手术的操作步骤进行镜下手术。

8.手术结束　用生理盐水冲洗盆腔,检查无出血,无内脏损伤,停止充入 CO_2 气体,放尽腹腔内 CO_2,取出腹腔镜及各穿刺点的套管针鞘,缝合穿刺口。

四、并发症及预防处理

1.出血性损伤　①腹膜后大血管损伤:妇科腹腔镜手术穿刺部位邻近后腹膜腹主动脉、下腔静脉和髂血管,损伤这些血管可危及患者生命,应避免此类并发症发生。一旦发生应立即开腹止血,修补血管。腹膜后大血管损伤可见于闭合式穿刺和腹主动脉旁淋巴结和(或)盆腔淋巴结切除手术过程中误伤,开放式或直视下穿刺、熟练的剖腹手术经验、娴熟的腹腔镜手术技巧和熟悉腹膜后血管解剖结构可使损伤概率减少;②腹壁血管损伤:多发生于第 2 或第 3 穿刺部位,可在穿刺过程中使用腹腔镜透视法避开腹壁血管。若损伤,应及时发现并进行缝合或电凝止血;③手术野出血:是手术性腹腔镜手术中最常见的并发症,特别是在子宫切除或重度子宫内膜异位症手术中容易发生。手术者应熟悉手术操作和解剖,熟练掌握各种腹腔镜手术的能源设备及器械的使用方法。

2.脏器损伤　主要指与内生殖器官邻近脏器损伤,如膀胱、输尿管及肠管损伤,多因周围组织粘连导致解剖结构异常、电器械使用不当或手术操作不熟练等所致。若损伤应及时修补,以免发生并发症。

3.与气腹相关的并发症　包括皮下气肿、气胸和气体栓塞等。皮下气肿是由于腹膜外充气或套管针切口太大或套管针多次进出腹壁使气体进入皮下所致。避免上述因素可减少皮下气肿的发生。如手术中发现胸壁上部及颈部皮下气肿,应立即停止手术。若术后患者出现上腹部不适及肩痛,是 CO_2 对膈肌刺激所致,术后数天内可自然消失。气体栓塞少见,一旦发生有生命危险。

4.其他并发症　①腹腔镜手术中电凝、切割等能量器械引起的相应并发症;②腹腔镜切口疝,>10mm 直径的穿刺孔其筋膜层应予以缝合。

第四节　腹腔镜手术

腹腔镜外科手术与传统开腹手术在操作技术方面,既有共性(即外科暴露、分离、止血、缝合打结),又有在具体操作方面迥然相异之处。其突出表现为:①腹腔镜手术失去了立体视觉变成了平面视觉;②失去了开腹手术中手垫并用暴露术野,代之以气腹膨隆或非气腹装置悬吊或拱升前腹壁,腹腔镜手术专用钳钩牵引靶器官及其毗邻脏器;③失去了用手指触诊的"第二眼睛"功能,变成了以腹腔镜手术专用器械远距离操纵;④原来开腹手术中需在半盲状态下较难操作的部位(如盆腔、膈顶),在腹腔镜手术中由于图像放大、光照良好,以及各种腹腔镜手术器械便于在狭小的腔隙内操作等特点,而使其变得容易起来;⑤原来在开腹手术中容易使用的缝合打结技术,由于各穿刺套管将各个操作器械限制于一个立体锥形的活动范围内,而在腹腔镜手术中变得困难费时。

一、体位与术前准备

1.体位　良好的手术视野是手术成功的基本保证。腹腔镜手术由于失去了手和纱垫直接暴露的作用,因而靠患者体位暴露靶器官就显得尤为重要。一般原则是变动患者体位抬高靶器官使其周围脏器因重力作用而远离。下腹部手术一般取头低足高的屈氏体位,即膀胱截石位。

2.术前准备

(1)肠道准备:在脏器暴露方面,最基本的暴露技术是术前进行充分的肠道准备。最好于术前 1 天口服复方聚乙二醇电解质散(舒泰清),20%甘露醇 250mL 加服 1000mL 水,33%硫酸镁 50~100mL 等清洁肠道,也可使用番泻叶 10~20g 冲饮。这样既可使整个胃肠道得以全面清理,减少术中鼓胀脏器的干扰,有利于靶器官周围的显露;也可使用较低的气腹压力,有效地减少气腹并发症。此外,还有助于减少术中腹内脏器损伤的机会,以及术后胃肠功能的尽早恢复。

(2)手术器械:5mm 直径的转头三爪钳既可进行压摆式显露,也可像开腹拉钩一样进行牵拉暴露。此外,长爪抓钳、冲吸管、钝头电凝棒等相对安全的无创器械均可进行一般的压摆暴露。

二、造气腹技术

首先检查气腹针各腔道是否通畅,弹簧推进功能是否正常。然后触诊脐周腹壁的厚度或参考术前 B 超对脐周腹壁的测量值来决定气腹针的大概进针深度。

气腹针的插入位置常规选在脐下缘。若患者有下腹部手术史或为瘦长体型可选在脐上缘。用尖刀于脐下缘 1cm 左右的纵切口或弧形切口依次切开皮肤,用刀柄钝性分开皮下组织直至筋膜层并尽量靠近脐环。两把巾钳呈"八"字形钩提起筋膜与皮肤,其目的在于提起筋膜层才能有效地将前腹壁提离腹内脏器,尽量避免气腹针误入腹膜前间隙充气。目前也有一些医师单手抓提腹壁,使腹壁与腹腔内脏器分离。以执笔式用拇、示指捏住针筒中下部,腕部用力捻转着插入气腹针,注意体会针尖穿刺腹壁筋膜与腹膜时的突破感和针芯弹入的震动感。此外,实施以下几项试验来确定气腹针是否准确地进入游离腹腔。

1.测压管试验　在气腹针尾安置一个拔除针芯的 10mL 注射器针筒,内盛 8~10mL 的生理盐水。一旦针尖刺破腹壁筋膜进入游离腹腔,测压管内的液柱即会自然下降。

2.抽吸、注水试验　将液面正在下降的针筒取下,安装上注射器芯,重新连接在气腹针尾。首先抽吸进行"3B 试验",即回抽见针管内有无血液、肠液及尿液,确认未误入腹内血管、肠腔或膀胱,然后轻松注入剩余的 5mL 左右的生理盐水。若很易于注入且不能抽回,说明气腹针尖位于游离腹腔内;若较难注入且易于抽回,则提示气腹针很可能误入腹膜前间隙或腹腔内由于粘连构成的狭小腔隙。

3.负压试验　气腹针与全自动气腹机连接后,首先显示的腹压应为低度负压(-2mmHg左右),且随着提升腹壁而使负压有所增加。

4.初期充气压试验　以 1L/min 的注气率充气初期,腹压不应超过 8mmHg。如果腹压骤然升高并停止充气,应考虑气腹针尖位置不对。

5.容量试验　一般成人腹压达到 10~12mmHg 约需 3L 的气体。如果腹压已达到此值而用气量不足 1L,则提示气腹针有可能误入腹膜外间隙或肠腔,此时常可导致前腹壁不对称地膨隆。

在整个充气过程中还应观察腹部是否均匀对称地膨隆,肝浊音界是否逐渐消失,有无皮下气肿,患者生命体征是否平稳等。通过上述试验一旦确定气腹针正确地置入了游离腹腔,并注入 1L 以上的气体后,可换成 3~5L/min 的中流量注气,以尽快完成造气腹。

三、非气腹腹腔镜技术

非气腹腹腔镜手术的麻醉、患者体位、仪器设备的设置,以及围术期的处理与气腹腹腔镜手术大体相同。非气腹腹腔镜手术如同人工气腹是气腹腹腔镜手术最基本步骤一样,在非气腹腹腔镜手术中至关重要。实施腹腔镜辅助的非气腹腹腔镜手术时,术者大多经 3~5cm 的小切口直视下操作,而助手则经监视器上的画面来协助手术。倘若非气腹腹壁提拉器不能有效地暴露时,可加用低压气腹(≤6~8mmHg),一般不会明显地影响心肺功能。

非气腹腹腔镜外科手术的实质是腹腔镜手术与传统开腹手术优势互补的产物。因此,其适应证比气腹腹腔镜手术宽广,而禁忌证又比后者少。但是,非气腹腹腔镜技术在弥补气腹腹腔镜手术之不足的同时也存在着侧腹壁暴露不佳等局限性。科学、客观地认识、评价该项技术的优越性和局限性,扬长避短,对很好地掌握其适应证和禁忌证至关重要。

1.适应证
(1)有腹腔镜手术指征,而心肺功能欠佳不能耐受气腹的手术。
(2)需在腹壁造口或为取标本需扩口的腹腔镜手术。
(3)操作难度大、缝合打结较多、需减低术中费用的腹腔镜手术。
(4)辅助腹腔镜手术。
2.禁忌证
(1)身体情况差,不能耐受全身麻醉或硬膜外麻醉者。
(2)有重度出血倾向者。
(3)腹腔内严重感染者。
(4)晚期癌肿不能做到治愈性切除者。
3.操作要点　无论选用何种腹壁提拉器,均是在脐下缘或脐上缘做一 2cm 左右的弧形或纵向切口。依次切开皮肤、皮下组织、筋膜,用小拉钩牵开,交替钳夹显露出的腹膜,确认未误夹肠管等腹内脏器后切开腹膜进入游离腹腔。先用示指探查脐下腹腔内有无粘连,若有疏松粘连则可顺便予以钝性分离。随后用一甲状腺拉钩朝向手术野暂时提拉起脐周腹壁,继而将10mm直径的穿刺套管与缩头在其内的腹腔镜一起插入腹腔,此时若腹腔镜头端露出套管头则很容易被腹内脏器污染镜头。在管状视野提供的画面直视下置入"衣架"式、"T"把式、螺旋式、"U"形、拉合式、组合式、"伞"式等腹壁提拉器。若选用从脐部切口插入扇形提拉器,或开合式提拉器等,则可先闭合着朝向手术野置入腹腔,再由其"跟"部插入联为一体的套管和腹腔镜,直视下确保其未误伤腹内脏器后,在手术野上方展开并调整好角度。最后将腹壁提拉器固定于机械臂上,显露好手术野上方的空间。如果单纯脐部提拉或术野上方提拉不满意,可将两种方法结合起来实施复合提拉。在气腹腹腔镜手术中连接气腹管的套管阀门,可接连负压吸引管以持续抽吸腹腔内的烟雾。

非气腹腹腔镜外科手术的优越性、局限性和应用前景正如任何新技术一样,非气腹腹腔镜外科手术在显示出优越性的同时也表现出其局限性。唯有正确、客观、科学地认识并掌握该项技术,方能扬长避短,在实践中不断求得发展。

4.优越性

(1)消除了气腹并发症,扩大了手术适应证:气腹常通过所用气体被吸收入血与腹压升高两种方式对机体的心、肺、肝、肾等重要脏器产生不良影响。因此,一些心、肺功能欠佳的左束支传导阻滞、陈旧心肌梗死、心律失常等心脏病患者和肺气肿、肺心病等肺病患者被视为气腹腹腔镜手术的禁忌证。而非气腹腹腔镜手术却使一半以上的此类患者能够享受到现代微创外科手术的优越性。

(2)套管无须密封,开腹器械使用:由于无气体逸失之忧,所用穿刺套管不必使用密封帽之类的消耗品密封。在应用传统开腹手术器械的戳口更无须穿刺套管。使用开腹手术器械既降低了腹腔镜手术难度,又减少了使用昂贵的腹腔镜手术专用器械的费用。在不用套管的戳口和辅助切口可伸入手指探查、分离,甚至进行缝合打结,从而在一定程度上弥补手指的"第二眼睛"功能。

(3)电灼抽吸并举,烟消术野清晰:电灼不仅产生烟雾,干扰手术野的清晰度,影响手术的安全性和手术速度,而且还会因缺氧状态下腹腔内组织高热分解与不完全氧化产生高浓度一氧化碳。初步研究虽未发现患者血中一氧化碳水平升高,但却对手术室内的空气构成环境污染,危及手术室工作人员的身体健康。非气腹腹腔镜手术因不必担心持续负压吸引造成"屋顶"(指前腹壁)塌陷,失去手术野,而能够连续抽吸烟雾,始终保持一个清晰的手术空间。此外,在手术过程中可以像开放手术那样用吸引器持续吸除手术野的积血、积液,甚至血块等气腹腹腔镜手术时难以吸去之物,能够较好地保持一个清晰的手术野,从而增加手术安全性、加快手术速度。

(4)改良手术程序,操作难度降低:由于非气腹腹腔镜外科手术综合了腹腔镜手术和开腹手术的优点,因而在手术程序上则应重新优化组合,使之更趋安全、有效、快捷。

(5)减少手术花费,利于普及提高:在欧美由于腹腔镜手术大大缩短了术后住院日,节省出大量床位费而使总住院花费低于同类的开腹手术。而我国的腹腔镜手术总住院花费却可达到同类开腹手术的 2~3 倍。这一方面是因为床位费过低,另一方面是因为仪器设备费,进口消耗品的花费使手术费居高不下。非气腹腹腔镜外科手术不仅能不用或少用气腹机和进口的一次性消耗品,少用价格昂贵的腹腔镜手术专用器械而代之以一些开腹手术器械,而且还能尽可能地应用缝合打结等有效又省钱的传统外科技术。充分利用机、光、电领域的现代高科技,并有选择地使用广大外科医师更为熟悉的开腹手术器械和技术,就能吸引更多的外科医师参与此项新技术的探索和实践,从而便于其普及、提高和发展。

5.局限性

(1)周边腹腔暴露欠佳,手术操作难度增大:由于腹壁提拉器所牵起的是前腹壁,以脐部为中心越往四周越难提升,而且提拉越高侧腹壁越向中间靠拢,造成腹腔周边特别是结肠旁沟、肋弓下空间显露受限,这一缺陷在肥胖患者更为突出。相对于气腹向四周均匀膨隆起的半球形空间,非气腹装置牵起的是一梯形的手术空间。倘若前腹壁向上提拉高度不够,则非气腹腹腔镜手术的空间又不能满意。显然,这对矛盾也就增加了手术难度。另外,手术野上方悬吊装置对手术者也有不同程度的干扰,丧失气腹对肠管均匀压迫的作用迫使手术医师加用纱垫和多爪拉钩协同牵开扰乱手术野的肠管。因此,从事非气腹腹腔镜手术的医师不仅要有娴熟的腹腔镜手术基本功,而且还应掌握专门的非气腹腹腔镜技术。这一曲折的学习历程大约需要 10 例的非气腹腹腔镜手术实践。

(2)需要添购非气腹装置,不能替代常备气腹机:非气腹腹腔镜手术有其特殊的适应证,所以目前的非气腹装置仅仅作为选配器械而不能代替常规配套使用的气腹机,而且必要时还要配合低压气腹来辅助手术。一套进口的非气腹装置售价在 2.5 万美元左右,国产设备价格则相对低廉。

非气腹腹腔镜手术是现代腹腔镜外科与传统腹部外科有机结合、优势互补的产物。近年来的实践表明,科学、客观地认识非气腹腹腔镜手术的优越性和局限性,扬长避短,已经使之在妇科等领域显示出广阔的应用前景。例如,骨盆的存在使盆腔内的非气腹腹腔镜手术比中、上腹的非气腹腹腔镜手术受限较少,从而潜存着更大的开展、普及价值。

四、穿刺套管种类及其放置技术

1.套管种类　腹腔镜手术用的穿刺套管或穿刺器由穿刺锥和套管组成。

目前在腹腔镜外科临床应用的穿刺套管有重复用、半一次性、一次性三大类;按穿刺锥尖可分为全塑钝圆锥形、尖圆锥形、角锥型、刀刃型(有直刀刃和弧形刀刃型);按穿刺锥有无安全保护装置还可分为带安全罩和不带安全罩的穿刺套管。最为安全的应是全塑圆锥形,最为经济实用的当是半一次性的。

用来插入腹腔镜的第一枚穿刺套管为盲穿置入,称为腹腔镜套管或首枚套管;其他在腹腔镜直视下置入的穿刺套管称为操作套管或附属套管,用来引入各种手术器械。供术者右手插入操作器械的穿刺套管通常称为主操作套管。

腹腔镜套管的穿刺因是盲穿而最好选用带安全罩的穿刺套管或全塑钝圆形穿刺套管。前者一旦穿刺锥突破腹膜,具有防护功能的安全罩就会立即弹出或者穿刺锥迅速缩回安全罩内,将锐利的锥尖与腹内脏器隔开。后者则因钝头圆锥不具切割作用而较为安全。一般常规选在脐上或下缘造气腹处,掌心顶住穿刺锥柄,示指紧贴套管杆,腕部旋转用力(切勿肩、肘用力)刺入腹壁。一旦穿刺套管进入已充气的高压气腹内即会有气体从打开的阀门呼啸而出。连接气腹管并以气腹机所拥有的最大注气率维持手术中腹内压的相对稳定。

2.放置技术

(1)插镜部位选择:腹腔镜插镜部位的选择与镜检诊断的效果和腹腔镜手术的成败密切相关,故不应草率决定。选择的关键是插镜部位与主要观察目标之间的距离必须小于腹腔镜镜管的长度,使腹腔镜的镜头恰好在目标脏器的上方、前方或下方,这样就能从各个不同角度、远近距离观察目标脏器的全貌和局部变化。此外,插管套管的前端,必须插入腹腔1.5~2cm以保证在术中不易因推移腹腔镜而滑到腹膜腔外。而内镜的物镜端必须伸出套筒前端1~3cm,这样腹腔镜前端距离插镜部位为3~4cm。

腹腔镜具2~6倍的放大作用,这样可观察到开腹手术时肉眼所不能观察到的细微变化。当物镜与观察目标的距离在6cm时,所观察到的物体大小和形象与实物大小基本一致,如距离移近则所观察的物体被放大,距离越近放大的倍数越大。如果腹腔镜的镜面与目标脏器距离太远,因物镜不能达到脏器表面,则难以看清脏器表面的细微变化,更难以达到腹腔镜显微放大作用,或仅能从目标脏器的一个面观察,而难以看到脏器其他侧面的病变;同时因视野距离太远,使影像缩小,光线暗淡致颜色不鲜明,这样就不能窥视病灶的全貌,不能了解病灶的周围情况,很难有效地实施手术。

在妇科腹腔镜检查时,插镜部位一般选择在脐部。该部位插镜对一般身高及标准体重的妇女能满意地观察到盆腔全貌,应使物镜与观察目标保持6cm以上距离。由于腹腔镜镜管深入盆腔有宽松的余地,腹腔镜镜头能推移接近盆腹膜及子宫、卵巢、输卵管局部,使能在放大状态下观察病灶的细微变化。

如使用视角为30°的内镜,在身材矮小,尤其是脐耻之间距离短的患者可能存在视野死角区,即主要观察目标落在有效视野范围之外。这种情况下进行腹腔镜手术操作,则困难就更大。对这类患者插镜部位可选择在脐上0.5~1.0cm或更高些,以保证物镜与观察目标之间有足够的距离,有利于诊察和手术操作。

肥胖患者则由于腹壁肥厚,使腹腔镜进腹腔内可利用的镜深缩短,并且由于镜管在腹壁段的废区,使用腹腔镜物镜端太靠近盆腔而不利于手术操作,此时常需拉出主套管以使腹腔镜后移,应注意的是拉出主套管可能使气孔移至腹腔外,而造成腹膜外气肿。因此,应根据患者情况选择插镜部位或根据腹壁厚薄调整插镜部位套管位置,提供合适的检查条件以达到满意的手术效果。

此外,插镜部位还应避开腹壁内粘连,如患者曾有腹部手术史,手术瘢痕附近的腹膜易与网膜或其他组织粘连,若在此处插镜,视野范围可能因粘连或腹腔镜管移动受阻而受限,还有可能在用主穿刺器穿刺时损伤粘连的脏器或组织。因此,应选择在远离瘢痕3cm以上部位穿刺插镜较安全。

(2)主穿刺器插入技术:主穿刺器插入腹腔有闭合和开放式两种技术。

1)闭合式腹腔镜:闭合式穿刺技术是将主穿刺器及其套筒插入腹腔的常用方法。

主穿刺器的穿刺端有角锥形和圆锥形两种类型。大多数医师喜欢采用角锥形穿刺器,因为穿刺器越尖锐,经腹壁穿刺插入腹腔越容易控制,因而也就越安全。为减少穿刺阻力保证安全穿刺,应保证皮肤切口足够大能容套管进入,并切开筋膜以减少穿刺器及其套管通过皮肤及筋膜时的阻力。操作方法如下。

第1步,于脐部扩大气腹针皮肤切口,使足够大恰好能容纳穿刺器的外套筒。

第2步,将角锥形穿刺器的尖端插入皮肤切口,使其嵌入皮肤切口中。

第3步,将主穿刺器及套筒插入腹腔。此步有多种手法,许多术者在插入穿刺器穿刺时,与上述的气腹针在脐部或脐下的穿刺动作相仿,即用左手提起下腹壁皮肤。但如果人工气腹满意的话,腹腔压力将筋膜上抬,因此,不用腹壁提拉法而采用双手配合的扶持法将穿刺器及套管插入腹腔。这种方法特别适合于手小的手术者及腹直肌强大或肥胖不易提起腹壁的患者。

将穿刺器插入皮肤切口后,右手以大鱼际肌顶住穿刺器后柄握入穿刺器,将穿刺器和套管以平行腹壁筋膜的方向向前推进直到穿刺器套管进入皮肤切口边缘之下,然后提起穿刺器手柄与筋膜成45°~90°,左手拇指和示指、中指把持穿刺器套管以阻止穿刺器以过大冲力进入腹腔。右手把握穿刺器以扭转动作用力向下推进穿刺器,当穿刺器穿透腹壁筋膜时,即感到穿刺阻力减少,此时穿刺器不用再施力,让下压的腹壁回弹后,只需再轻轻向下推进穿刺器即能穿透腹膜达腹腔,当穿刺器尖端进腹腔时能听到气体从穿刺器后柄的孔中排出"呼呼"的声响,此时应停止往下穿刺,并将锐利的穿刺器从套管中退出2~3cm,同时将套管向腹腔内插入1~2cm以保证套管完全进入腹腔再抽出穿刺器。

北京协和医院郎景和教授将腹腔镜套管穿刺要领总结为"四要四不要":要旋动,不要猛刺;要缓慢,不要急切;要呈"Z"字形进法,不要垂直进入;要退出棱锥针头后再深入套管,不要以棱锥针深入腹腔。

采用上述穿刺法,当穿刺器进入腹壁各层时有经验的手术者均有明确的手感,能控制逐层穿刺进腹腔,因而能有效地防止穿刺器引起的腹腔内脏器损伤等并发症。当怀疑切口下有脏器粘连时,采用此穿刺点穿过筋膜达腹膜层时应停止穿刺,采用下述方法检查切口下无肠曲或大网膜粘连时方可继续推进穿刺器及套管。

闭合式穿刺术切口下脏器粘连检查法:采取闭合式穿刺法将穿刺器和套管穿过筋膜达腹膜层时即停止穿刺,向下压住套筒以保证套管边缘紧贴腹膜,然后将穿刺器退出套筒,将腹腔镜接上光源插入套筒,打开套筒阀门,可清楚看到腹膜及腹膜下有无粘连的脏器。有肠曲粘连者应放弃在此处穿刺,必须更换穿刺点。

2)开放式腹腔镜:闭合式腹腔镜偶尔可发生气腹穿刺针和穿刺器及套管的穿刺损伤。开放式腹腔镜技术可避免这种危险。这种技术的基本观点是用传统剖腹的方法直接打开腹腔比用尖锐的穿刺器盲目穿刺危险性小。

手术方法:采取脐下小切口,直视下逐层切开腹壁外层及腹膜。套管内芯为钝圆头穿刺器,腹膜对边边缘各缝一针向相反方向牵引以暴露腹膜小切口,然后将穿刺器和套管直接插入腹膜小切口。套管上有4个钩子,腹膜对边上的缝线分别固定在套管两侧钩子上以保证腹膜紧贴套管而不漏气。当穿刺器和套管放入腹腔后,接气制造人工气腹。人工气腹建立后自套管取出钝头穿刺器,插入腹腔镜,之后按标准腹腔镜方式操作。虽然这种开放性腹腔镜技术至少在理论上较传统闭合式腹腔镜危险性小,但同样有报道在进腹时有肠损伤。由于肠壁浆膜面与腹膜不易辨认,因此在切口下有肠曲粘连者采用开放式技术打开腹膜,应仍有误伤肠曲的可能。

插入腹腔镜,首先探查穿刺点下方有无意外损伤,如出血、血肿、肠管穿刺伤等。然后进行全腹腔探查,重点探查病灶区,确定能否实施腹腔镜手术。

(3)操作套管插入技术:在采用诊断性腹腔镜,全面的盆腔检查至少还需要一根拨棒协助。而手术性腹腔镜则需要抓钳、剪刀及各种用于切割止血的能源器械,如电手术刀、内凝、激光及超声器械等。这些辅助器械需通过2~3个,有时1个辅助穿刺点引入。

1)穿刺点位置选择:一般主操作戳口应分布在腹腔镜两侧,从人体工程学原理讲,左右手操作器械在手术野内协同操作时越接近60°,操作起来越轻松自如,即等分三角原理:指图像获取器(即腹腔镜)及两个操作臂(即经主要和辅助手术出入孔置入的手术器械)之间的关系。依等分三角原理,操作或手术点为两操作臂轴和观察镜轴的交点,观察镜位于两操作臂之间;两操作臂之间的角度可以有所不同,但以直角最为理想;观察镜轴应正好将两操作臂夹角等分。按此等分三角原理进行操作最为方便,在做腹腔镜下缝合时尤其如此。诸套管间距应在10cm左右,至少应>5cm,否则会相互干扰,出现"筷子现象",不便于协同操作。

在采用诊断性腹腔镜时通常选择耻骨联合上中线作穿刺点引入拨棒;手术性腹腔镜则需在腹直肌鞘外侧边缘增加第2、第3辅助穿刺点,这些穿刺点的位置应高于耻骨联合上的中线穿刺点才能为手术器械提供合适角度的进入途径。大多数的盆腔手术可选择在耻骨联合上腹壁自然皱褶的部位取上述辅助穿刺点,有的手术者选取麦氏点作侧方的辅助穿刺点。少数情况下,需在上腹部胆囊侧稍偏头侧作辅助穿刺引入器械。

2)穿刺方法:为避免损伤腹壁结构,辅助穿刺点的确定应在腹腔镜监视下进行。首先要调暗手术室内照明,以腹腔镜光源透照腹壁,证实穿刺部位没有腹壁血管和膀胱,辅助穿刺点切口的大小应能容纳所选用的穿刺器和套管。在腹腔镜直视下,尖刀戳口垂直于腹壁插入穿刺套管,一旦在腹壁膜看到穿刺锥尖即应改变穿刺方向朝着手术野上空旋转着刺入,以免万一失控伤及腹内脏器。在胃肠胀气时尤应注意防范。

操作套管的腹腔段不宜太长,以免影响器械张合,一般3cm左右即可,使用套管固定器者还可短些。另外,穿刺套管必须与所需器械匹配,套管大的主要问题是漏气。手术室应备有各种不同大小洞口的圈形橡胶内壁,使在器械插入套管的部位杜绝漏气,若术中需要更换外径小于套管内径的器械,也可置换洞口与器械外径匹配的内垫,这样就可在不更换套管的情况下继续手术。

3.术中注意事项 对于不同类型的各种腹腔镜器械来说,有些一般性的原则需要了解。

(1)使用前器械须进行合理的清洗消毒和装配,防止器械的部件松动散落或术中跌落。

（2）进行电凝时须使用绝缘性器械,防止电凝部位的热损伤。

（3）所有器械进入或退出腹腔均须在腹腔镜监视下进行,防止意外的肠管和实质性脏器撕裂或穿孔,并避免器械抽出时不小心将腹内组织一起带出。

（4）腹腔内器械的移动要轻柔而缓慢,暴力动作可致腹内脏器损伤。

（5）所有器械的移动也应在腹腔镜监视下进行,以便使用并了解器械摆放和使用的准确位置。

五、腹腔镜下观察

1.基本要求　插入内镜后,腹腔镜检查的第 1 步是要证明气腹针或主穿刺器及套管穿刺部位之下没有腹腔内脏器损伤,接下来是系统的有步骤的诊断性评估。此时,手术台仍是水平位的,此体位适合检查上腹部,在妇科疾病,如怀疑肿瘤转移需要探查肝和膈;如盆腔脓肿在排除外科情况时要检查胆囊或胃等。因此,妇科医师通过腹腔镜常规检查可判断上腹部有无异常情况。

上腹部检查完毕后,手术台应转为头低臀高位才能观察盆腔器官。此体位也是观察阑尾的最佳体位。如果放置子宫操纵杆,则能通过摆动子宫底,有助于将大部分肠曲从盆腔驱开。盆腔检查首先应观察盆腔全貌,将腹腔镜镜头与盆腔脏器保持一定距离,对盆腔疾病有初步印象,然后向前推进对盆腔器官做系统检查。子宫操纵杆可使子宫向前后及左右侧方摆动,同时借助拨棒协助能观察到盆腔的各个部位。手术者应养成习惯,以一个固定的顺序检查盆腔各个部件,不要遗漏。

2.主要干扰因素　在腹腔镜观察过程经常有一些影响观察的因素,应注意排除。

（1）镜面模糊:多发生在腹腔镜从室温移到腹腔内时。特别是当室温低于 20℃ 时,腹腔镜镜面的温度若为室温,在插入 37℃ 的腹腔内时,潮湿的水汽迅速凝集在温度低于 20℃ 的镜面上,形成雾状水珠使视野模糊不清。此时可将腹腔镜镜面紧贴肠曲表面 1~2 秒,以提高镜面表面的温度,可消除镜面水珠使镜面清晰。也可在术前将物镜浸在 50℃ 的温水中,提高物镜表面温度;应用温肥皂水或碘仿棉球擦镜,使镜面形成一层保护膜可提高清晰度;也可在腹腔内等待 1~2 分钟,待腹腔镜镜面温度上升到与体温相同时,镜面的水珠就会消失。另外,腹腔镜手术过程中,物镜表面被血液或腹腔液污染阻挡视野,此时应拔出镜管用温水或肥皂水轻轻擦除镜面血迹,或将镜面移在肠曲表面轻擦可能重新使视野清晰。

（2）人工气腹漏气现象:因漏气使腹腔内可视空间变小,观察视野缩小而影响手术。此时应检查漏气原因,杜绝漏气,并补充注气以恢复视野。

（3）粘连或肠管胀气影响视野:盆腔内存在广泛粘连或肠管胀气遮挡视野,此时应先分离粘连,充分暴露目标观察物,或加大患者头低足高的倾斜度及用压肠器械推开肠曲,均有助于视野的暴露。

六、取出器械和关闭切口

完成腹腔镜手术后,最后的检查是要确定腹腔内无遗漏未被发现的损伤或出血存在。然后在腹腔镜直视下自套管取出辅助器械和套管;要避免取出器械时钳嘴钳夹脏器拖经套管引起的切割损伤。套管拔出后,要再用腹腔镜检查腹腔内的辅助穿刺部位有无出血。无出血方可将腹腔镜取出,然后恢复患者体位,打开主套筒阀门排出腹腔内气体,并压迫腹部促进腹腔内气体的排出,而且腹部压迫动作可防止室内空气进腹引起术后腹痛。排气后,在取出最后一个腹腔镜套管时,应先将镜体放入套管内确保排气时没有组织被压进管腔,然后连同套管一同拔出。

当器械取出后,所有的切口应关闭。<5mm 的切口可采用简单缝合皮肤或用黏合胶布黏合固定切口。较大的切口应分二层缝合,修复筋膜层缺口,防止腹壁切口疝发生。

第九章 宫颈手术

第一节 宫颈锥切术

一、适应证

1.宫颈活检为原位癌,为确定病变范围及有无浸润。

2.宫颈中、重度非典型增生。

3.宫颈刮片多次阳性,但活检未能发现病变者。

4.阴道镜未见鳞柱交界,或病灶主要位于宫颈管内,超出阴道镜检查范围。

5.子宫颈管搔刮术所得标本病理报告为异常或不能肯定者。

6.怀疑为宫颈腺癌者。

二、禁忌证

1.急性生殖道炎症、性传播疾病。

2.宫颈浸润癌。

3.生殖道畸形。

4.血液病,严重出血倾向。

三、术前准备

1.治疗生殖道炎症。

2.术前3天每天用0.5%活力碘清洗阴道。

3.术前排空膀胱。

四、手术方法

1.麻醉和体位　采用气管插管全身麻醉。体位采取膀胱截石位。

2.手术步骤

(1)阴道拉钩暴露子宫颈,擦净宫颈黏液。

(2)鼠齿钳钳夹宫颈前后唇,牵拉。

(3)手术刀在子宫颈病灶外0.5~1cm处,做环形切口,以宫颈口为中心,向宫颈管内斜行切向宫颈内口,但不要超过宫颈内口。切除范围应包括子宫颈的病灶和移行带区域的宫颈管组织。病变主要累及宫颈表面,锥形切除宽而浅;病变主要累及颈管,切除则为狭而深的圆锥体。

(4)创面电凝止血,1号合成线缝合止血,形成新的子宫颈。

(5)检查无活动性出血,局部填塞氯仿、活力碘纱条和凡士林纱卷,持续尿管引流。

五、术后监测与处理

1.注意阴道出血情况　术后 24 小时内如果出血量多于月经量,应检查宫颈创面,必要时再次缝合止血。

2.术后 48 小时,注意拔出阴道内留置的纱条、纱卷。

3.抗生素预防感染。

4.禁性生活和盆浴 3 个月。

5.随访　在术后第 3 个月,复查宫颈细胞学(LCT)和人乳头瘤病毒(HPV);之后第 6 个月和第 9 个月、第 12 个月分别再复查,根据复查结果结合切缘情况行不同处理。

六、术后常见并发症的预防与处理

1.残端出血　早期出血多因创面电凝结痂脱落或结扎不紧,所以要求患者在手术的早期应少活动(而一般手术是鼓励尽早活动);术后 2 周左右的出血多因缝线吸收、张力消失所致,创面感染也可引发或加重出血。对于锥切后出血患者,轻者(少于月经量)可观察并使用止血药物;重者需直视检查寻找出血部位,压迫止血,必要时缝合。

2.创面感染　手术前检查阴道清洁度,治疗阴道炎症,进行阴道擦洗;术中阴道填塞氯仿纱条、活力碘纱条;术后应适当使用抗生素,并禁性生活及盆浴 3 个月。

3.宫颈管狭窄　注意术后月经情况,如果出现经血不畅或腹痛应及时就诊,必要时行宫颈管扩张术。

七、临床效果评价

宫颈锥切术具有诊断和治疗的双重价值。锥切的病理结果一定要注明切缘、腺体、脉管的累及情况。切缘阳性率随病变的严重程度而增加,切缘阳性的患者,病变进展和复发的概率均大,但切缘阴性者不能保证剩余子宫颈内无残留病变,其残留病变的发生率也与病变的严重程度成正比,不过发生的机会比切缘阳性患者低。为了避免病变的残留,应选择适当大小的锥切尺寸。总的来说,切除宽度应在病灶外 0.5cm,锥高延至颈管 2~2.5cm。由于鳞柱交界的柱状上皮细胞化生为鳞状上皮细胞时需从未成熟化生转为成熟化生,易受致癌因素的影响而发生癌变,所以,锥切时要将鳞柱交界一并切除。

第二节　残端子宫颈及阴道切除术

子宫(次)全切除以后,因缺乏子宫体、前次手术后是否关闭缝合盆腔腹膜、可能感染及粘连等因素,残端子宫颈(阴道)周围解剖可能出现变异。肠管壁、大网膜可能粘连或致密粘连于盆壁和(或)子宫颈(阴道)残端;膀胱子宫颈间隙可能因粘连而层次不清;输尿管宫旁段可因粘连和手术瘢痕而移位,与子宫颈间分离困难等,导致了该类手术的难度极大,有条件者尽量行保留神经的广泛阴道旁组织切除。

一、手术适应证

1.残端宫颈(阴道)癌组织学诊断明确。

2.临床分期ⅠA2～ⅡA期。

二、禁忌证

1.绝对禁忌证

(1)患者全身情况危重、休克、脱水、失血严重或合并有其他重要脏器障碍。

(2)子宫颈、盆腔局部或全身合并严重急性期感染。

(3)曾有盆腹腔结核、脓肿等病史致严重粘连手术无法暴露者。

(4)其他内外科并发症有手术禁忌者。

(5)临床分期Ⅲ期及以上者。

2.相对禁忌证 临床分期ⅡB期或ⅢA期患者,经术前辅助放疗和(或)化疗后临床分期降低,且一般情况较好者,也可考虑手术治疗。

三、术前准备

术前首先需组织学诊断明确,两位以上妇科肿瘤医师共同确定其临床分期;B超检查盆腔、肾、输尿管及膀胱情况;必要时盆腔CT或PET-CT了解肿瘤与周围脏器关系、盆腹腔淋巴结是否肿大及是否存在远处转移;术前需完善心脏、肺、肝及肾等重要脏器功能检查和常规术前检查外,充分备血;个别病例可考虑术前输尿管置管,以利术中输尿管的辨认和暴露;术前常规白带检查和阴道准备。

四、手术方法

1.手术时机 对组织学诊断明确的残端宫颈(阴道)癌,临床分期ⅠA2～ⅡA期患者,只要无明确手术禁忌证,原则上在完善术前检查和准备后,尽快择期手术。临床分期ⅡB或ⅢA期患者,经术前辅助放疗和(或)化疗后临床分期降低,且一般情况较好者,也可考虑手术治疗。对术前行放射治疗病例,手术时机应在严重纤维化之前。

2.麻醉与体位 麻醉方式可以考虑采用硬膜外麻醉或全身麻醉,但全身静脉麻醉效果更好,患者的舒适程度较硬膜外麻醉高,且也较安全。体位采用头低脚高截石位,一般倾斜度不大于30°,若术中患者生命体征平稳,为更好地暴露腹主动脉旁手术视野,倾斜度可适当加大。

3.穿刺孔的选择 脐部穿刺孔置观察镜,左下腹壁置第二操作穿刺孔,右麦氏点置第三操作穿刺孔。

4.手术步骤 手术可以根据患者条件不同,采用两种手术路径,目的是避免输尿管和膀胱的损伤。一是先分离膀胱阴道间隙;另一是先辨识和解剖游离输尿管直至其汇入膀胱。

(1)患者体位为膀胱截石位,术前经阴道用组织钳两把分别钳夹于子宫颈前、后唇,起暴露固定宫颈作用。

(2)膀胱阴道间隙的辨识与分离:用抓钳提起膀胱与子宫颈(阴道)残端的腹膜,于子宫颈残端顶端切开腹膜,建立膀胱子宫颈和(或)阴道间隙,向侧方向切开腹膜,拓展扩大膀胱阴道间隙。有时精准辨识膀胱阴道间隙困难,可以用亚甲蓝生理盐水充盈膀胱,以便辨识膀胱边缘。

(3)膀胱阴道间隙的拓展:沿间隙分离膀胱及相应宫颈和阴道前壁,往下方分离暴露阴道前壁约2cm,往侧方分离扩大间隙,直至膀胱宫颈(阴道)韧带内侧。

(4)输尿管走行的辨识与分离:从输尿管骨盆入口处开始,辨识输尿管走行,打开侧腹膜游离双侧输尿管至子宫颈(阴道)旁,同样会有瘢痕或粘连致输尿管走行移位或扭曲,分离时要特别小心。

(5)子宫动脉的辨识与游离:自髂总动脉分支处切口腹膜,自此沿髂外动脉走向切开腹膜及在圆韧带入腹壁处凝固切断圆韧带,再将子宫颈或阴道顶端向头侧牵拉,从切断的圆韧带及盆侧壁腹膜处开始弧形切开盆腔腹膜,于膀胱腹膜反折处会师。再于子宫骶骨韧带外侧切开腹膜,沿直肠外侧直至子宫骶骨韧带的子宫颈或阴道附着处。将切开的腹膜片向内侧牵拉并切除,此时可以游离暴露左侧子宫动脉。

(6)子宫动脉的离断与分离:游离子宫动脉后,在(左)输尿管的外上方于距离其与髂内动脉的分叉处1cm位置电凝并切断子宫动脉,并子宫动脉断端钳夹牵拉向子宫颈方向,游离输尿管与子宫动脉之间的间隙,沿输尿管内侧向外下方钝性游离,将输尿管推离子宫颈或阴道侧壁,直至其进入膀胱子宫颈韧带处。

(7)膀胱宫颈(阴道)韧带前叶的切断与阴道旁间隙的建立:用分离抓钳提起并牵拉膀胱侧的结缔组织,暴露并使膀胱宫颈韧带前叶保持一定张力,靠输尿管内侧切断膀胱子宫颈韧带浅层,将输尿管牵拉推向外侧,分离阴道旁膀胱与阴道及子宫颈之间的疏松结缔组织,建立阴道旁间隙。

(8)分离直肠侧间隙,辨识腹下神经主干:钳夹子宫骶骨韧带,往直肠侧牵拉暴露直肠侧窝,分离输尿管与阔韧带后叶上的组织,钝性打开子宫直肠韧带与输尿管之间的间隙。辨识腹膜下的腹下神经丛,侧推腹下神经至盆壁;继续分离拓展直肠侧间隙,辨识盆内脏神经丛并推向盆侧壁方向。

(9)膀胱旁间隙的辨识与分离:往对侧方向操纵子宫颈(阴道)残端,并将输尿管同时推向内侧方向牵拉,并上提膀胱侧前方腹膜,可以暴露膀胱侧间隙筋膜,分离筋膜直达肛提肌和闭孔内肌表面,拓展该间隙内侧可见主韧带和膀胱宫颈韧带。

(10)膀胱子宫韧带中后叶血管的解剖分离:向前方推开输尿管及膀胱,可以看到位于阴道侧间隙和膀胱侧间隙中的膀胱子宫韧带后叶,在膀胱子宫韧带后叶中小心分离膀胱中静脉和膀胱下静脉(从膀胱至子宫颈走行注入子宫深静脉),电凝并切断。

(11)分离子宫深静脉和下腹下神经丛:为了保留下腹下神经丛膀胱支,游离主韧带的血管部(即子宫深静脉)。提起输尿管并切断其后方的系膜,辨识并游离子宫深静脉主干,于距离子宫颈旁3cm左右处电凝闭合并切断之,提起断端向子宫颈方向牵拉,游离子宫深静脉主干靠近子宫颈旁。同时,向主韧带和子宫后侧壁方向跟踪腹下神经,腹下神经与盆内脏神经丛汇合形成下腹下神经丛。在此发出膀胱支和子宫支,因此定位该神经束(由下腹下神经丛分支的膀胱支)从主韧带到膀胱与膀胱子宫韧带后叶平行走行。

(12)下腹下神经丛子宫支和阴道旁组织的切断:向头侧平推子宫颈(阴道),提起切断的主韧带血管部断端,继续暴露阴道旁间隙,辨识从子宫主韧带往膀胱子宫颈韧带走行的下腹下神经丛膀胱支,从直肠侧间隙往阴道侧间隙方向切断主韧带和部分膀胱宫颈韧带,将直肠侧间隙和阴道旁间隙融合,至此,下腹下神经膀胱支得以保留。

（13）直肠阴道间隙的分离：向前方操纵子宫颈（阴道）残端，并往后方推开直肠，于距离子宫颈（阴道）残端顶部约 2cm 处切开直肠阴道之间的腹膜，分离直肠阴道间隙，暴露阴道后壁约 3cm 长，可在直肠前间隙与侧间隙间见子宫骶韧带。侧推腹下神经丛，切断子宫骶韧带。直肠前间隙与直肠旁间隙合并，与此同时，腹下神经丛的主干及下腹下神经丛的起始端得以保留。

（14）处理完宫旁韧带后，行盆腔淋巴结清除，部分病例行髂总淋巴结和（或）腹主动脉旁淋巴结清除。

（15）盆腔淋巴清除后，经阴道于游离阴道壁 2cm 处环形切开阴道，将残端子宫颈（阴道）及宫旁组织从阴道取出，并缝合阴道残端。

（16）缝合阴道残端后，重建气腹，对部分保留卵巢的患者，将卵巢移位悬吊与同侧髂窝，并以钛夹标记，以利放疗时判断卵巢位置。

（17）结束手术前，行盆腔手术创面清洗，充分止血并留置引流管。

5.术中要点及注意事项　残端宫颈癌病例因曾经子宫次全切除的手术史，盆腔存在不同程度的粘连。对于肠管与原手术创面粘连病例，分离粘连过程中应特别注意肠管的损伤，多采用钝性分离和锐性切割分离相结合的方式，锐性分离一般多采用超声刀等损伤较小的切割工具，单极电切热辐射较强，对切割间隙要求较宽，控制性相对较差，易增加肠管损伤的风险。

残端宫颈癌术中因无子宫体，无法使用子宫操纵器，影响术中视野暴露。术中可用 2 把组织钳分别钳夹子宫颈前后唇起子宫操纵器作用；若宫颈癌组织侵犯，组织钳钳夹困难，用组织钳钳夹折叠的纱布置于阴道穹窿，术中调整纱布的位置、推举的力度及方向起到协助暴露手术视野的目的。

术中输尿管、膀胱的游离是该手术的关键步骤。考虑前次手术引起的手术瘢痕粘连可能引起下段输尿管的走向和解剖位置关系的改变，游离暴露输尿管从前次的非手术创面开始，输尿管跨髂总动脉分叉处是一易找且表浅的解剖标识点，从该处始游离输尿管。输尿管子宫动脉较差处游离，传统开腹手术以钝性分离，"打隧道"方式分离输尿管与子宫动脉间间隙，再切断结扎子宫动脉暴露输尿管上方。腹腔镜下游离宫旁部位输尿管上方子宫动脉方式是在输尿管外侧上方游离子宫动脉，凝固切断后，将子宫动脉近子宫侧向子宫方向牵拉游离暴露输尿管，形象称为"掀被子"方式。残端子宫颈手术时，子宫动脉在子宫次全切除时贴近子宫处子宫动脉已被结扎离断，游离该处输尿管，也在输尿管外侧游离出子宫动脉，凝固切断后，向输尿管上内侧牵拉提起，游离并切除该段子宫动脉，暴露出输尿管。子宫体切除后，无明显膀胱子宫颈腹膜反折，分离膀胱子宫颈间隙较为困难，膀胱的损伤也多发生在这一手术过程。术中分离膀胱宫颈间隙时应通过阴道将子宫颈尽量向盆腔方向推举，膀胱内可经导尿管适当注入一定量的亚甲蓝生理盐水，可看见膀胱壁轮廓，待分离出膀胱宫颈间隙后放出膀胱内液体。

手术结束前，充分冲洗手术创面，检查止血。膀胱可经留置尿管注入亚甲蓝，检查膀胱是否存在损伤。盆腔引流管可通过阴道残端经阴道引出或经腹壁腹腔镜 5mm 穿刺孔引出。

五、术后处理及重点观察内容

术后常规抗感染、对症支持治疗同时要重点观察处理以下方面情况。

保持引流管通畅,观察引流液颜色、量、是否有异味及有无粪渣等情况。通过引流液观察结合症状体征,若考虑有局部感染,在进行全身加强抗感染的同时,可通过引流管进行局部冲洗,或将阴道残端缝合部分或全部拆除进行盆腔冲洗引流。术后引流管拔出时间视引流液量而定,一般术后 2~3 天基本无引流液后拔出。

留置尿管应保持通畅,时间以 7~14 天为宜。拔出留置尿管后需检测膀胱残余尿量,一般残余尿量大于 100mL 需重新置入尿管,残余尿量小于 100mL 者,可连续检测,残余尿量增多需重新留置尿管。

残端宫颈(阴道)癌术后的放疗、化疗根据肿瘤的临床分期、病例类型、术后病理情况而定,治疗原则与宫颈癌相同。

第三节　广泛宫颈切除术

宫颈癌保留生育功能的手术包括宫颈锥切(或宫颈切除术)和宫颈根治术(或称广泛性宫颈切除术)。前者主要适用于 ⅠA1 期、无脉管浸润(LVSI)的早期宫颈癌患者。对于绝大部分 ⅠA2~ⅠB1 期宫颈癌来说,标准的保留生育功能的手术是宫颈根治术(radical trachelectomy,RT),目前主要包括经阴道根治性宫颈切除术联合腹腔镜淋巴清扫术、腹式根治性宫颈切除术、腹腔镜下根治性宫颈切除术(laparoscopic radical trachelectomy,LRT)及机器人广泛性宫颈切除术。本节主要介绍腹腔镜下保留生育功能的 RT。

一、适应证

1.患者有强烈的生育要求。

2.国际妇产科联盟(FIGO)分期为 ⅠA1 期伴 LVSI、ⅠA2 期或 ⅠB1 期。

3.肿瘤直径≤2cm。

4.组织学类型为鳞癌、腺癌或腺鳞癌。

5.病变局限于子宫颈外口,未达颈管上方及未累及内口。

6.无盆腔淋巴结和远处转移。

7.无手术禁忌证。

二、禁忌证

1.年龄<18 岁或年龄>40 岁。

2.患者为妊娠期间。

3.FIGO 分期为 ⅠB2 期及以上。

4.肿瘤最大直径>2cm。

5.阴道穹窿受累、子宫颈内口上方有浸润。

6.区域淋巴结受累。

7.存在其他不育因素。

需要指出的是,手术的适应证、禁忌证并非绝对不变。例如,有些妇女虽无生育要求,但为了达到来月经或提高生命质量的目的,也可以保留宫体而进行根治性宫颈切除术。故 2011 年 NCCN 宫颈癌临床治疗指南中,将"保留生育功能的根治性宫颈切除术"修改为"根治性宫颈切除术",体现了现代肿瘤治疗理念对患者生活质量的重视。另外,随着辅助生育技术的发展和提高,不孕症目前不应成为保留生育功能宫颈癌手术的绝对禁忌证。即使术前不存在不孕因素,RT 术后仍可发生不孕。随着腹腔镜技术和保胎水平的提高,也见到妊娠期行广泛子宫颈切除术的个案报道。

三、术前准备

(一)患者准备

1.详细询问病史及检查

(1)病史方面:充分询问患者的生育史及对生育要求的程度。了解患者是否有与生育有关的疾病及重要脏器有无疾病,如血液系统疾病等。

(2)检查方面:妇科检查中主要仔细测量子宫颈肿瘤的大小;术前常规实验室检查及重要的影像学检查,包括胸部 X 线片、心电图,泌尿系统 CTU、盆腔磁共振扫描,必要时做肺功能检查、膀胱镜检查等。特别需要注意的是,肿瘤在影像检查中的大小;子宫颈内口是否有受侵;区域淋巴结是否有肿大及转移征象。

2.手术前并发症的处理

(1)积极纠正贫血:特别要注意患者贫血是否因本身的血液系统疾病引起。

(2)控制感染病灶:一般术前不常规采用预防性抗生素治疗。但是要注意阴道的清洁度,肿瘤表面是否有感染,如果有感染,需要处理感染后再仔细检查子宫颈局部肿瘤的情况,准确测量肿瘤大小非常重要。

(3)如果有其他系统疾病者,请相关专科协助治疗。

3.手术前的准备

(1)肠道准备:术前 3 天开始少渣饮食,由半流质到流质,术前 1 天晚上禁食。术前 2 天普通灌肠,术前口服泻药,术前晚及手术当天清晨各清洁灌肠 1 次。

(2)阴道准备:术前 3 天开始用 0.5% 活力碘擦洗阴道,每天 1 次。

(3)皮肤准备:术前 1 天进行。腹部上至剑突,下至耻骨联合、外阴及大腿上 1/3 范围,特别注意清洗脐孔内的污垢。

(4)睡眠:术前夜晚口服艾可唑仑片。

(5)备血:2~4U 红细胞悬液。

(6)术前应用阿托品、异丙嗪。

(二)手术人员准备

1.手术者组织手术小组成员术前讨论 复习术前的各项检查,特别是影像资料中输尿管是否有畸形、肿瘤大小、子宫颈内口是否有受侵、盆腔淋巴结是否有肿大等,明确手术方式、手术时间,评估手术风险及处理对策。

2.术前与患者及家属充分沟通　需要交代保留生育功能手术的意义和条件,以及手术中两次快速病理学检查决定手术方式的选择,术中放弃保留生育功能手术的可能性,甚至手术后常规病理与术中快速病理不符合的可能性。

3.术前与病理科做好沟通　告知手术中需要做两次快速病理,第一次是左右的盆腔各组淋巴结,最好每侧各取5枚以上淋巴结做病理学检查;第二次的广泛子宫颈标本尤其重要,需要取子宫颈切面的上、下两个切缘做快速病理,还需要测量癌灶距宫颈管切缘的距离。

四、手术方法

1.麻醉和体位　采用气管插管全身麻醉。体位采取改良的膀胱截石位,大腿向两侧平移并充分外展,腹股沟区展平;术中要求头低25°~35°,以肠管上移、充分暴露出手术区域的血管解剖结构为达标。消毒铺巾后留置尿管。

2.手术范围　手术要切除阴道上2~3cm,大部分的子宫颈及宫旁组织切除2~3cm。应该说LRT手术基本同经典的广泛子宫全切术,必须打开膀胱侧间隙,直肠侧间隙及阴道直肠间隙等重要子宫颈周围解剖间隙;完整游离出输尿管,使主韧带、宫骶韧带及阴道充分游离。

3.手术切口　选脐上缘或在脐上2~3cm处置10mm的置镜孔;右侧下腹麦氏点处置5mm Trocar为助手操作孔;左下腹相对应位置穿5mm Trocar为术者第一操作孔,在置镜孔与术者第一操作孔连线中点处穿5mm Trocar为术者第二操作孔。应当说明的是,无论是脐部的置镜孔还是术者、助手的操作孔,都需要根据患者的体型和术者的习惯而定。

4.手术要点

(1)LRT要求在不切断圆韧带和骨盆漏斗韧带的情况下,进行盆腔淋巴结清扫。从髂血管分叉上3cm水平开始,依次切除双侧髂总淋巴结、髂外淋巴结、腹股沟深淋巴结、闭孔内淋巴结、髂内淋巴结5组盆腔淋巴结。

(2)在保留子宫动脉的情况下,将输尿管完整解剖出来。完全游离子宫动脉至子宫颈峡部,将子宫动脉下的输尿管充分显示出来,形成明确的"桥下流水";注意分离出膀胱阴道旁间隙,沿输尿管走行打开输尿管隧道,连同膀胱一起下推输尿管3cm以上。

(3)暴露几个重要解剖间隙,切断合适长度的主韧带、骶韧带。充分暴露出左右成对的直肠侧间隙和膀胱侧间隙;锐性分离阴道直肠间隙、膀胱阴道间隙至子宫颈外口下3~4cm水平;游离切断骶骨韧带2~3cm,游离切断主韧带2~3cm。

(4)切除合适长度的阴道和足够长度的子宫颈。能做保留生育功能的早期宫颈癌患者,期别上应该是阴道穹窿没有受侵,阴道受累的可能性极小,故阴道不宜过多切除,仅切除2~3cm即可;本手术的关键是切除足够长度的子宫颈,游离出子宫动脉及上行支并保留,在子宫颈峡部横切断子宫颈。

(5)用不可吸收的慕丝林带环扎残留的子宫颈;将阴道残端与子宫颈残端吻合,重建子宫颈外口;放T形节育环。

(6)在腹腔镜下,将盆腔腹膜尽可能缝合,重新腹膜化;放置防粘连材料(防粘连的隔离膜或者防粘连液)。

(7)检查盆腔,注意输尿管、膀胱、直肠有无损伤;输尿管走行有无异位迂曲,蠕动是否正常;置入腹腔引流管1根,再次检查无出血,清点纱布、器械,关腹。

5.手术注意事项和策略

(1)在进行盆腔淋巴结清扫时,还要注意子宫动脉周围淋巴结的清扫;另外,按照无瘤原则要求,盆腔淋巴结尽量整块清扫并完整取出;不要通过腹部穿刺孔取淋巴结,以免造成不必要的肿瘤种植,建议在阴道切开后将盆腔各组淋巴结整块送检。

(2)在游离输尿管时,最好保留双侧的子宫动脉,但是如果一侧甚至双侧子宫动脉被无意切断,仍然可以继续行该手术。

(3)在切断子宫骶韧带和主韧带时,最好注意保留盆腔自主神经,因为可以做保留生育功能的宫颈癌根治术的患者期别均较早,韧带及宫旁切除的范围可以界于Ⅱ~Ⅲ型的广泛全子宫切除。

(4)子宫颈上端的切除是该手术成败及预后的关键,也是本手术最难点,为了较好地完成横切子宫颈峡部,可以先环切阴道,为了防止肿瘤污染,还需要将阴道断端封闭;将子宫倒提,比较方便游离子宫动脉下行支,切断子宫动脉下行支,保留子宫动脉及上行支,在子宫峡部下0.5cm横切子宫颈。

(5)手术中需要做淋巴结及子宫颈标本的快速冰冻病理学检查,主要检查淋巴结有无转移和子宫颈标本上、下切缘有无肿瘤生长,以及肿瘤据切缘距离。如子宫颈标本上切缘距离肿瘤边缘<5mm,需补充将剩下相应的子宫颈再切除3~5mm,切缘阴性并与病灶距离8~10mm以上,行根治性宫颈切除术。如病理提示淋巴结转移和(或)宫颈标本上、下切缘阳性,则切除子宫完成广泛子宫切除术。

总之,该手术的成功与多因素有关,如保留子宫颈的长度、子宫颈旁组织的切除范围及子宫颈成形缝合的技巧等,故应由同时具备丰富腹腔镜手术经验和妇科肿瘤知识的专家来施行。

五、术后监测与处理

1.生命体征的监护　术后24小时内给予心电监护仪监护,密切观察血压、心率、血氧饱和度。同时注意引流管渗液、渗血情况,在早期发现并发症及时处理。

2.饮食　根据消化功能恢复情况,术后第1天可饮少量清水,术后第2天进流质,排气后进半流质,以后逐渐恢复正常饮食。

3.术后抗感染　常规使用抗生素预防感染,除密切观察体温变化,特别需要注意更换阴道内引流条,最好在手术结束时,阴道内填塞1块碘仿纱条,压迫止血的同时可以预防吻合创面的感染,术后第3天更换1次。

4.尿管的管理　术后留置导尿管,注意观察尿量及尿色,每天消毒尿道口2次,术后第5~7天复查双肾及输尿管B超,如无异常,术后第7天拔除导尿管,鼓励自行排尿,并测量残余尿。如残余尿超过100mL,按尿潴留处理。

5.腹腔引流管的管理　保持引流管通畅,注意观察引流液性状。一般情况下,术后第

1 天引流液以淡血性液体为主,术后 3 天内引流液较多,引流物以淋巴液为主,为 200~300mL,但是也有多到 300~500mL 的情况,如果引流液清亮可以观察,待术后第 3~5 天引流液少于 150mL/24h,可以拔除腹部引流管。

6.随访 患者如一般情况良好,术后 5 天左右可以出院。术后 3 个月开始复查,第 1 年每 3 个月一次,复查内容除同普通宫颈癌之外,还需要注意月经情况、阴道与子宫颈管吻合口的愈合情况。第 2 年每 3~6 个月随访一次,第 3~5 年每 6~12 个月随访一次,第 5 年后每年随访一次。

7.妊娠及分娩 手术 1 年后,如果细胞学检查、病毒学检查、影像学检查均正常,嘱患者可以尝试自然怀孕,或者直接接受辅助生育技术的帮助。妊娠期间除接受与妊娠相关的检查之外,一般情况下不需要专门做宫颈癌的细胞学检查和病毒学检查。注意流产、感染等情况的发生;分娩方式只能选择剖宫产。

六、术后常见并发症的预防与处理

LRT 术后常见并发症的预防及处理同腹腔镜下广泛全子宫切除术,本节不再赘述。

七、临床效果评价

1984 年,法国学者 Dargent 首次采用了阴式根治性宫颈切除术(VRT)配合腹腔镜下盆腔淋巴清扫术(LPL)来治疗希望保留生育功能且小癌灶局限于子宫颈的患者,也称腹腔镜阴式根治性宫颈切除术。1994 年,Dargent 首次报道 8 例年轻早期宫颈癌患者采用腹腔镜阴式根治性宫颈切除术取得了满意结果。其中 1 例患者治疗后足月分娩一活婴。这种新手术方式改变了对早期宫颈癌特别是渴望生育的年轻患者的治疗模式,开创了保留生育功能手术的新纪元,被称为 20 世纪宫颈癌手术发展的里程碑。

2013 年,Gizzo 等统计了 1293 例 RT 手术病例,结果发现 RT 术后复发率为 3%(0~16.8%),与宫颈癌根治术(RH)的复发率(5%~6%)相比,差异无统计学意义,同时其中 284 例患者在 RT 术后获得妊娠,最终 173 例分娩活胎。因此,RT 被视为近十余年来妇科恶性肿瘤保守性手术中最有发展前景的新进展之一,是充分体现恶性肿瘤治疗中"规范化""人性化""个体化"的典范术式。

LRT 充分利用了腹腔镜微创和视野放大的优势,使宫旁间隙、主骶韧带和血管神经更易识别。因此 LRT 比腹式根治性宫颈切除术更容易保留子宫动脉,减轻手术粘连,更有利于妊娠,并避免了经腹手术创伤大、出血多的情况。LRT 比 VRT 手术视野好,可切除更加足够的宫旁组织。对于未生育、病灶偏大的患者,经 LRT 术可以切除更宽的宫旁组织和更好确定子宫峡部切开的位置。因此,虽然腹腔镜下保留生育功能的手术方式学习曲线较长,掌握起来有一定的难度,但该术式体现了恶性肿瘤治疗"微创化"趋势,具有不可替代的优势。

腹腔镜下的广泛子宫颈切除手术最早从 2003 年开始,截至 2014 年有报道的只有由 8 家医学中心总共 144 份手术病例,其中很多还只是个例报道。Kim 等报道了 27 例接受 LRT 手术的患者在 31 个月的随访时间里没有死亡和复发的,月经恢复正常 24 例,其中 6 例有意愿妊娠,3 例妊娠成功,最终有 1 例足月分娩。2013 年 Ebisawa 统计了 12 年间 56

例接受 LRT 手术的患者,25 例患者有意愿受孕,最后的成功分娩率达 52%(13/25 例),其中 10 人接受了辅助生育技术,61.5% 的患者(8/13 例)出现胎膜早破。同时,一份来自朝阳医院的报道是 8 年间 25 例 LRT 手术患者,其中 9 人获得妊娠,4 人最终分娩活胎。Ebisawa 等报道 TLRT 术后妊娠率 52%。

影响 RT 手术患者的自然妊娠的生育问题主要包括以下几点:①宫颈管狭窄:这是一个很重要的原因,它不仅影响患者的妊娠,也影响患者的月经,临床发现有 40% 的患者术后发生有宫颈管狭窄并需要进行宫颈扩张;②阴道缩短和狭窄:这可能会导致患者出现性交疼痛,从而惧怕性交;③手术对卵巢功能的影响:手术中如果切断了子宫动脉,有可能影响卵巢的血供,并对卵巢功能造成损伤;④手术对子宫内膜的影响:手术中切断了子宫的一些供血,除了造成术后卵巢功能发生障碍,同时也可能会导致子宫内膜的异常;⑤子宫颈缩短:逆行感染的防护屏障受到影响,逆行感染的机会大大增加,容易引起子宫内膜局部的炎症、粘连等。以上问题都可以引起自然妊娠失败,所以接受 RT 手术的患者总的受孕率不高,对于自然妊娠失败的患者需要尽早采取辅助生殖技术以达到生育的愿望。还有研究观察结果提出,妊娠中期早产风险与子宫颈长度缩短有关,通过阴道超声测量可以监测,对于子宫颈 <15mm 的孕妇,使用黄体酮阴道栓能降低早产发生率。

目前,美国国家综合癌症网络(NCCN)、国际妇产科联盟(FIGO)、欧洲肿瘤内科学会(ESMO)等宫颈癌临床实践权威指南均将 RT 术作为早期宫颈癌保留生育功能的标准选择。随着腹腔镜手术不断进步,不断有新的手术方式被提出,并应用到临床,如保留生育功能宫颈癌根治术中可同时保留盆腔自主神经,一定意义上对术后妊娠也有帮助。LRT 手术结合前哨淋巴结的切除,如前哨淋巴结病理阴性,可不清扫盆腔淋巴,避免患者免疫系统的破坏。在不影响肿瘤根治效果的基础上,进一步地保留患者生理功能,提高生活质量。因此,腹腔镜下保留生育功能的宫颈癌手术值得不断改进推广。

第十章　子宫切除术

第一节　开腹子宫全切术

一、适应证

1.子宫肿瘤　子宫良性、恶性肿瘤仅需或仅能做子宫切除者。

2.子宫出血　异常子宫出血经药物治疗无效,围绝经期患黏膜下肌瘤或子宫内膜息肉;围绝经期或绝经后子宫内膜异常增生性出血等。

3.附件病变　行双附件切除者一起切除子宫;一侧附件恶性病变切除子宫及对侧附件。

4.盆腔炎性肿块、结核性包块等经保守治疗无效者。

5.其他　子宫内膜异位症影响正常生活;子宫脱垂;子宫积脓。产后子宫收缩乏力严重出血、前置胎盘剖宫产后大出血、植入性胎盘、羊水栓塞、DIC等子宫大出血难以控制,做紧急子宫切除挽救生命。

6.子宫破裂、子宫内翻、中毒性感染子宫等情况,有时无须保留或者无法保留子宫,必要者可行子宫切除。

二、禁忌证

1.年轻妇女子宫卵巢良性病变。

2.子宫内膜癌Ⅱ期以上或宫颈癌ⅠB期以上者不宜行单纯子宫全切术。

3.严重的心、肺、肝、肾等脏器疾病或体质虚弱不能耐受手术者。

4.盆腔有急性炎症者。

5.对麻醉药物过敏或不能耐受麻醉者。

6.凝血功能异常者。

三、术前准备

1.详细询问病史及检查

(1)详细了解患者病史,重要脏器有无疾病,有无出血倾向及炎症史,近期有无服用抗凝药物等。

(2)完成全身体格检查、妇科检查、术前常规实验室检查及重要的影像学检查,包括胸部X线片,心电图,心脏、肝胆胰脾肾和子宫附件的超声检查,宫颈液基薄层细胞学检查及HPV检测,必要时做肺功能、盆腔CT、膀胱镜、肠镜等检查排除隐匿癌肿,有异常出血的患者术前应行子宫内膜评估。

(3)做好患者心理疏导,建立良好的医患关系,做好患者配偶的工作,指导患者进行自我心理调理。充分了解不同患者的心理状况,消除患者及家属对手术的各种思想顾虑和恐惧心理,如向其解释手术的必要性、重要性、科学性和安全性,手术计划和有关问题,使其增强自信心,获得安全感。

(4)了解患者的饮食及体质情况,对营养较差、体质较弱的患者指导并协助他们进行营养调理,改善机体营养状况。

2.手术前并发症的处理

(1)控制感染,积极治疗阴道炎、盆腔炎,注意近期有无上呼吸道感染、肺部感染及手术部位的皮肤感染的存在。

(2)积极纠正贫血;有效治疗出血倾向,近期服用抗凝药物需停药7~10天再考虑手术。

(3)纠正营养不良及代谢紊乱,肠道准备患者尤其应注意低钾、低氯、低钠等电解质紊乱的存在。

(4)控制高血压,尽量将血压稳定在正常范围。

(5)控制高血糖,了解患者每天血糖变化的情况,空腹血糖尽量控制在5.6~8.0mmol/L范围。

(6)心律异常者,需行运动试验或动态心电图,心脏彩超了解心脏功能。

(7)合并其他系统疾病者,请相关专科协助治疗。

(8)高龄、基础疾病复杂者可申请全院会诊。

3.手术前准备

(1)肠道准备:术前口服泻药,术前1天晚及手术当天清晨各灌肠1次。子宫内膜异位症估计盆腔粘连较重者术前3天开始口服庆大霉素及甲硝唑片,每天3次进行肠道准备。

(2)阴道准备:取膀胱截石位,20%肥皂水棉球擦净阴道分泌物,1:5000高锰酸钾液冲净肥皂,有炎症者术前3天冲洗消炎,每天1次。阴道流血者禁止冲洗,用消毒棉球擦拭干即可。

(3)手术野准备:术前1天进行。腹部上至剑突,下至耻骨联合、外阴及大腿上1/3范围,特别注意清洗脐孔内的污垢。发现皮肤有感染、疖肿等,应及时处理。

(4)睡眠:手术前1天晚,保证良好睡眠,必要时给予安眠药如艾司唑仑片口服,保证充分睡眠。

(5)备血:化验血型、血交叉配型、联系血库备血,根据患者贫血情况严重者可术前、术中进行成分输血及输全血。

(6)术前30分钟肌内注射苯巴比妥钠、东莨菪碱。

(7)做好各种药物过敏试验,尤其是抗生素及术后相关药物。

4.手术人员准备

(1)手术者思想准备,手术者必须熟悉手术部位解剖情况、手术步骤、手术中可能发生的问题及解决的方法。

(2)做好有法律依据的各种记录,除住院病历、各种检查记录外,重点向患者及家属充分交代手术和麻醉风险,并签署麻醉协议书、输血协议书、手术知情同意书、授权委托书等。

（3）术前手术者组织手术小组成员术前讨论，明确手术方式、手术时间、麻醉方法，评估手术风险、替代方案及处理对策。

（4）联系好手术室，准备好手术器械，严格保证器械正常运行。

四、手术方法

1.麻醉和体位　经腹及经阴道手术可采用气管插管全身麻醉或腰-硬联合麻醉，经腹子宫全切术体位采用仰卧位，而经阴道手术体位采取膀胱截石位，大腿向两侧平移并充分外展，头低 15°~30°。术前留置尿管。

2.手术切口　经腹手术横切口一般选择耻骨联合上两横指，若需探查盆腔或疑有恶性情况者，宜行腹部纵切口。

3.手术步骤

（1）腹壁切开、探查盆腔：根据病情选择合适的手术切口，切开腹壁各层，有腹部手术史或估计患者盆腔粘连较重时，应注意盆腔脏器如膀胱、部分肠管、子宫壁可能与腹壁致密粘连，分离时避免损伤。洗手后探查盆腔脏器，了解子宫、附件及其病变，明确肿瘤大小、部位、有无粘连及与周围脏器的关系。怀疑肿瘤恶变时，还应探查横膈、肝、脾、胃、肾、肠、大网膜及淋巴结等，评估手术范围，若需改变手术方式及时与患者家属沟通并补办签字手续。

（2）提拉子宫：两把大号止血钳沿宫角直达卵巢韧带下方夹持子宫两侧（包括圆韧带、输卵管峡部、卵巢固有韧带）。若子宫大可将子宫托出腹腔进行操作。

（3）处理圆韧带及阔韧带前腹膜：提起圆韧带，于中上 1/3 处用中号止血钳钳夹、切断、缝扎、剪开阔韧带前叶腹膜，分离至子宫颈内口水平处有静脉丛，应防止剪伤出血。

（4）处理卵巢固有韧带及输卵管：提牵圆韧带远端，伸展阔韧带腹膜，中号止血钳于韧带下方无血管区顶起腹膜并打开，钳夹、切断、结扎卵巢固有韧带及输卵管峡部，7 号丝线"8"字贯穿缝合，此处有血管，可贯穿缝合两次。

（5）打开膀胱腹膜反折，推开膀胱：提起打开至子宫颈内口的阔韧带前叶，打开分离膀胱子宫陷凹反折腹膜，也可用无齿镊子提起膀胱腹膜反折中央的疏松游离部分，剪开。提起膀胱腹膜反折边缘，用手指或刀柄或用适当宽度的"S"形拉钩，沿膀胱筋膜与子宫颈筋膜间的疏松结缔组织，向下及两侧钝性剥离推开膀胱，相当子宫内口略下，侧边达子宫颈旁 1cm。打开膀胱腹膜反折时，深度要适中，太深容易出血，且不易剥离，太浅则容易剥破，如切开厚度适宜、层次清楚，下推膀胱多能顺利进行，且很少出血。遇有与子宫颈粘连牢固时，可用剪刀剪开。如有出血，可用细丝线结扎或电凝止血。一手拇指与示指触摸子宫颈，了解膀胱离开子宫颈与否。

（6）打开阔韧带后叶：贴近子宫打开阔韧带后叶达宫骶韧带附近，注意在透明腹膜无血管区打开，分离宫骶韧带外侧窝腹膜，注意分离可能贴近宫骶韧带的输尿管。

（7）处理子宫血管：将子宫向上向一侧提拉，暴露子宫颈主韧带，以两把可可钳，于子宫峡部水平，与子宫侧缘呈垂直方向并排钳夹，夹前应再次推开膀胱。子宫动脉钳夹过高,会增加手术困难,而钳夹过低易遇到过多分支造成出血。此处输尿管距子宫较近,钳子尖端要紧贴子宫,以防血管漏掉,钳夹不可过外,以免损伤输尿管和膀胱。钳夹确切后,于两把钳子之间切断,钳端切口略向下延长,以便于缝扎。断端以7号丝线贯穿缝扎并加固一次,对侧同法处理。

(8)处理子宫颈主骶韧带:膀胱充分推开后,将子宫向上向侧牵拉、提紧,库克钳由宫颈前后向两侧旁由宫颈滑下,紧贴宫颈分别钳夹双侧主骶韧带,视主韧带宽度及厚度,可一次或分多次钳夹。双侧钳夹完毕,贴近宫颈切断,留有足够的组织,以防滑脱,7号或10号丝线缝扎。若行筋膜内子宫切除时无须处理子宫颈主骶韧带,上提子宫,直接于子宫颈筋膜内环形切除子宫。

(9)环切阴道、切除子宫:将子宫上提暴露出子宫颈与阴道连接区域,确定子宫周围组织已全部充分剥离后填围纱布,以防分泌物流入盆腹腔,在阴道前穹窿处横切小口,用组织钳夹持阴道切缘,伸进剪刀(也可用电刀),沿穹窿环状切断阴道,切除阴道两侧角时,组织钳钳夹阴道边缘防止出血,若发现出血可立即用组织钳钳夹止血,但钳夹阴道两侧角时不能钳夹太多组织,预防损伤输尿管。为防止阴道分泌物溢出污染腹腔,可于剪开的阴道前壁后,向阴道内塞入纱布1块,注意手术结束时自阴道取出。阴道断端以组织钳钳夹牵引,防止阴道断端滑脱。

(10)缝合阴道断端:用聚维酮碘棉球涂擦消毒阴道残端及相邻上部阴道黏膜,如阴道分泌物多可用聚维酮碘纱布向下塞入阴道(手术结束后勿忘取出)。用7号丝线先缝合阴道两侧角,再以1-0可吸收线连续缝合或"8"字间断缝合,为减少断端渗血,缝合时可将后腹膜及阴道前壁筋膜一并缝合。缝合完毕仔细检查阴道断端有无渗血,有渗血者用4号丝线"8"字缝合,切勿穿透阴道黏膜,有明显血管出血应单独缝扎。若阴道有炎症,可采用开放式缝合以利于引流渗液。

(11)缝合后腹膜:检查阴道、主骶韧带、子宫血管等残端有无出血,充分止血后3-0可吸收线包埋切除的卵巢固有韧带、输卵管及圆韧带残端,注意缝合至圆韧带残端处,应将其置于腹膜后,然后缝合阔韧带前后腹膜。

(12)关腹:再次检查无出血,清点纱布、器械等无误后关腹。

五、术后监测与处理

1.生命体征的监护　术后6小时内给予心电监护仪监护,密切观察血压、心率、血氧饱和度。早期发现并发症及时处理。

2.饮食　术后6小时后可进流质,排气后可正常饮食。

3.术后抗感染　常规使用抗生素预防感染,除密切观察体温变化、腹部切口和阴道分泌物外,还应及早发现肺部感染及泌尿系统感染的征象,及时处理。

4.尿管的管理　术后常规留置导尿管,注意观察尿量及尿色,每天消毒尿道口2次,如无异常术后第2天拔除尿管,鼓励多饮水自行排尿。若出现排尿困难,则根据病情可采用针灸、按摩等物理疗法,必要时可注射新斯的明。

5.预防血栓形成　有血栓高危因素的患者术后12小时后可常规使用抗凝药物如低

分子量肝素钙等预防血栓形成。注意患者有无下肢疼痛或肿胀,或者有无出血倾向。同时鼓励患者早日下床活动,若出现下肢疼痛可行下肢血管 B 超、D-二聚体检查等,了解有无下肢静脉血栓形成。

6.随访　若患者术后恢复良好,拆线后可以出院。术后 1 个月复查,阴道残端及腹部切口愈合情况,若无异常可每年复查一次。

六、术后常见并发症的预防与处理

1.出血　术后近期出血多为止血不彻底或者结扎线脱落引起,如阴道出血,可以压迫、钳夹、缝扎止血,如在腹腔,且出血量多,应立即开腹止血。如在术后数天发生,多由于继发感染所致,可用大量抗生素控制感染,如阴道出血,可在局部应用抗生素、血管收缩剂等压迫止血;如腹腔大出血,应及时开腹止血,放置引流。

2.感染　术后感染是子宫切除术的常见并发症。术前应充分准备,治疗感染病灶。术中严格无菌精细操作,减少出血,术前 30 分钟预防性使用抗生素,术后根据情况用至24 小时,必要时延长至 48 小时,预防呼吸道及泌尿系统感染。

3.血栓形成　术后指导患者家属给患者进行正确的按摩、床上翻身活动,并鼓励患者及早下床活动,对于具有血栓形成高危因素,如年龄大、血液黏稠度高、血脂高、肥胖患者等可预防性使用抗凝药。已形成血栓者,应绝对卧床休息,并指导患者抬高下肢,可使用低分子量肝素等治疗,必要时置入血管滤网,避免血栓脱落发生严重并发症。

4.盆腔脏器损伤　以膀胱、输尿管、肠管损伤为主,术中发现损伤可以直接修补。膀胱损伤易于预防,术前常规插尿管导尿,开腹时应注意解剖层次清楚,选择腹膜透亮、周围无血管处。患者腹部脂肪厚,腹壁切口小、止血钳分离脂肪等均为膀胱损伤的高危因素,如行输尿管修补者,术后 3~6 个月拔除输尿管导管,拔管后密切观察有无阴道漏尿现象,同时行静脉肾盂造影,了解肾分泌排泄功能。如出现泌尿系瘘,且瘘口不大,可延长放置导尿管的时间至 4~6 周,抬高臀部,使膀胱输尿管末端充分休息,以期获得自愈。如保守治疗无效,行手术治疗;如出现直肠-阴道瘘,行肠造口术。

5.切口液化裂开　部分患者有肥胖、腹部脂肪厚、瘢痕体质等因素或切口缝合、对合不良可引起脂肪液化,严重者出现腹部切口裂开。若局部裂开可局部引流、换药,保持切口干燥,若无感染因素可慢慢愈合。存在感染除上述处理外还应清除局部肉芽组织,抗感染治疗。

七、临床效果评价

经腹子宫全切术是传统的手术方式,手术花费少,患者在心理上易于接受,该术式其视野开阔,手术时间短,手术出血少,操作相对容易,便于分离粘连,术中若出现出血、损伤等现象方便补救,同时还可以进行其他手术。更重要的是,该术式适合各类妇科恶性肿瘤,需要扩大手术切除范围、详细探查盆腹腔情况包括诊断不明或肿块可能来自子宫附件之外等,有时还可以行阑尾切除。经腹子宫全切术经过 150 年的实践和应用,已被广大妇科医师熟练掌握,操作步骤比较规范统一,由于手术野比较充分,技术难度相对较低,是妇科最常用、最基本的手术方式。凡需行子宫全切除术的病例均可施行该术式,对于巨大子宫、严重盆腔粘连、手术难度大的病例较其他手术方式更为适宜,同时也是经阴、腹腔镜子宫切除术失败后的补救措施。但该术式腹部创伤大,手术瘢痕长,术后切口疼痛明显,下床迟,对腹腔干扰多,术后恢复相对较慢,住院时间较长,易造成盆腔粘连,容易发生并发症。子宫全切术注意要点:①避免损伤输尿管:处理子宫血管和骨盆漏斗韧带时,应注意触摸输尿管走行方向,跨越髂内外动脉交叉处,防止将其夹闭,损伤输尿管;②避免出血:下推膀胱时应注意避免损伤静脉丛和血管,以免引起出血,术中严格缝合止血;③操作时应动作轻柔,充分分离并保护肠管,避免过度牵拉导致出血、损伤周围组织。

第二节　经阴道子宫全切术

一、适应证

1.盆腔无炎症、粘连,附件无肿块者。

2.为了腹部不留瘢痕或个别腹壁肥胖者。

3.以子宫大小<12孕周大小、子宫重量<500g为宜。

4.无前次盆腹腔手术史,不需探查或切除附件者。

5.阴道弹性或容量好。

6.子宫肌瘤伴有糖尿病、冠心病、高血压、肥胖等内科合并症不能耐受开腹手术。

总之,凡需子宫切除而无经阴道禁忌证者均适合,尤其是对腹壁肥厚、子宫脱垂及伴有阴道壁膨出、膀胱或直肠膨出、压力性尿失禁者最适合。

二、禁忌证

1.较大和位置低的子宫峡部肿瘤、宫颈肿瘤或阔韧带肿瘤。

2.子宫增大或超过妊娠12周大小者(宜术前用药缩小子宫体积)。

3.附件肿物达到或超过6cm直径,或壁薄、粘连,或疑恶性者,应避免经阴道操作以防破裂、种植。

4.合并有盆腔子宫内膜异位症或严重的盆腔粘连,估计难以从阴道取出子宫或有可能损伤盆腔脏器者。

5.盆腔恶性病变(宫颈上皮内瘤变及原位癌除外)。

6.患者全身情况差,如重度贫血伴有心、肺、肝、肾等疾病,均应治疗好转后再考虑手术。阴道炎也需治愈后手术。

7.阴道有明显畸形、狭窄难以手术纠正或粘连严重无法进行手术者。

8.宫底高度超过脐部,骨盆极度狭窄及阴道弹性差。

9.术者技能不熟练。

三、术前准备

经阴道手术术前准备基本同经腹手术,强调阴道准备,术前3天冲洗阴道,每天1次。

四、手术方法

1.常规操作　取膀胱截石位,外阴、阴道常规消毒(用阴道拉钩暴露),铺盖手术巾;铺保护膜。

2.双合诊检查　导尿后做双合诊检查,明确子宫大小、位置及有无粘连。

3.暴露手术野　用丝线将小阴唇固定于大阴唇外侧皮肤上,以便充分暴露手术野。

4.子宫颈阴道交界处及两侧子宫颈旁组织内注药,减少出血　夹持子宫颈前后唇,向下牵引,对于无高血压、心脏病患者,以 1:20 垂体后叶素或催产素 10IU 或 1:250 肾上腺素生理盐水(250mL 生理盐水加 1mg 肾上腺素)15~20mL,注入阴道穹窿黏膜下,以利于层次分离,子宫旁注入肾上腺素生理盐水可以减少出血。

5.剪开阴道后壁、分离直肠　牵拉子宫颈后唇,暴露后穹窿,于直肠子宫颈交界的间隙处,钳夹、剪开,分离后阴道壁,使左右与前阴道壁切口相连通,整个阴道穹窿环切剪开,用血管钳或刀柄靠子宫颈后壁轻轻分离,找到疏松的间隙,再用示指向上稍做钝性分离,即达子宫直肠反折腹膜。阴道后壁切口出血常较多,为术中出血增多的原因之一,故要注意止血,可电凝或用丝线缝合。直肠子宫陷凹易迅速打开(膀胱子宫陷凹打开相对复杂困难);探查后部有无粘连等异常,假如有困难及时更改 TAH,不应勉强经阴道手术而发生直肠损伤和(或)成瘘者。

阴道后穹窿黏膜横切口部位的选择有其难点,子宫直肠间隙分离错误会导致直肠损伤,直肠子宫陷凹粘连小肠也易致损伤,如何避免是关键。后穹窿黏膜切口正确选择的窍门是用组织钳钳夹该部位黏膜下拉上推几次,辨其穹窿部黏膜活动与不活动之交界处。

于交界活动处稍上方 2~3mm 横向切开阴道黏膜。之后,用精细脑膜剪刀,闭合、弯头向子宫颈,并紧贴子宫颈上推,间隙疏松,不出血,推至直肠子宫陷凹,撑开剪刀,间隙打开。如果不使用剪刀,则改用示指(指尖着力点向子宫颈)做分离。若因粘连,手指分离困难,则改用剪刀锐性分离。

6.剪开阴道前壁　向下牵引子宫颈,暴露阴道前壁与子宫颈交界处,阴道前穹窿切口勿过高而深,否则易损伤膀胱;位置过低而深必切入子宫颈间至出血,情况如同子宫颈上隔偏前、偏后一样。找准前穹窿切开部位既是难点又是关键类,与打开直肠子宫陷凹的方法一样,阴道组织钳夹部位在前穹窿阴道黏膜,下拉上推辨其活动与不活动之交界处;除此,还可以用左右旋转子宫颈观察皱褶起始部,于其交界活动处稍上方 2~3mm 横向切开阴道前穹窿黏膜。

首先遇到膀胱宫颈间隙前下方的纤维组织,需用剪刀或电刀切开。这一纤维结缔组织形成横行的假韧带,称为"宫颈上隔"或"阴道上隔",厚度约 1cm。此隔正确切开是从隔中间进行,偏前则可能损伤膀胱及出血,偏后(下)则进入子宫颈间质而出血。切开子宫颈上隔后,脑膜剪刀闭合、剪尖弯头紧贴子宫颈,着力点向子宫颈,于中线或偏中线(未分娩者)钝性试行上推。

以手指触摸间隙,避免夹着膀胱壁,于膀胱子宫颈附着的间隙处(界限不清时,可用金属导尿管插入膀胱内辨认),若间隙正确、疏松,剪刀易进入且不出血,宫颈筋膜光、白。

撑开剪刀扩大间隙。之后,剪刀背贴子宫颈向外侧方用力,推开膀胱宫颈韧带上部。如果没有把握可于阴道前壁下方注射水囊。

7.分离膀胱　提起前阴道切口上缘,用金属导尿管探清楚膀胱附着下界,分离膀胱子宫颈间隙,然后用示指深入间隙,向上及两侧钝性分离,推开膀胱直达膀胱子宫反折腹膜,用单叶阴道拉钩拉开膀胱,可显露两侧膀胱子宫颈韧带,靠近子宫颈剪断,分离或切断、缝扎。

8.暴露子宫颈主韧带和子宫骶韧带,切断、缝扎宫骶韧带　子宫颈前后间隙内放置阴道拉钩,推开膀胱、直肠,分离子宫颈上下阴道黏膜,暴露出子宫颈主韧带和宫骶韧带,向一侧牵拉子宫颈,近子宫颈钳夹、切断、缝扎宫骶韧带。

9.切断、缝扎宫颈韧带和子宫血管　牵拉子宫颈暴露子宫颈主韧带,用示指和拇指检查,可摸到子宫动脉博动及输尿管、子宫动脉交叉处的位置,将主韧带下缘近阴道壁处剪开,以使缝扎主韧带后线结不至离黏膜缘过近。用长直血管钳贴近子宫颈钳夹,在子宫峡水平钳夹切断子宫动静脉,断端用 7 号丝线双重缝扎,保留缝线。如该组织较厚,可以分两次操作,不要一次钳夹组织太多,以免损伤输尿管或造成子宫血管短头滑脱出血。

10.剪开膀胱子宫反折腹膜　拉钩膀胱向上拉开,暴露反折腹膜,提起后剪开一小切口后再向两侧延长,并在腹膜切缘中点缝一针丝线牵出做标志。

11.切开子宫直肠陷凹反折腹膜　用单叶拉钩拉开直肠,暴露子宫直肠陷凹反折腹膜,用镊子提起剪开,接着向两侧延长,于腹膜切缘中点处缝一针丝线做标志。

12.处理宫体旁组织　向下牵拉子宫,靠近子宫体钳夹、切断阔韧带及宫旁组织,7 号丝线缝扎。

13.切断缝扎子宫附件及圆韧带　将子宫体自子宫直肠陷凹切口向外牵出(如子宫为前倾前屈位,也可自膀胱子宫反折腹膜切口牵出),暴露子宫附件。距子宫附着 1~2cm 处钳夹、切断圆韧带,7 号线缝扎切端,保留其外侧缝线。切断输卵管和卵巢固有韧带,切除子宫,断端用 10 号丝线双重缝扎,保留缝线,然后检查保留的卵巢是否正常。

14.缝合盆腔腹膜　将前面保留的腹膜标记缝线提起,暴露腹膜切口边缘,可先单独缝合两侧侧角,用 4 号丝线从一侧后腹膜边缘开始,连续缝合关闭盆腔,将子宫附件及各韧带断端留置腹膜外。

15.缝合阴道壁　切口用 1 号肠线间断缝合。

16.经阴道子宫全切术的手术操作要点　①术者对患者行 B 超检查,了解子宫的大小、肌瘤或病变的位置,认真做好三合诊检查,了解子宫的活动度,附件区是否有肿物。必要时行子宫颈活组织检查或诊刮术以排除子宫颈及子宫内膜的恶性病变,术时在麻醉条件下再次检查进行评估,结合患者的情况及术者的经验综合考虑;②选用专用器械,如阴道拉钩,特别是卵巢固有韧带钩形钳,这样可以降低手术难度,保证手术安全完成;③正确选择切开阴道黏膜的位置及深度,切口过低难于进入间隙,有时误进宫颈管内,切口过高容易损伤膀胱和直肠;④切开前要先于阴道黏膜下注射稀释的盐酸肾上腺素,以利进入间隙及减少出血;⑤不必强行打开前后腹膜,当子宫直肠陷凹有粘连,可先打开前腹膜将子宫从前穹窿翻出阴道外口后,再锐性分离,反之亦然。打开困难时,可紧贴子宫两侧钳夹、切断、缝扎子宫骶、主韧带、子宫动静脉,继续向上处理宫旁组织和血管,此时膀胱及子宫直肠反折会随宫旁组织的处理而被自然打开,顺利进入腹腔;⑥紧贴子宫颈分次钳夹主、骶韧带,子宫动脉及阔韧带,切断后近子宫侧无须缝合,外侧双重缝扎保留结扎线,子宫动脉结扎线不保留,以节省手术时间;⑦翻出子宫底困难时,可用手指或小拉钩钩出圆韧带及卵巢固有韧带,在直视下一并钳夹打结保留缝扎线;⑧子宫体积较大时,则钳住子宫颈两侧,自子宫颈开始将子宫体纵切开,实际对半切割法,或肌瘤剥出或碎解,将子宫缩小再取出子宫;⑨结扎子宫动、静脉是进行缩减子宫体积的先决条件,术中各韧带缝扎保留线应依次顺序排列,结扎要牢固;⑩同时进行附件切除术时,注意垫开肠管,避免切除时损伤。

五、术后监测与处理

术后监测及处理基本同经腹子宫全切术,经阴道子宫全切术患者术后消化功能正常,麻醉彻底苏醒后可正常饮食,但因经阴道子宫全切术分离膀胱阴道间隙时若操作深度不当很容易损伤膀胱,且部分患者伴有阴道前壁脱垂,手术时行阴道前壁修补术,行修补时留置导尿管的时间长些,一般留置 5~7 天,否则 2~3 天即可拔出导尿管,根据患者的病情来决定。

六、术中、术后常见并发症的预防与处理

1.术中出血　阴道子宫切除术通常比腹式子宫切除术出血要多些,阴道切口出血或渗血与腹部手术相比较,是比较突出的问题。防治方法:可用电刀切开子宫颈阴道黏膜,还可以在子宫颈两侧注射缩宫素(催产素)10U 或 1：250 肾上腺素生理盐水,以减少手术局部切口的出血和渗血,但高血压或冠心病患者禁用。另外,在处理主韧带、子宫骶韧带、子宫动脉和骨盆漏斗韧带时,均可发生出血。其预防方法要求手术者解剖层次要清楚,每个操作步骤要准确,随时谨防钳子滑脱或结扎线的线结滑脱,并努力缩短手术时间。在缝合阴道壁时,阴道两侧端的缝合止血尤为重要,谨防留有无效腔;在关闭腹腔之前,要注意检查全部缝扎残端,彻底止血;在关闭腹腔时,要将腹膜与阴道壁一并缝合,可防止腹膜与阴道壁之间出现无效腔而致创面渗血。

2.预防膀胱损伤　宫颈阴道交界处横切口的部位及深度选择不当时可损伤,如位置过高时容易损伤膀胱,过低时易切入子宫颈肌层,致使层次不清,分离困难且出血量增多。手术中注意提起宫颈阴道交界处的前壁,可见有一皱褶凹陷,用剪刀一次全层剪开阴道壁后,很容易分离进入膀胱宫颈间隙,用刀切法反而较难掌握深度。如上述做宫颈阴道附着部位切口时,如分离膀胱阴道间隙(子宫脱垂、阴道膨出时)或膀胱宫颈间隙的深度不当,剪刀深入膀胱内可损伤膀胱。若膀胱分离不充分,将推离变薄的膀胱误认为是反折腹膜,也可能损伤膀胱。故在开始分离时,一定要找准间隙;在分离阴道膀胱间隙时,剪刀弯头贴近阴道壁;分离膀胱子宫颈间隙时,剪刀贴向子宫颈侧;在切开反折腹膜前,若辨认不清,可改行后穹窿切开子宫直肠陷凹腹膜,然后用示指深入盆腔,绕过一侧子宫附件达前方子宫膀胱陷凹向外(阴道)顶起反折腹膜,必要时在指尖顶起引导下充分游离反折腹膜。剪开反折腹膜向两侧长达子宫颈旁 2cm 即可,剪开过宽时则有可能损伤

膀胱或输尿管。一旦膀胱发生穿通损伤，则术时可有少量水样液体持续流出，此时术者应立即用金属导尿管通过尿道口插入膀胱导尿，若为血尿即可初步诊断，接着用金属导尿管轻轻仔细探查损伤部位及破口大小、部位，或用稀释的亚甲蓝生理盐水200~300mL试漏，确定破口的部位、大小和是否有多处损伤，然后用1号丝线间断缝合膀胱黏膜下组织，但应注意缝针不能穿过膀胱黏膜层，以免因缝线形成膀胱异物，导致修补失败。此层缝合的作用是让已损伤的膀胱壁向膀胱腔内的黏膜层翻入（第一层），也可以用3-0的肠线间断缝合穿破口。接着，仍用1号丝线间断褥式缝合膀胱肌层和膀胱周围的筋膜，目的是加强创口的合拢（第二层）。在此层缝合完毕后，用稀释的亚甲蓝生理盐水200~300mL注入膀胱，让膀胱充分充盈，同时严密观察阴道里有无蓝色液体流出，若有蓝色液体流出，则修补未成功。再次检查蓝色液体是从修补缝合处流出，则可能缝合方法不妥，或是损伤的部位有遗漏缝合的可能。应立即拆除缝线，再次检查核实损伤部位和大小后，按上述办法修补。术者对膀胱部位修补应持慎重态度，应谨慎、精细缝合，力求当时修补成功，否则会给患者带来尿瘘和日后需要承受再次手术的痛苦和加重患者的经济负担。若在修补术后注入稀释的亚甲蓝生理盐水（200mL）时，阴道未见蓝色液体流出，则为修补成功，最后用1-0肠线间断缝合阴道壁黏膜层。在膀胱修补术后应注意如下事项：留置导尿管持续引流5~7天，若引流为血尿时，则要用生理盐水冲洗膀胱，每天2次，每次用200mL，直到血尿停止。保留导尿管的目的是让膀胱处于空虚状态，以利修补后的膀胱创口愈合；合理应用广谱抗生素或泌尿系抗菌药预防感染；注意会阴部的清洁护理，每天用1/1000苯扎溴铵或0.25%聚吡咯酮碘棉球擦洗会阴部；切实注意加强营养，术后应以高蛋白、高维生素食物为主，还可以适当补充维生素、脂肪乳、氨基酸等，以利伤口愈合。

3.预防输尿管损伤　前述在延长膀胱反折腹膜过长，尤其伴子宫脱垂，输尿管往往向下移位弯成钩状再进入膀胱时，更可能损伤输尿管。损伤输尿管还多见于在分离钳夹、切断骶韧带、主韧带及子宫血管时。应用手指向外侧推开输尿管，并紧靠子宫颈筋膜切断，以免造成损伤。一旦发现输尿管损伤立即开腹修补。钳夹、剪断、缝扎而致输尿管梗阻，一般在术后24~48小时会出现损伤侧剧烈腰痛，患者在床上翻转、出汗、脉快等。检查肾区叩痛加剧，若行B超检查，可见损伤侧的输尿管扩张和肾盂积水。还可以做膀胱检查，在行膀胱镜检查时，可见输尿管损伤侧的膀胱三角区底部开口处不喷尿，输尿管导管插入输尿管膀胱内开口处不喷尿，输尿管导管插入输尿管膀胱内开口处仅2~3cm即受阻。输尿管损伤常在术后24~48小时出现腹胀、腹痛，或尿液性腹膜炎，并呈进行性加重，当出现阴道流水样液体时，腹胀腹痛明显减轻。在阴式子宫切除术所致输尿管损伤，绝大多数为输尿管下段，一般可采用输尿管膀-胱吻合术，吻合能否成功的技术关键有两点：①输尿管与膀胱吻合处组织应无张力，血供要良好；②其吻合方法有膀胱内黏膜下隧道式输尿管吻合术、输尿管-膀胱吻合术、输尿管-膀胱角吻合术。临床上通常所见阴道子宫全切术损伤输尿管多数是靠近膀胱，故手术以输尿管-膀胱角吻合术为好。

4.预防直肠损伤　阴式子宫切除紧贴子宫颈，分离直肠子宫颈间隙很少误伤直肠，但遇有子宫直肠陷凹粘连或阴道后穹窿狭窄时，在切开分离直肠反折腹膜时，也可能损伤直肠。因此,在切开阴道壁后,用手指向深层轻柔钝性分离,推开直肠壁,可避免损伤。若有直肠损伤,应用示指肛查,证实破口大小和部位,并立即用1号丝线间断缝合肠黏膜下层,最后用1号肠线间断缝合阴道壁的黏膜层。饮食方面,术后禁食3天,自第4天起可进流质2~3天,再进无渣饮食,继之进普通饮食。在药物方面,要用肠道消炎药,如甲硝唑片0.2g,每天3次,庆大霉素片8万单位,每天2次,其他肠道消炎的中西药也可;同时在术后3天要用肠道收敛药物,如阿片酊0.5mL,每天3次,复方樟脑酊2mL,每天3次;术后第5天可用缓泻药物防止大便干结,如酚酞1~2片,每晚1次,还可以应用中药麻子仁丸等。除上述用药外,还要应用抗生素预防感染和局部会阴部清洁护理。

七、临床效果评价

该手术方式是目前认为最微创、最符合循证医学原则的术式,利用阴道腔穴进行手术,术后腹部不留瘢痕,反应小,恢复快,较少发生肠粘连、肠梗阻等并发症,对腹壁脂肪肥厚或下腹有皮肤病的患者,尤其对子宫脱垂或伴有膀胱、直肠膨出者既方便子宫切除,也方便同时修补阴道前后壁膨出及纠治压力性尿失禁或直肠膨出。而且该术式未触及肠管,术后患者肠道功能恢复快,能及早正常进食,住院天数少,有利于患者生理及心理的恢复。随着微创外科概念逐渐被患者接受,又使经阴道子宫切除术重新被重视。该术式不需要开腹,减少了手术步骤和组织损伤,手术操作创伤小;设备要求简单,降低了手术成本;手术操作简单,节省了手术时间;切除的子宫经阴道取出,保留了子宫的完整性,不影响术后的病理学检查,也不污染盆腹腔。经阴道子宫切除术顺应了全球微创手术的潮流,适宜在各级医院开展,具有广阔的应用前景。但阴式子宫全切术有手术视野小、部位深、暴露不良、操作困难等缺点,很多学者认为手术指征受到限制,在选择术式时应综合考虑手术禁忌证、术者技能经验等,以保证手术的顺利进行。手术注意事项:①术前认真评估适应证及术者扎实的妇科手术基本功是保证手术成功的前提;②正确选择切开阴道黏膜的位置和深度,顺利打开子宫膀胱反折腹膜是手术成功的关键;③如子宫较大时先处理子宫动静脉,再行子宫对半剖开、分碎切除,肌瘤核去除等方法缩小子宫体积后取出,再处理两侧附件及韧带。阴式子宫全切病例选择及术前评估很重要,需子宫良性病变、小于16孕周、活动好、周围无粘连及阴道较宽松者,术中若发现粘连严重,要及时中转开腹,以免造成副损伤。

第三节　腹腔镜下子宫切除术

一、腹腔镜子宫切除术/双附件切除术

(一)适应证与禁忌证

1.适应证

(1)有明显症状,出现月经改变及因肌瘤压迫引起的疼痛或尿潴留等。

(2)肌瘤超过妊娠3个月大小。

（3）肌瘤生长迅速，有恶变可能。

（4）子宫颈肌瘤。

（5）带蒂肌瘤扭转或发生感染。

（6）黏膜下肌瘤。

（7）准备妊娠的妇女，肌瘤大于 4cm，应行肌瘤剥除术。

（8）子宫内膜异位症病灶广泛或有粘连需切除子宫。

（9）子宫肌瘤合并子宫内膜良性病变或不典型增生。

（10）子宫肌瘤合并子宫颈良性病变或癌前病变，且年龄 ≥50 岁，或 <50 岁但不需保留生育和月经功能。

2.禁忌证

（1）怀疑肌瘤恶变者。

（2）带蒂的黏膜下肌瘤。

（3）需保留生育功能者。

（二）手术准备

1.术前准备

（1）术前 12 小时流质饮食，术前 6 小时禁饮食。

（2）术前 12 小时及术前灌肠、阴道擦洗。

2.术中准备

（1）麻醉：气管内插管静脉复合全麻。

（2）体位：截石位。

（3）腹壁穿刺点：取脐部为腹腔镜放置穿刺点，取 3 个器械操作孔穿刺点。详见相关内容。

（4）必要的器械和材料：双极或智能双极钳，杯状举宫器。

3.术后处理　应用预防性抗生素及催产素。

（三）手术方法

1.放置举宫器　暴露子宫颈，放置举宫器。具体方法：①根据患者阴道的宽度，选择适合的举宫器；②探查宫腔的大小，将举宫器中心杆调至相应的位置，并固定；③将举宫器中心杆置入宫腔后，举宫器沿举宫器中心杆缓慢推入阴道，套入宫颈外，并固定于阴道穹窿，旋紧举宫器。推入时注意避免损伤阴道黏膜。

2.切断圆韧带　距离宫角 1.5~2.0cm 钳夹、电凝并切断一侧圆韧带，此时助手通过举宫器将子宫上举摆向对侧，暴露，并使圆韧带有一定张力。

3.切断卵巢固有韧带及输卵管或卵巢悬韧带及部分阔韧带　切断卵巢固有韧带及输卵管为保留附件的手术步骤。举宫器将子宫上举摆向对侧，术者左手钳夹输卵管及卵巢固有韧带的远端，并拉向同侧前方，右手依次钳夹、凝固、切断输卵管及卵巢固有韧带。处理输卵管系膜时确认血管已凝固，切断卵巢固有韧带时，靠近宫角部，避免损伤子宫动脉的上行支，减少对卵巢血运的影响。切除双侧附件时，术者右手钳夹、凝固、切断卵巢悬韧带及部分阔韧带。

4.处理阔韧带 距子宫侧缘 1.0~1.5cm 少血管区,平行子宫侧缘凝切并分离阔韧带前后叶,至子宫颈侧方子宫血管处。

5.切开膀胱子宫返折腹膜 上举子宫并将宫体压向后下方,充分暴露膀胱子宫陷凹及返折腹膜。术者左手钳起膀胱子宫返折腹膜,在其下 1cm 处,用单极或双极电剪或电钩切开膀胱子宫返折腹膜。从一侧阔韧带前叶向另一侧切开膀胱子宫返折腹膜,或从膀胱子宫返折腹膜中间向两侧阔韧带方向切开返折腹膜。

6.分离宫旁组织 切开膀胱子宫返折腹膜后,下推膀胱至子宫颈外口 1cm 处。电凝切开阔韧带后叶及其周围的结缔组织至子宫骶韧带附着处,充分暴露子宫血管。将阴道前壁的耻骨子宫韧带及宫旁组织分离并电凝、切开,以方便处理子宫血管。

7.处理子宫血管 此步骤为子宫全切术中至关重要的部分。应进行:①再次确认膀胱已下推至子宫颈外口处,阔韧带前后叶完全分离,使子宫血管完全裸露;②紧贴子宫颈并近垂直方向钳夹、凝切子宫血管;③可以用单极、双极、超声刀或血管闭合器凝切子宫血管。推荐使用血管闭合器,用单极或双极时,应分束分次电凝血管后,再边凝边切血管。

8.切开阴道穹窿 稍微用力上举杯状举宫器并将宫体压向后方,从前穹窿正中沿着举宫杯上缘,用单极电钩沿阴道穹窿环形凝切切开阴道壁。

9.取出子宫 经阴道取出举宫器,并牵出子宫体。如子宫较大,可采用自阴道螺旋状或者块状切割宫体,减小体积后自阴道取出子宫。将纱布装入橡胶手套做成软性阴道塞子,放入阴道内,重新形成气腹。

10.缝合阴道残端 将缝针自腹壁 10mm 穿刺孔或经阴道放入腹腔。缝合时先从右侧阴道残端后壁进针,出针后缝合右侧穹窿的黏膜层,再缝合阴道残端前壁;第一针将阴道前后壁、主韧带、骶韧带缝合在一起,有助于预防术后的穹窿脱垂;然后连续缝合阴道壁组织,并连续缝合盆底腹膜。

二、腹腔镜子宫次全切除术

(一)适应证与禁忌证

1.适应证

(1)多发性子宫肌瘤需行子宫切除而要求保留子宫颈者。

(2)因其他疾病需切除子宫体而保留子宫颈者。

2.禁忌证

(1)子宫颈肌瘤。

(2)未排除子宫颈或子宫内膜恶性病变者。

(3)无条件随访子宫颈病变者。

(二)手术准备

1.术前、术中准备及术后处理同腹腔镜子宫切除术/双附件切除术。

2.备套扎线圈推杆器。

(三)手术方法

1.切断圆韧带，切断卵巢固有韧带、输卵管，处理阔韧带　切开膀胱子宫返折腹膜，同腹腔镜子宫切除术，只是在下推膀胱时，推至膀胱返折腹膜下 1cm，暴露子宫颈及两侧子宫动脉上行支即可。

2.处理子宫颈及子宫血管上行支　有两种方法。

(1)电凝切子宫血管：双极或智能双极凝切子宫血管上行支。

(2)套扎子宫颈及血管：经操作套管将套扎线圈套入暴露的子宫颈及子宫动脉上行支处。术者左手拉紧套扎线圈的留线，右手操纵套扎线圈推杆，边推进推杆边逐渐拉紧线圈。在退出举宫器时再次拉紧线圈。为防止线圈松弛，补打一个外科结。

3.切除子宫体　有两种方法。

(1)单极电凝切除子宫体：适用于电凝切子宫血管者。将杯状举宫器举起，单极电钩或电针沿子宫颈环形电凝切开组织直至切除子宫体。电凝切除子宫体后的子宫颈残端呈"柱状"。

(2)旋切器切除子宫体：适用于套扎子宫颈及血管者。用旋切器从左侧宫角到右侧宫角，旋切成条柱状逐一取出，具体方法同子宫肌瘤旋切。当旋切至靠近线圈时，应提起残端旋切，旋切子宫体后的子宫颈残端呈"蘑菇状"为宜。

4.加固止血并关闭盆腔腹膜

(1)用电凝切子宫颈及血管的手术，需要缝合子宫颈残端。保留举宫器在子宫颈残端，防止将举宫器撤出后残端回缩至阴道内造成缝合困难，"8"字缝合子宫颈内层，要穿过子宫颈黏膜层，再连续缝合子宫颈外层闭合残端，关闭盆腔腹膜。

(2)用套圈套扎子宫颈及血管的手术，对子宫颈残端及子宫颈管残腔电凝止血，并烧灼子宫颈管的内膜组织，不用缝合子宫颈残端。检查子宫颈残端无出血后，连续缝合关闭盆腔腹膜。

由于套圈套扎子宫颈及血管的子宫体切除方法，易出现宫颈残端线圈松弛、局部出血、血肿和继发感染，同时，在旋切子宫体时有时会切断套扎套圈或子宫体残留，目前临床上较少用此种子宫次全切除法。

三、腹腔镜筋膜内子宫切除术

(一)适应证与禁忌证

同腹腔镜子宫次全切除术。

(二)手术准备

1.术前、术中准备及术后处理同腹腔镜子宫切除术。

2.子宫剜切器一套　由中心穿孔杆、中心刻度管及锯齿刀管组成。

(三)手术方法

1.放置中心穿孔杆　暴露子宫颈，中心穿孔杆经子宫颈、宫腔穿至宫底。

2.切断圆韧带、输卵管及卵巢固有韧带,下推膀胱及套扎子宫颈及血管　方法同子宫次全切除术。

3.子宫颈管的切除　于阴道内用子宫剜切器沿中心穿孔杆剜切子宫颈及宫体中心部至宫底,切除子宫颈管、部分子宫体的组织,连同剜切器一并经阴道取出,同时拉紧线圈扎住子宫颈外鞘及两侧子宫动脉升支。共套扎2次。

4.切除子宫体并关闭盆腔腹膜　方法同子宫次全切除术。

四、腹腔镜辅助下经阴道子宫切除术

(一)适应证与禁忌证

同腹腔镜子宫切除术。

(二)手术准备

同腹腔镜子宫切除术。

(三)手术方法

1.腹腔镜下手术部分　切断圆韧带、输卵管及卵巢固有韧带,下推膀胱的方法同腹腔镜子宫次全切除术。膀胱应推至子宫颈外口1cm处。下推膀胱后,电凝切开阔韧带后叶及其周围的结缔组织至子宫骶韧带附着处,充分暴露子宫血管。

2.经阴手术部分　手术方法同经阴道子宫切除手术。

(1)暴露子宫颈:用鼠齿钳钳夹子宫颈前后唇,下拉子宫颈。

(2)环形切开子宫颈部阴道黏膜:于子宫颈部阴道壁筋膜间隙注入生理盐水20~30mL,在相当于膀胱沟下方约0.5cm处,用电刀环形切开子宫颈部阴道黏膜。

(3)分离膀胱子宫颈间隙和阴道后壁间隙:用示指钝性分离膀胱子宫颈间隙和阴道直肠间隙,不需要剪开后腹膜。

(4)处理子宫主骶韧带:向一侧牵拉子宫颈,充分暴露子宫主骶韧带,靠近子宫颈钳夹主骶韧带,分次切断,并用7号丝线缝扎。后腹膜随之打开。

(5)处理子宫血管及宫旁组织:示指进入盆腔,紧靠宫体钳夹子宫血管及宫旁组织,切断后用7号丝线缝扎两次。

(6)取出子宫:用示指环绕子宫一周,确认宫体完全游离后,将子宫自阴道取出,若子宫过大,可将子宫切成条块状取出。

(7)缝合盆腔腹膜及阴道残端:提起盆底腹膜,用1号丝线连续缝合,然后将两侧主骶韧带残端的缝扎线分别打结,再用1号可吸收肠线连续缝合阴道残端。

(8)置镜后探查腹腔:观察输尿管蠕动情况,结束手术。

五、并发症防治

1.术中出血

(1)输卵管系膜和卵巢固有韧带出血:输卵管系膜和卵巢固有韧带内血管丰富,是出血的好发部位。因此,输卵管及其系膜和卵巢固有韧带尚未充分电凝时,不可急于电

切之。

（2）子宫血管出血：由于腹膜组织阻碍电凝效果，所以凝切子宫血管时必须将阔韧带前后叶完全分离，电凝完全裸露的子宫血管，否则，电凝不确切引起出血；②电凝功率过高，会造成组织表面过快结痂，影响深部血管的凝固而出血，因此，电凝功率以达到目的的最小功率为宜，一般30~50W即可；③凝切处应距离子宫侧壁1cm左右，以预防电凝不充分切开组织时，其内血管回缩至子宫侧壁组织内难以电凝止血。

（3）阴道和子宫颈残端出血：多是由于分离组织层次不清、止血不彻底、套扎线圈脱落及缝合不确切所致。①分离阴道或子宫颈时，将膀胱返折腹膜分离至要切开部位下至少1cm，以保证缝合断端时有足够的缘距；②保留子宫颈时，保留残端应呈"蘑菇状"，同时套圈线结再打结，可防止套扎线圈脱落。套扎子宫动脉上行支后，可再电凝或直接缝扎血管。断端如有渗血要用双极电凝确切止血；③切开阴道壁时，用单极凝切，这样可同时将小血管电凝；④缝合阴道残端时，要穿过阴道前后壁黏膜缝合，尤其是两侧穿窿可锁边缝合。

2.泌尿系统损伤

（1）膀胱损伤：多发生于打开膀胱返折腹膜和用电剪或电钩下推膀胱时，应贴近子宫颈处理或钝性分离膀胱。

（2）输尿管损伤：易发生在处理子宫血管和切断骨盆漏斗韧带时。①应辨清输尿管走行，处理子宫血管时应充分下推膀胱，并处理子宫颈膀胱韧带，贴近子宫颈处理子宫血管；②电凝损伤多在术后发现，一旦发生，处理比较棘手，避免在解剖不清或找不到出血部位时反复电凝并扩大电凝范围。

3.肠管损伤　多因术者镜下操作技术不熟练，解剖关系不清所致。肠管损伤包括小肠、乙状结肠和直肠损伤。损伤可以是撕裂伤、烧灼伤、Veress针、腹腔镜套管、辅助套管等损伤。以往腹部手术史、肠胀气、肠道炎症、腹腔粘连等都是危险因素。

预防：①腹腔粘连患者，Veress针、Trocar盲穿可造成小肠损伤，此时可用开放式腹腔镜；②放置举宫器中心杆动作粗暴或子宫过度前后倾时，易出现中心杆穿透子宫造成直肠或乙状结肠或系膜损伤，因此可在腹腔镜监视下放置举宫器；③牵拉肠管时避免将尖弯钳的尖朝向肠壁及粗暴牵拉；④手术结束时，避免过快取出腹壁套管，造成管腔负压将肠管带入腹壁切口。操作孔的套管可在腹腔镜直视下取出。脐部套管取出时，可将腹腔镜固定，先将套管沿镜杆退出，再取出腹腔镜；⑤避免让患者在手术结束缝合腹壁切口前苏醒，否则，由于患者增加腹压引起肠管误入切口内，造成肠管嵌顿或缝合其内；⑥松解粘连时，应用锐性分离，钝性分离肠管易造成肠壁的撕裂；单极电凝易造成隐性烧灼伤，应用双极或智能双极电凝。撕裂伤可以在手术中发现，烧灼伤常在手术后发现，应予以重视。

4.残留卵巢综合征　残留卵巢综合征是子宫切除保留卵巢而发生的慢性盆腔痛，其发生率在0.88%~8%。主要表现为慢性持续性或间歇性下腹痛，或性交痛；查体时于阴道顶部触及稍增大的囊性卵巢，并有明显的触痛。

为预防其发生，可将保留的卵巢与盆腔侧腹膜缝合1~2针，盆腔腹膜不连续缝合，或仅间断缝合数针,避免牵拉过紧。

残留卵巢综合征的治疗可采用药物治疗和物理治疗。药物治疗包括口服避孕药、甲羟孕酮和甲睾酮;物理治疗可采用温热的刺激改善盆腔局部血液循环,促进炎症吸收。如保守治疗无效,可考虑行手术治疗切除卵巢组织。

第十一章　输卵管手术

第一节　输卵管生殖手术的原则

不孕症是育龄女性常见疾病之一,是有规律性生活的育龄女性在未避孕的情况下1年内未获得妊娠的疾病,其中输卵管性不孕占女性不孕的25%~35%,在女性不孕中居首位。输卵管生殖手术是治疗输卵管性不孕的重要方法,其不仅可以恢复输卵管的解剖功能、改善患者的盆腔疼痛和月经异常等症状,而且成功后患者有多次自然妊娠的机会,且不受多胎妊娠和卵巢过度刺激综合征等的影响。但并非所有的输卵管性不孕患者都适合做生殖手术,笔者根据自身多年的手术经验和体会,总结出以下7项输卵管生殖手术的基本原则。

一、手术适应证明确

所有的手术在术前一定要有明确的手术指征,这一点在输卵管显微外科手术中也不例外。现今对输卵管性不孕具治疗作用的另一关键方法为IVF-ET,在这样一个IVF非常普遍而流行的时代,许多不孕患者都会考虑通过IVF辅助受孕,原因有以下几点:①IVF的成功率和妊娠率在不断提高;②IVF与输卵管手术相比,能够更快地受孕,更快地得到一个孩子;③人们内心认为"试管婴儿"技术是更"高大上"的、技术含量更高的一种辅助生殖技术,而"手术"一词让人感觉更加老旧;④手术治疗通常是内科治疗失败或者是无法通过保守手段解决的问题才会选用的一种方法,就助孕方法来说,似乎建议患者进行IVF更加符合逻辑。正如上述这些可能的原因,一些妇产科医师认为不孕症输卵管手术已经过时了,他们会建议患者去做IVF,那么在IVF的时代,输卵管手术是否真的过时了呢? 当然不是,否则就没有必要讨论输卵管显微外科手术的基本原则了。为什么要做输卵管手术? 只有当手术能够带来比IVF更好的治疗效果和结局的时候,才会考虑做手术。如果手术的结局并不如IVF,那么做输卵管手术就没有必要了。

除此之外还有重要的一点是,输卵管手术除了疏通输卵管、增加患者术后的自然妊娠率以外,还可以提高IVF的成功率。例如,输卵管积水的患者在做IVF的时候,活产率只有无积水患者的1/2左右。既往的研究也证实了这一点,在斯堪的纳维亚半岛进行的一个多中心前瞻性随机试验研究了输卵管积水与IVF的结局,发现在第1个IVF周期里,无论输卵管积水在B超下是否可以看到,IVF前切除积水输卵管后,患者的妊娠率可以达到36.6%,而没有进行输卵管切除的患者妊娠率只有23.9%。行输卵管切除者,活产率是没有切除者的近2倍(28.6% vs. 16.3%,$P = 0.045$)。B超下可见的输卵管积水对IVF预后影响更大,2项Meta分析表明,输卵管积水持续存在的情况下,IVF的妊娠率、着床率、活产率都会降低50%左右,同时自然流产率增高。致因为积水冲刷宫腔中胚胎、容受性受损及对胚胎的毒性刺激。所以,就输卵管积水患者而言,在IVF前先实施输卵管手术,以解决积水问题极具必要性。

二、患者的甄选

选择恰当的患者进行手术,决定了手术的效果、结局的好坏及并发症的多少。例如,输卵管远端病变的患者,如果在非专科医院进行输卵管远端造口术,术后的足月产率只有5%(2/40),这种情况就不应该给患者做手术,而应该建议患者去更专业、更有经验的医院做手术或者选择做IVF。在英国的谢菲尔德皇家哈莱姆教学医院,患者术后的宫内妊娠率为34%(33/97),活产率可达到29%(28/97),是非专科医院术后活产率的6倍。为什么同样是输卵管手术,患者的结局会有如此大的差别呢?原因在于手术医师能否准确判断术中输卵管的功能,这一点很重要,关系到患者术后的妊娠结局。根据Winston等的输卵管分级标准,如果输卵管功能被评为一级,术后足月产率为39%(22/56);如果功能是二级,则足月产率为20%(20/99);如果是三级,足月产率只有8%(6/75)。可见,输卵管功能的准确评估和患者术后妊娠结局存在紧密联系。

优秀的外科医师知道如何去选择合适的患者,要成为一名优秀的外科医师,首先应该学会如何选择正确的患者,要知道什么样的患者能够有较好的预后。输卵管手术良好预后的指征有以下5点:①轻度或者无输卵管积水;②没有或者较轻的输卵管周围粘连;③输卵管管腔内部黏膜正常;④积水输卵管的壁较薄;⑤输卵管部分梗阻。术后结局不仅取决于输卵管伞端外部结构,而且与输卵管内部黏膜是否正常有关。输卵管炎症可导致管腔上皮损害和纤毛细胞破坏,且这种损害是不可逆的。纤毛细胞的丧失或损害同时可造成输卵管管腔内和伞端的粘连,有正常的黏膜皱褶且无严重的输卵管或卵巢周围粘连的患者术后80%以上能获得宫内妊娠。

输卵管镜可以帮助观察近端输卵管的黏膜结构,对没有输卵管镜的时候,可以用宫腔镜来代替。对于有输卵管积水的患者,可以用宫腔镜代替输卵管镜来观察输卵管内部黏膜情况,腹腔镜下结合宫腔镜的使用能直视输卵管远端1/3的管腔,经由腹腔镜监视,从输卵管远端置入宫腔镜,能够发现显示粉色的正常黏膜组织,纤毛可随液体摆动,没有粘连和纤维化,这样的黏膜结构提示了较好的预后。相关研究提出,轻度输卵管积水患者腹腔镜辅助输卵管造口术后能够实现39.5%的平均宫内妊娠率。异常的管腔黏膜组织苍白,无正常的纤毛,可有严重的粘连,像蜂巢或蜘蛛网一样,甚至可以看到一些黄色的改变,这往往是巨噬细胞在黏膜下浸润的表现。异常的黏膜结构会使受精卵在运输过程中被挡在粘连带中,术后妊娠率很低,并有发生异位妊娠的风险,这时不应该做输卵管造口术,而应该切除病变的输卵管。另外,如果输卵管远端闭锁同时合并有近端堵塞,是否应该行输卵管重建手术?这要看远端的病变程度,如果输卵管伞端失去正常的形态、增厚且有粘连,即输卵管近端远端均有病变,这是输卵管重建手术的禁忌证,此时应该切除该侧输卵管。

三、选择创伤最小的方法

针对输卵管近端梗阻,在复通手术之前应该进行输卵管通液。输卵管近端梗阻可由黏液栓或其他不定型物质造成,又或是子宫输卵管口的痉挛。部分通过 HSG 判定的输卵管近端堵塞,存在黏液栓阻塞可能性,并非实际梗阻,只有盆腔感染性疾病或是子宫内膜异位症产生的纤维化造成的解剖学阻塞才是真正意义上的阻塞。在腹腔镜下亚甲蓝通液时可以用输卵管钳轻轻地提起该侧输卵管,这样可以清楚地看见是否有亚甲蓝液通过输卵管。大概有 1/3 的近端输卵管阻塞在 HSG 诊断时会出现假阳性的结果,实际上是输卵管近端的黏液栓而非真正的梗阻,该侧输卵管实际是通畅的,这时候,仅仅可以轻轻钳夹通畅侧输卵管,通过加压通液就可以将黏液栓冲开,而不必进行复通手术或梗阻部位的切除术。

如果钳夹对侧通液失败,证明近端确实梗阻,那么应该尝试进行输卵管插管介入复通术。英国国家卫生与临床优化研究所(National Institute for Health and Clinical Excellence,NICE)的指南中指出,对于近端输卵管阻塞患者可选择腹腔镜下输卵管吻合术和输卵管导丝介入术,由于后者有穿孔的风险,所以建议结合 X 线或宫腔镜进行。宫腹腔镜联合输卵管导丝介入复通术能够使近端阻塞的输卵管实现 50%~80% 的复通率,如果导丝介入失败,则证实为真正的解剖学阻塞,其中 93% 是结节性输卵管峡炎、慢性输卵管炎或闭塞性纤维化造成的,此时建议行近端输卵管切除吻合术。

切除病变节段的输卵管再进行输卵管端-端吻合,仍然要遵循最微创的原则来进行手术,可行微创外科手术。对于年龄较大的近端输卵管阻塞的患者,如果同时伴有男性不育的因素,应当首选 IVF。因此,输卵管近端阻塞的手术原则是用最简单的方法和最微创的手段来解除梗阻。

四、具备显微外科设备、器械

如果想做好显微外科手术,必须有好的器械。大部分综合性三甲医院都有自己的显微外科设备,包括眼科、耳鼻喉、普外科医师都会用到显微设备来进行精细手术,这些医院的资源可以相互借用。购买一套显微外科手术微器械非常便宜,谢菲尔德应用的器械已经使用了 20 多年,现在依然在使用中。

五、组织损伤最小化

如何减少组织损伤,应该做到以下几点:①轻微的电灼/电凝;②使用最低有效功率;③避免多余电灼/电凝;④轻柔地处理组织;⑤持续液体灌注防止组织干燥。

为什么要使用最低有效功率?因为在使用常规器械进行电凝时,由于其头部相对较宽大,所以看不到明显的电灼损伤,但是,由于显微器械的尖端很细小,功率会集中在一个点,这会放大其对组织的损伤,因此功率应该选择常规器械的 1/3 左右。例如,平时选择 30W 为有效功率时,此时应该选择 10W。使用显微器械切除多余的组织时出血相对较少,损伤也很小。另外,要注意一定不要用纱布去擦拭切缘或组织,会造成局部损伤,应该使用生理盐水进行局部冲洗。

六、精准的解剖重建

在近端输卵管阻塞或者输卵管绝育术后需要切除病变节段的时候,要做到准确、精细。切除病变节段后行端-端输卵管吻合术的原则:①使用剪刀切除堵塞部位,尽可能减少组织损伤,如果使用电灼会造成较大的损伤;②在输卵管的两个断端内插入一个导管,使两端准确对位;③双层显微缝合,选择 4 点、8 点、12 点三处进行缝合,先缝合肌层,再缝合浆膜层,最后在浆膜层再缝合一针,这是目前比较成熟的缝合方式。利用显微器械,如显微眼镜等来进行绝育后的输卵管复通,比传统方法的成功率高 20% 左右。腹腔镜下输卵管吻合术的适应证为年龄<37 岁,残留输卵管≥4cm,即使是 40~45 岁的妇女,现有报道的累积宫内妊娠率也达到 41.7%~70.6%。因感染、子宫内膜异位症、异位妊娠造成输卵管无法修复的损伤,是腹腔镜下输卵管切除术的指征,输卵管积水患者在行 IVF 之前切除患侧输卵管可提高妊娠率。手术中应该行完整的输卵管切除术,自输卵管的根部及远离卵巢的位置进行切除。不完整的输卵管切除在后续的受孕过程中,包括采取辅助生殖技术,都可能增加异位妊娠的发生率。

七、避免手术并发症

输卵管手术的并发症包括出血、感染、器官损伤、异位妊娠等,为了在风险最小的情况下提高妊娠率,输卵管手术应该由腹腔镜等微创手术经验丰富的医师来完成。以下几点有助于避免输卵管手术并发症的发生。

1.预防粘连形成　这在输卵管手术中尤为重要。一旦有粘连形成就很难疏通输卵管,手术中要注意正确的解剖界限。一名优秀的手术医师会更注重手术操作过程中的细节,会更加轻柔地处理组织,这比其他手术技巧更加重要,这一点笔者认为最为重要,注重操作细节可以有效减少粘连的发生。

2.保护卵巢功能　切除输卵管是否会影响到该侧卵巢的血供? 大概有 1/2 的文献认为切除输卵管会影响到卵巢的血供,这种影响体现在进行 IVF 时获卵数的减少。一项研究显示,异位妊娠行输卵管切除的患者同侧卵巢的窦卵泡个数和血供较前减少。但是另外 1/2 的文献认为切除输卵管不会影响到卵巢的功能,输卵管切除前后 IVF 所用的促性腺素的剂量和雌二醇峰值没有显著变化,不同周期间的获卵数目或胚胎质量差异无统计学意义。尽管有这些数据,输卵管切除术对卵巢血供的影响仍存在争议。哪种说法正确,这取决于做手术的医师,如果术者操作仔细小心,术中尽量靠近输卵管远离卵巢,那么对卵巢血供的影响非常小。另外,一定要完全地切除输卵管,不要留下过多的组织,手术时要尽可能地保护卵巢功能。

3.避免脏器损伤　主要包括膀胱和肠道的损伤,手术中分离粘连的时候一定要轻柔小心。有这样一个案例,患者 32 岁,超声下可以看见巨大的输卵管积水,一次 IVF 失败史,腹腔镜手术时发现左侧输卵管与肠道和侧盆壁粘连非常严重,行输卵管切除术,术者经验丰富,手术持续 2 小时,但术后第 3 天发生了败血症、肠瘘,请外科医师行结肠造口,重症监护室观察 1 周。这个病例表明即使是经验丰富的手术医师,输卵管重建手术也是非常具有挑战性的,术中能否做出正确的决策非常重要。输卵管远端肥厚的且与卵巢融为一体的血管性、广泛的致密粘连分解较困难,预后较差,推荐最好行 IVF。

对于输卵管积水的患者,如果输卵管和卵巢粘连非常严重无法进行输卵管切除术时,可以选择腹腔镜输卵管阻塞术,同样能提高积水患者的 IVF 妊娠率。目前常用腹腔镜下的双极电凝或机械堵塞。有研究表明电凝术可降低卵巢储备和窦卵泡数量,而机械堵塞无此影响,因此机械堵塞可能是近端堵塞术更好的选择。在输卵管近端放一个夹子夹闭输卵管,可以避免积水对胚胎的影响。这种近端输卵管封堵术有一些优势:①较输卵管切除术简单;②对卵巢血供影响小,IVF 过程中卵巢的反应较好。但是近端封堵术也有许多并发症,如可能会加重患者盆腔疼痛,增加反复感染和输卵管积脓的风险,日后可能会再次切除输卵管等。因此手术医师需要在这方面积累更多的经验,否则还不如行输卵管切除术,患者的预后会更好。

所有输卵管积水的患者在行 IVF 之前均应先行手术治疗,但并非都行输卵管切除或近端堵塞,而是首先应常规评价输卵管黏膜层的功能,优先选择输卵管造口术,修复积水的输卵管,只有当无法进行重建手术或 IVF 失败时才进行输卵管切除。在 IVF 前行输卵管造口术对于有积水和无积水的患者来说都是有益的,输卵管显微手术并未过时,其与 IVF 在治疗输卵管不孕方面互为补充。

在辅助生殖技术占据生殖医学主导地位的现在,生殖外科手术的作用一直未曾改变。对于 IVF 而言,生殖外科手术是重要的治疗补充,IVF 与生殖外科手术的有效结合才会使输卵管不孕症患者得到最合理、最完善的治疗。

第二节　输卵管绝育术

一、输卵管绝育手术前的咨询

此项手术是在不再生育女性中应用的一类永久性避孕手段。通常无法逆转,生育力不能恢复,如果一位女性不确定她是否还想再有生育要求,就不应该考虑输卵管绝育,此时有许多其他暂时的、可逆转的避孕方法可选择,如屏障方法、各种激素方法和宫内避孕器。绝育手术之前,患者应该被告知有其他可恢复的避孕措施及该过程的不可逆性,同时患者也应该被告知输卵管绝育术的失败率,该手术并不总是成功的,失败率约为 1∶200。当然,所有其他避孕方法也有失败率,不比输卵管绝育术低。

二、技术方法

Blundell 最早报道输卵管绝育术,为使 1 例严重骨盆狭窄的妇女避免妊娠造成的危险,对其实施了输卵管切断手术。1880 年,美国医师 Lungren 为 1 例骨盆狭窄患者剖宫产时,做了输卵管绝育术,以防止再次剖宫产的可能。此后各种输卵管绝育方法相继报道。至 1937 年美国医师 Anderson 首次建议在腹腔镜下进行绝育手术,由于当时受技术条件的限制,直到 1941 年 Power 和 Barnes 才进行了第 1 例腹腔镜绝育手术。1962 年和 1967 年,法国学者 Palmer 和美国学者 Steptoe 等先后报告了腹腔镜下应用高频电凝输卵管绝育手术,使这种手术方式在临床的应用大为普及。20 世纪 70 年代,发生了几次不明原因的肠烧伤,Rioux 和 Kleppinger 将腹腔镜输卵管绝育手术由单极电凝法改进为双极电凝技术。1972 年,Lay 和 Yoon 又分别介绍了输卵管套圈机械性结扎输卵管的方法。同年,

Hulka 和 Clemens 又发明了一种有弹性的塑料夹子(Hulka 夹)套夹输卵管达到绝育的目的。1974 年英国生产的硅橡皮钛夹(Filshie 夹),已经成为腹腔镜下最常用的机械性输卵管堵塞方法。

现今,经腹输卵管结扎术(TL)、腹腔镜输卵管绝育术(LTS)的应用较为广泛。前者最佳术式是近端包埋,双折结扎切除。手术行局麻,对身体健康无影响,同时若术后计划再次妊娠,能够实施输卵管吻合术,较易复通。后者应用率较高,存在电凝绝育、机械绝育之分。输卵管电凝绝育术在腹腔镜直视下在离宫角 3cm 处的输卵管峡部,以无损伤钳抓住并提起输卵管,通电使组织成白色至少 3cm,并将其电凝的部分剪断。输卵管 Fallope 环或输卵管近端使用 Filshie 夹也可应用于输卵管绝育术,它们的临床效果相似。当使用 Fallope 环进行绝育术时,用腹腔镜抓钳将输卵管中段约 5cm 长的管壁提起,套于弹性环内。选择输卵管中段的原因是此部位输卵管活动度好,如果选择输卵管峡部,因为其活动度差则很难提拉足够的管壁套入弹性环内。相反,当用 Filshie 夹封闭输卵管时应选择输卵管峡部,距宫角约 1cm,因为这是输卵管最细的部位,绝育夹可以完全封闭管腔。而如果在输卵管中远段使用绝育夹,因为输卵管管壁直径较大,常无法完全封闭管腔。有时圆韧带被误认为输卵管近端而被绝育夹误夹,导致绝育手术失败。要避免这一错误必须先识别输卵管伞端,再回溯至其进入子宫的部位以确保绝育夹正确夹闭输卵管,而不是圆韧带。如果输卵管伞端被粘连组织包裹,在夹闭输卵管前需松解粘连,明确识别输卵管的解剖结构。

1.输卵管切除术 输卵管切除术是实现输卵管绝育的一种替代技术,因为它的不可逆性,过去很少使用。然而现在正受到越来越多的关注,因为目前已知的很大一部分原发性卵巢癌的来源是输卵管伞部。对输卵管切除术持肯定态度的人员提出,此项手术不仅可使卵巢癌风险下降,还可实现永久避孕效果。如果患者有卵巢癌家族史,或者在绝育手术时发现输卵管有明显病变,如输卵管积水,应着重考虑输卵管切除术。有学者认为当输卵管远端同时存在病变时仅闭锁输卵管近端容易发生感染、输卵管积脓和持续性腹痛,结果仍需要手术治疗,最后切除输卵管。

2.宫腔镜手术绝育 宫腔镜绝育术同样具可行性。对输卵管具阻塞作用的化合物中,最常采用的是奎纳克林,机械手段中主要采用 Essure 金属植入体,结为柔软的不锈钢内芯将聚乙烯(PE)纤维包裹住,弹力镍钛合金螺旋圈套于其外部。原理:植入输卵管后,镍钛合金圈会发生膨胀,进而与输卵管壁紧贴,PE 纤维则对四周输卵管壁的纤维组织增生施以诱导,3 个月内增生的纤维组织会将整个输卵管腔堵塞,由此实现绝育效果。Kerin 等学者将 227 名女性作为对象的某项国际多中心合作、前瞻性试验结果显示,Essure 植入达 88% 的成功率,不成功是输卵管的解剖学因素,诸如狭窄、扭曲、痉挛与闭塞等,还有未妥善放置、植入物穿孔等。2 年后随访发现,98% 受者表现出良好的耐受性,3 年随访发现妊娠人数为 0,但本试验也存在不足,包括随访时间有限、未建立其他既有绝育技术的对照。但此绝育方法部分金属凸入子宫腔可能会干扰着床,增加流产和早产率,此外,放置 Essure 的绝育方法也非常难以逆转。

3.剖宫产手术同时行绝育术 有时女性在剖宫产的同时提出实施 TL 需求。在这种情况下,因血运较为丰富,输卵管绝育术的失败率较平时稍高。因此有些妇科医师主张此时应修改传统的手术技术,输卵管两断端相距应为以前手术的 2 倍,1~2cm 为宜,施行两端包埋法时,应包埋于阔韧带两侧,以减少复通率。另一种选择是将输卵管绝育术推迟到剖宫产术后 6 周或更长时间进行,使用传统的腹腔镜技术来行绝育术。

三、绝育手术的复通

TL 一般具备不可逆性,只对已生育且存在永久避孕想法的女性适用。行此项手术后的输卵管外科复通术或 IVF 等替代选择资金投入较多,同时不易成功。美国某项协作调查表明,TL 后 14 年内累计提出复育要求的概率达 14.3%,而 TL 时 18~24 岁年龄段的女性提出复育要求的概率达 40.4%。因术后的后悔可带来长期的精神负荷,所以开始慢慢重视 TL 术后的可复性问题。在这种情况下,要么选择输卵管的复通手术,要么选择体外授精(IVF)治疗。基于 Essure 的设计原理,可认为其具备非可复性,需要通过腹部手术来摘除栓子。因其含有金属物质,术中所用电刀、微波与射频等皆不可接触栓子区域,所以就可复性而言,Essure 缺乏优势。据报道,显微外科输卵管的复通手术治疗 Filshie 夹或 Fallope 环绝育术的术后妊娠率为 80%,远远高于 IVF 妊娠率,因此除非是 Filshie 夹或 Fallope 环绝育同时存在男性不育的因素(这种情况可考虑 IVF),都应考虑复通手术。

四、绝育手术的失败

输卵管绝育术术后仍有少数失败,失败率约占 0.5%。失败多为技术性,错误的方法是失败的常见原因,会引起患者的不满甚至会造成法律诉讼。因此建议在手术过程中,如果手术存在不确定性,建议术后留一张照片作为记录。如果术中粘连较为严重,对手术效果不确定的话,建议术后行输卵管通畅度的检查如输卵管造影,以明确是否成功阻塞输卵管。

五、输卵管绝育手术的其他并发症

TL 具备高效性、安全性与简便性,很少引发并发症,并发症的出现通常和术式、施术人员的熟练程度相关,术中与近期并发症涉及麻醉意外、感染、出血、脏器与血管受损等;较少出现远期并发症,极少数时会出现切口后遗症、宫外孕、肠粘连、盆腔淤血症、月经异常等。Filshie 夹脱离至子宫直肠陷凹或盆腔其他的地方非常罕见。以前人们曾经认为手术可能会造成月经过多,但现在逐渐认识到这是因为绝育术后女性停止服用口服避孕药,服药的停止造成了月经的改变,这与绝育手术本身并无相关性。

第三节　输卵管吻合术

英国国家卫生与临床优化研究所指南中指出,对于近端输卵管阻塞患者可选择腹腔镜下输卵管吻合术和输卵管导丝介入术,由于后者有穿孔的风险,所以建议结合 X 线或宫腔镜进行。宫腹腔镜联合输卵管导丝介入复通术能够使近端阻塞的输卵管实现 50%~80% 的复通率,如果导丝介入失败,则证实为真正的解剖学阻塞,其中 93% 是结节性输卵管峡炎、慢性输卵管炎或闭塞性纤维化造成的,此时建议行近端输卵管切除吻合术。手术可以在导丝介入失败时同期手术,也可择日再行手术。输卵管吻合术为 TL 术后开展的重建输卵管结构并恢复其功能的一类手术,其先切除已结扎输卵管的瘢痕组织,再缝合两端,从而使输卵管恢复通畅。现今既有的输卵管吻合术涉及以下 3 类:①腹腔镜辅助输卵管吻合术;②输卵管显微吻合术;③输卵管非显微吻合术。传统的输卵管吻合术为经腹手术。自引入显微外科技术后,输卵管吻合术的手术成功率和术后妊娠率都得到很大提高。借助显微外科手术,能够对病变或阻塞区域实施精准切除,实现输卵管各层的准确对合,避免伤及组织,使得手术精确度有所提升,由此促进术后输卵管通畅率和妊娠率的提高。

一、腹腔镜输卵管吻合术

腹腔镜输卵管吻合术是采用腹腔镜微创技术吻合输卵管。腹腔镜有放大作用,可使手术部位图像更加清晰,减少了吻合手术的难度。且手术采用显微外科技术,组织损伤少,创面对合好,术后恢复快,盆腔粘连形成少,术后通畅率和妊娠率都很高,具有非常广阔的前景。

1.手术步骤　此项手术的实施时间通常为月经彻底结束后 3~7 天。手术流程和显微外科手术大致相符,详情如下。

(1)检查双侧输卵管有无粘连,输卵管绝育或阻塞部位情况。若输卵管周围有粘连,须先进行粘连分解,游离输卵管。为减少手术操作中出血,可先在手术部位的输卵管系膜内注射 1~2mL 的血管收缩剂,如垂体后叶素稀释液。

(2)打开输卵管阻塞部位浆膜层,游离输卵管近侧断端。行输卵管亚甲蓝通液试验,使输卵管近端管腔膨胀,判断输卵管近端的通畅性。使用单极电针或锐性剪刀在阻塞部位近端以垂直方向横向切/剪断输卵管,注意不要伤及管腔下方的血管。仔细检查输卵管断面,应该切除有瘢痕的部位,如果壁内的输卵管仍是阻塞或不正常,应重复切除,直至输卵管断面有正常的管腔及黏膜皱襞。

(3)游离输卵管阻塞区域远侧断端,借助锐性剪刀(也可为单极电针)以垂直方向对输卵管行横向切/剪断处理。用腹腔镜穿刺针对断端远侧输卵管行亚甲蓝通液术,判断其通畅性。

(4)在洗膜区域剪掉已剪开堵塞段输卵管,最好使切缘紧邻输卵管,防止对系膜中血管造成伤害。然后按照开腹手术方法,可先缝合输卵管系膜,以使两侧断端接近、合拢,输卵管管腔准确对合。但是通常情况下输卵管系膜不必缝合。

(5)输卵管黏膜外肌层的缝合一般以 6 点开始,以使断端准确对合。通过不可吸收缝线(规格为 6-0~8-0)对黏膜外肌层进行缝合,3 针或 4 针。每一针缝线需打虚结留置。待所有黏膜外肌层的缝合完成后再依次拉紧线结并剪除多余缝线。

(6)对输卵管浆膜层行间断缝合操作,如有必要,可对输卵管系膜创口进行缝合关闭。待缝合结束,检查输卵管通畅度。

2.手术原则　此项手术需建立在显微外科手术原则上,要点涉及如下几点。

（1）手术操作应尽可能减少损伤，用无损伤器械牵拉组织，提拉组织时需轻柔。

（2）术中尽量少用双极电凝，对于输卵管断面及系膜内出血，可用针状电极电凝止血，但应尽量减少电凝操作，以避免对输卵管管壁的热损伤。

（3）待吻合的输卵管两侧断面应有正常的输卵管黏膜。

（4）手术期间，禁止伤及或切断输卵管系膜中的弓形血管，防止严重出血的出现。

（5）可借助伞端逆向通液使输卵管远端区域的管腔膨胀。

（6）选择细针线对输卵管断缘进行缝合，任一线结皆应打于管腔外面，同时应保证打结的松紧度适宜，标准为两端输卵管的肌肉不会产生张力对合。

（7）有学者采用腹腔镜下单点缝合，也有一定的成功率。

3.术后效果　输卵管吻合术影响术后效果的因素如下。

（1）选择适合的病例施行输卵管吻合术，是此术式成功的关键。文献报道，选择年龄较轻（<35~40岁）、输卵管绝育术后（如 Filshie 夹绝育）的患者施行吻合术，术后妊娠概率较大。而年龄大、输卵管充血、迂曲、粘连等慢性炎症的患者手术效果差。

（2）手术成功率还与吻合部位相关。输卵管峡-峡吻合术组织对合好，术后妊娠率最高。而输卵管其他部位的吻合管径不等粗，不易对合。且壶腹部受损时会妨碍精子和卵子相遇，影响受孕。

（3）实施此项手术时，需注意切除输卵管组织的量不可过多。文献报道，残留输卵管长度也是影响预后的因素。吻合后输卵管的长度应大于 5~7cm。

（4）对于输卵管吻合术后是否应行输卵管通液术一直是学者们争论的问题。相关研究提及，吻合术后通液可提高感染风险，使输卵管黏膜受损，如果通液压力过高，可导致吻合口破裂或无法良好愈合。但相关研究人员提出，早期通液能够体现出输卵管通畅状况，对输卵管中留存的细胞碎屑与血块进行清除，同时松解轻度粘连，然通液环节需要规范遵循无菌操作，同时应对通液的压力与速度加以控制，防止并发症的出现。

二、输卵管显微吻合术

现已明确，显微外科对于 TL 术后输卵管吻合术有着积极作用，术中可轻松明确吻合组织的层次，对准确对合具有充分保障作用，减轻对组织的伤害，使得吻合成功率有所提升。输卵管的吻合术应该遵循微创外科手术原则。

在 Dubisson 等人的一项研究中，输卵管吻合术后 2 年内累计宫内妊娠率为 68%。小于 36 岁女性进行的双侧输卵管宫角处吻合术后的累积的宫内妊娠率均明显高于年长者。在另一项研究中，Ransom 和 Garcia 报道显微外科子宫角峡部吻合术后宫内妊娠率为 38%。这些结果都显示，显微外科输卵管吻合术在对输卵管近端阻塞的治疗中起重要作用。

三、输卵管非显微吻合术

开腹行输卵管吻合术的优势在于手术简单，且可获得良好效果，对不能实施微创外科与腹腔镜的基层医疗机构具适用性。此项手术的注意事项：①年龄的选择，通常认为，在年龄增长下，自然生育力随之减弱，年龄超过 35 岁，受孕力慢慢减弱；②输卵管吻合区域对复孕的影响,就复孕率而言,较高的吻合区域为峡部,壶腹部则较低;③输卵管受损程度,涉及输卵管浆膜层、管芯与黏膜的损伤,生理蠕动异常或产生瘢痕进而对受孕不利。缝合前必须对齐输卵管的两头,并放正,防止输卵管扭曲;在缝合环节,应保持适当针距,防止吻合口区域残留较多缝合线与线结,出现较大面积的瘢痕,会导致吻合口区域狭窄,对输卵管蠕动不利,干扰受孕;避免伤及输卵管浆膜,尽量纠正异常血供;④术毕输卵管长度同复孕的联系,对于吻合术后宫内妊娠率,吻合术后输卵管长度的保留起着关键性的促进作用。卵细胞受精后在发育过程中会向子宫逐步转移,通常认为术后若输卵管的长度未及4cm,受到受精卵和子宫发育未同步的影响,会出现着床失败后果。

比较IVF-ET和输卵管吻合的术后妊娠率,对输卵管绝育术后要求再生育的患者来说,辅助生殖技术并不能达到比外科复通手术更好的结局,而且IVF-ET需要使用大量促排卵的药物及术后黄体支持药物,花费巨大,且较为烦琐,有患卵巢过度刺激综合征(OHSS)可能性,同时多胎妊娠发生率增高,因此,在解决近端输卵管梗阻的问题上,输卵管吻合术有着不可替代的作用。

第十二章　卵巢手术

第一节　卵巢囊肿剥除术

卵巢良性肿物是女性生殖器官常见疾病之一，可发生于任何年龄，早期一般无临床症状，常于体检时偶然发现，卵巢子宫内膜异位囊肿可以出现痛经症状，肿物逐渐增大可出现腹胀、尿频等症状。卵巢良性肿物分为瘤样病变及卵巢肿瘤两大类，前者包括单纯性囊肿、黄素囊肿、卵泡囊肿、黄体囊肿、卵巢冠囊肿、卵巢子宫内膜异位囊肿及炎性肿块等，赘生性肿物即卵巢良性肿瘤，包括良性卵巢上皮性肿瘤、生殖细胞肿瘤、性索-间质肿瘤和非特异性组织肿瘤等。

卵巢肿物的处理常规是通过剖腹手术切除肿物而达到明确病理学诊断和治疗的目的，随着电视腹腔镜技术在妇科疾病诊治中的应用发展，腹腔镜下完成卵巢良性肿物的诊断及治疗已经成为最佳选择。卵巢良性肿瘤多数可以行肿瘤剥除术，尤其以皮样囊肿为最佳适应证。对于育龄女性，可保留卵巢行囊肿剥除术。当单侧卵巢良性肿瘤剥除困难而对侧卵巢正常者，可行腹腔镜下患侧卵巢或患侧附件切除术。对于绝经期或绝经后患者，可行一侧或双侧附件切除手术。

一、卵巢肿瘤的术前评估

综合分析患者病史、症状、体征、辅助检查结果，全面评估患者健康状况，对卵巢肿物的良、恶性及组织学类型做出尽可能准确的判断，明确腹腔镜手术的目的，制订适宜的治疗方案。

1.症状与体征　卵巢囊肿早期多无症状，肿物逐渐长大时可出现腹胀和压迫症状，有不孕和痛经加重的病史考虑卵巢子宫内膜异位囊肿。妇科检查可以初步提供囊肿部位、大小、外形是否规则、质地、活动度等特征。

2.血清肿瘤标志物　可以提示卵巢肿瘤的组织学类型。CA125 升高提示卵巢上皮性肿瘤可能性大，对浆液性肿瘤灵敏度更高，CA19-9 升高则提示卵巢黏液性肿瘤或畸胎瘤可能性较大。

3.经阴道盆腔彩超检查　是诊断卵巢囊肿比较可靠的方法，可以初步提示肿物的性质，多普勒超声观察卵巢肿瘤内部血流并测量 RI 值对提高卵巢癌的早期诊断有帮助。磁共振成像（MRI）可以提供肿物大小、部位和良恶性更可靠的信息。

4.腹腔镜探查　可根据卵巢肿瘤的图像特征判断其良恶性，但依靠内镜图像诊断良性、交界性或恶性肿瘤比较困难，术中需行快速冰冻组织病理学检查协助诊断，最终明确诊断靠术后组织病理学检查。良性肿物镜下表现多为单侧，完全囊性或以囊性为主，表面光滑，无粘连，一般无腹腔积液；而恶性肿瘤多为双侧，实性或以实性为主，可有粘连，形态不规则,表面可有丰富、粗大的血管,甚至破裂和种植结节,多伴腹腔积液,也可以有腹腔广泛的种植和转移。

二、腹腔镜下卵巢囊肿剥除术的指征与禁忌证

1.手术适应证　术前检查诊断为卵巢良性肿物的育龄女性。

2.手术禁忌证

(1)绝对禁忌证:①严重内外科疾患不能耐受麻醉和腹腔镜手术者;②严重盆腹腔粘连不能置镜者;③生殖道感染急性期。

(2)相对禁忌证:①肿物实性或以实性为主,未排除恶性;②肿物囊性,直径>15cm。

三、术前准备

1.一般准备

(1)病情评估:仔细询问病史,综合分析病史、症状、体征和辅助检查结果,全面评估卵巢肿块的良恶性,对于已经明确诊断为良性的肿块,腹腔镜手术目的主要为治疗,对于未明确性质的卵巢肿块,腹腔镜手术的目的首先是明确诊断,其次是根据术中探查情况及病理学检查结果决定适宜的手术方案,不能排除卵巢恶性肿物的患者术前联系快速冰冻病理学检查,并按照卵巢恶性肿瘤的手术范围进行术前准备。

(2)术前检查:常规进行血常规、尿常规、血凝四项、阴道分泌物、肝肾功能、血清电解质、甲状腺功能、宫颈细胞学、心电图、胸部 X 线片及传染病相关检查。盆腔彩色超声检查,CA125、CA19-9、CEA、AFP、血 hCG 等肿瘤标志物的检查,女性激素 E_2、P、FSH、LH、T、PRL 检测,必要时行盆腔 CT 或 MRI 检查,除外恶性。

(3)知情同意:术前详细将患者病情及诊疗计划告知患者及委托人,特别是腹腔镜手术的必要性、优缺点及术中术后可能出现的各种并发症详细讲解清楚,以征得患者的理解与合作。

2.手术前准备

(1)皮肤准备:术前一天按一般下腹部手术要求清洁和准备腹部皮肤,特别注意脐孔的清洁。

(2)肠道准备:术前下午 4 点开始予口服复方聚乙二醇电解质散剂 2000mL 进行肠道准备,效果不理想可以再予甘油灌肠剂灌肠。

(3)阴道准备:术前晚、术晨使用 0.1%苯扎溴铵(新洁尔灭)或 0.5%聚维酮碘液进行阴道擦洗。

(4)麻醉:一般选择静脉全身麻醉,有合并症或特殊情况患者需麻醉师评估麻醉风险后采取相应的麻醉方式。

(5)体位:一般已婚女性采取膀胱截石位,便于阴道操作,必要时放置举宫器。

四、腹腔镜下卵巢囊肿剥除术

1.穿刺孔的选择与人工气腹　置镜孔一般为 10mm,可选择在脐孔或其上、下缘,也可以根据需要选在脐孔与剑突连线中点。气腹针穿刺进入腹腔后,充 CO_2 气体约 3L,待

腹腔内压力升至 15mmHg 后,用 10mm 套管针穿刺并置腹腔镜,也可以直接 10mm 套管针穿刺成功后充气形成气腹。置镜后于右下腹相当于麦氏点部位做第二穿刺孔(5mm 套管针),左侧对应部位做第三穿刺孔(6mm 或 10mm 套管针),必要时左侧腹部做第四穿刺孔(5mm 套管针)。

2.腹腔镜探查　置入腹腔镜后仔细探查盆腔情况、上下腹腔情况,盆腔脏器解剖关系,评估肿物性质。盆腹腔其他脏器有无累及。必要时行盆腹腔冲洗,取冲洗液送病理学检查。

3.暴露卵巢肿物　钳夹肿物侧卵巢固有韧带或骨盆漏斗韧带,旋转暴露卵巢囊肿表面,选择切口部位,通常认为卵巢囊肿剥离时应该选择卵巢包膜最薄部位,但此位置卵巢囊肿与皮质间不易剥离,还容易造成囊肿破裂。可以选择在卵巢与囊肿交界远离卵巢门的部位,钳夹提起切口上缘,单极或双极配合剪刀打开卵巢组织的表面,剪刀锐性打开卵巢皮质与囊肿间隙,逐步扩大切口成半环状,达囊肿周径的 1/2~2/3,暴露卵巢肿物。当囊肿巨大时,可先行穿刺吸出囊液,缩小囊肿体积,再行囊肿剥除术。

4.剥离肿物　暴露肿物后,一操作钳提起卵巢皮质,以卷地毯的方式剥离,另一操作钳以相反的方向轻压瘤体分离剥除囊肿,近囊肿基底处可电凝止血后剪断分离,避免用力撕脱导致出血,尤其是近卵巢门的地方。剥离囊肿时尽可能保留正常卵巢组织。若剥除囊肿过程中囊肿破裂,用吸引器吸引囊内容物,减少囊内容物在腹腔的播散。畸胎瘤尽量完整剥离,减少破裂后内容物污染腹腔,较大畸胎瘤剥离过程中容易破裂,可以先放置取物袋中,在袋内剥离,减少囊液及毛发等进入腹腔不易清理。

5.卵巢创面处理　可以在剥离囊肿过程中边剥离边双极电凝止血,止血过程中生理盐水冲洗点对点止血,剥离后生理盐水冲洗再次检查出血点,创面大、出血活跃时忌长时间广泛电凝止血,可以缝合卵巢组织止血。

6.取出囊肿　卵巢单纯囊肿和卵巢冠囊肿,可以在抽吸囊液后自 5mm 或 10mm 的套管针中直接取出,其他囊肿应置于收集袋中,经 10mm 的套管针取出,以免囊肿破裂后流入腹腔,增加并发症的机会。用齿钳钳夹囊肿放入取物袋内,吸净囊液后连同取物袋一并取出。取出囊肿时在腹腔镜监护下更安全,勿用暴力牵拉,以免将取物袋撕破,将标本残留在腹腔,或造成误夹腹腔内组织如肠管导致副损伤。若为畸胎瘤,其内容物如头发等可以钳夹取出,若遇坚硬组织如牙齿等,可以扩大切口取出,遇到大块质硬组织也可以旋切器旋切取出;若内容物不慎溢入腹腔,用大量温生理盐水冲洗。取出囊肿剖视,必要时送冰冻病理学检查。

7.冲洗　生理盐水冲洗盆腹腔,检查手术创面并止血。

五、腹腔镜下卵巢囊肿剥除术中注意事项及处理原则

1.手术开始前先行腹腔镜探查,仔细检查盆腔包块,根据其大小、质地、色泽、活动度,以及与周围脏器的关系评估其良恶性及手术难易度。

2.必要时取腹腔积液或盆腹腔冲洗液送细胞学检查。

3.在未确定良恶性之前不要抽吸囊液,尽量完整剥除或切除囊肿。

4.剥除囊肿取出后进行剖视,检查囊壁内侧,标本可疑送冰冻病理学检查。

5.对于明确为良性病变,囊肿较大或剥离困难者,可以先抽吸囊液,待囊肿缩小后再行剥离。

6.卵巢畸胎瘤破裂,囊内容物可至盆腔内播散,诱发化学性腹膜炎,甚至形成腹膜肉芽肿和粘连。因此术中遇到畸胎瘤破裂,需进行彻底的盆腹腔冲洗。

7.卵巢创面处理注意保护卵巢组织原则,生理盐水冲洗下点对点止血,对于创面大、出血活跃者建议缝合止血。

8.腹腔镜下剥除囊肿置于取物袋中取出,以减少恶性细胞在穿刺部位种植可能。

9.如术中诊断为恶性,应立即行腹腔镜或开腹手术,进行分期和治疗。

六、卵巢囊肿剥除术中卵巢功能的保护

腹腔镜卵巢囊肿剥除手术是一种微创技术,但它仍会对卵巢造成损伤,影响术后卵巢功能,导致卵巢储备功能降低。腹腔镜下卵巢囊肿剥除手术对卵巢储备功能损坏的原因有以下 3 点:①卵巢囊肿剥除术中去除了部分正常卵巢组织;②卵巢囊肿剥除术囊肿剥除过程中撕拉囊肿壁时容易损伤卵巢门部供应卵巢血供的血管,同时炎症介导的正常组织破坏也会使卵巢储备功能下降;③卵巢囊肿剥除手术中的有创操作导致卵巢储备功能下降,双极电凝热损伤周围正常卵巢组织,并且其损伤的范围广。

腹腔镜卵巢囊肿剥除术中的止血方式对卵巢储备功能有影响。有学者认为腹腔镜手术使用电凝法不加重卵巢近期功能的损害。薛艳军等报道单极和双极电凝所造成的卵巢组织热损伤深度分别为(1.5 ± 0.91)mm 和(1.42 ± 0.61)mm,损伤的程度与使用的功率、作用时间及术者通过电极给予组织的压力有关。电热可损伤原始卵泡及颗粒细胞,使黄体细胞变性,显微镜下可见到卵细胞核破裂、染色质固缩、间质细胞变性、血管闭锁、细胞变性水肿。虽然缝合法可以避免对卵巢的热损伤,但过度缝合又可严重影响卵巢的血供。与镜下缝合相比,电凝法对卵巢功能的损伤主要与两方面因素有关:①术中利用高温电流行电凝止血,可能导致止血区域细胞坏死、汽化、碳化等,如果长时间反复电凝止血,会造成组织不可逆性坏死,影响残余卵巢组织血供;②单极电凝期间高频电凝对电凝周围组织的影响也较大。缝合止血对卵巢储备功能的影响是由于缝合后卵巢缺血情况所致。通过术前、术后检测抗米勒管激素(AMH)、卵泡刺激素(FSH)、雌二醇(E_2)、窦状卵泡数(AFC)、卵巢动脉收缩期峰值血流速度(PSV)和黄体生成素(LH)的研究结果表明,对于腹腔镜卵巢囊肿剥除术,不论用什么样的止血方式都会造成明显的卵巢储备功能下降,但电凝止血对卵巢储备功能的影响明显高于缝合组止血,且持续时间久,缝合止血在卵巢囊肿剥除术后是一种值得推广的止血措施。但目前所有研究都没有说明卵巢手术后卵巢储备功能的下降是暂时性的还是永久性的,所以还需要更长时间的随访追踪。

腹腔镜下卵巢囊肿剥除术保护卵巢功能的原则:①合理选择手术切口,术中尽量在远离血管的区域选择手术切口,以减少对血管的损伤;如果出血,可于出血点行点状电凝止血;②术中如采用电凝止血,应严格控制电凝功率及次数;③正确分离囊壁、正常组织,

避免正常卵巢组织黏附于囊肿上,造成卵巢组织缺失;④缝合止血优于双极电凝止血,两种止血方法均优于单极电凝止血。

七、妊娠期卵巢囊肿的处理

妊娠期间有手术指征的卵巢囊肿如治疗不及时,13%~42%发生并发症,如疼痛、扭转、产道堵塞、破裂、感染及出血等而需要急诊手术,而且妊娠期间卵巢恶性肿瘤的比例占2%~5%。因此,及时处理妊娠期间的卵巢囊肿十分必要。

(一)妊娠期间卵巢囊肿的手术指征

1.任何6cm以上的卵巢囊肿,妊娠12周以后仍持续存在者应择期手术。

2.怀疑卵巢囊肿扭转者,不论孕周大小均应急诊手术。

3.中转开腹手术的指征 术中见卵巢囊肿较大,表面有异常血管;附件粘连严重,卵巢囊肿不活动,操作困难;术中出血多且止血困难;缺少手术经验等应及时中转开腹手术,以减少手术并发症如出血、手术损伤,以及对子宫的刺激引起流产或早产等。

(二)手术操作的原则及要点

1.基本原则 ①全麻及术中监护心电、呼吸,术中放置尿管并保留,不能放置举宫器;②气腹压力不宜高,以减少对胎盘血运的影响;③操作应轻柔,冲洗液最好加温至接近体温,以免减少对妊娠子宫的刺激;④尽量缩短手术时间。

2.手术穿刺切口的选择 如在妊娠早期间手术,可按常规选择切口即脐周及下腹。孕中期后随着子宫增大,附件位置升高,选择常规切口有损伤子宫的危险,手术操作也困难。故手术切口应选择相应较高的位置。如气针穿刺及第一套管针应选在脐和剑突之间,使穿刺处与子宫底部有一定的空间,以确保子宫不受损伤。辅助套管针则选在脐旁甚至更高的部位。

3.手术操作的要点及注意事项 卵巢囊肿剥除或附件切除方法同非妊娠期手术,但术中要减少对子宫的刺激及缩短手术时间。

(1)术中暴露子宫后方卵巢时,应以钝性器械将子宫轻轻推开,再暴露卵巢囊肿将它提出子宫直肠陷凹,再进行处理。

(2)术中冲洗应使用接近体温的温盐水,较少对子宫的刺激。

(3)术中可用双极电凝或超声刀操作,但不应使用单极。

(4)如卵巢囊肿为巧囊,可行巧囊穿刺术,仔细观察囊腔,如无乳头等异常发现,如果囊壁剥除困难可烧灼破坏囊内壁,不要强求囊壁完全剥除造成出血量多并延长手术时间。

(5)盆腔粘连可根据情况处理,如粘连较少或者不致密,可以分离,如果为内异症的致密粘连,分离困难者最好不分离。

(三)妊娠期间腹腔镜手术的注意事项

妊娠期间腹腔镜引起的并发症:增大子宫及盆腔外卵巢的穿刺损伤,以及由于CO_2气腹压力及CO_2吸收所致的心血管及呼吸功能改变。因此,手术中应注意以下几点。

1.避免损伤 气针"盲穿"可引起子宫或卵巢损伤,为避免气针及套管针损伤,穿刺点应选择较高位置如脐部与剑突之间或左上腹,也可采取开放式腹腔镜或在超声的引导下穿刺。穿刺时提高腹壁,以增加腹壁与子宫及卵巢之间的距离,而且妊娠期间腹腔镜手术不能放置举宫器。

2.患者体位 左侧卧位可减小子宫对下腔静脉的压迫。

3.腹腔内压力 应尽可能低,小于12mmHg较适宜,以减少腹压对下腔静脉的压力。

4.正压给氧 术中应检测母亲潮气末 CO_2 量,以防止胎儿高碳酸血症及酸中毒,术中要连续正压给氧。

5.宫缩抑制剂 术后如果子宫易激惹或有宫缩应予以宫缩抑制剂,但不必预防性给予。

6.手术时机的选择 妊娠中期间,以妊娠12~16周为最佳时机,妊娠超过26~28周,由于增大的子宫影响术野的观察,手术操作会很困难。

第二节 输卵管卵巢切除术

腹腔镜手术是20世纪科学技术发展与外科手术技术相融合的产物,使妇科手术发生了革命性的变化,其微创、安全,很大地改善了手术效果。腹腔镜手术治疗输卵管及卵巢的病变已普遍应用于临床。

腹腔镜输卵管卵巢切除术需根据输卵管卵巢病变的性质、患者的年龄、有无生育要求等确定是否实施。若确诊为卵巢肿瘤,手术前需行肿瘤的良恶性评估,以制订合理的手术方案。评估方法:血肿瘤标志物、彩色多普勒超声检测肿瘤囊实性及血流等、囊肿生长速度、是否为双侧卵巢肿瘤、边界是否清楚及其活动度、磁共振检查等。

一、手术适应证

1.绝经过渡期或绝经后妇女卵巢良性肿瘤。

2.年轻、要求保留生育功能的Ⅰ期卵巢交界性或恶性肿瘤患者。

3.无正常卵巢组织、无法实施剥离术的实性卵巢肿瘤。

4.症状严重并经保守治疗无效的附件炎,或已经形成输卵管卵巢囊肿。

5.症状严重并经保守治疗无效的残余卵巢综合征。

6.预防性卵巢切除。"遗传性卵巢癌综合征"家族成员是发生卵巢癌的高危人群,与 *BRCA* 基因突变密切相关,对于无生育要求、*BRCA* 基因突变者,建议行预防性卵巢切除术。

二、手术方法

术前准备同卵巢囊肿剥除术。术时患者取改良式膀胱截石位,选择全身麻醉,常规置镜后,先检查盆腹腔,明确病变部位及范围。对恶性或可疑恶性卵巢肿瘤患者,先留取盆腔冲洗液200mL,送病理细胞学检查。有盆腔粘连者先分离粘连,充分暴露病变侧卵巢及输卵管,认清同侧输尿管走向。靠近卵巢门处钳夹骨盆漏斗韧带,靠近输卵管及卵巢用双极或超声刀等器械依次电凝、切断骨盆漏斗韧带、输卵管系膜、卵巢固有韧带及输卵管根部。完整切除输卵管卵巢后,检查创面无出血,用收集袋收集标本后取出腹腔,注意不要让卵巢肿瘤破裂而残留于盆腹腔。术毕,生理盐水充分冲洗盆腔,检查盆腹腔无活动性出血后,结束手术。

三、注意事项

1.因手术时卵巢肿瘤性质不明,需切除后病理学检查确诊,所以术中尽量不要使肿瘤破裂而污染盆腹腔。术毕将较大囊肿放入收集袋中后,先用穿刺针抽吸出囊液,再取出肿瘤。对于实性且较大的卵巢肿瘤,无法自穿刺孔取出,可放入术前准备好的较大收集袋中,用旋切器旋切取出。

2.若盆腔粘连严重,分离后组织创面较大,建议术毕留置腹腔引流管,留置 24 小时,引流液不多时取出。

3.术后一般不使用预防性抗生素,若因盆腔炎性疾病而手术者,术后酌情应用抗生素治疗。

4.依据术后病理学诊断,确定是否进一步治疗。

第三节　卵巢部分切除术

一、卵巢部分切除术

卵巢部分切除术最早应用于多囊卵巢综合征(PCOS)的患者,当药物促排卵治疗无效时,行卵巢楔形切除术,以达到降低雄激素、促进排卵的目的,是 20 世纪 60 年代前后常规外科治疗手段。1967 年,Palmer 等最先报道了腹腔镜下卵巢组织楔形切除术,由于手术后有效作用时间较短、手术创面较大,还有可能造成盆腔粘连、慢性盆腔痛及不孕症等并发症,现在这种手术已被放弃。多囊卵巢综合征的手术治疗方法已改为腹腔镜下双侧卵巢打孔术,一般每侧卵巢打 4~8 个孔,既达到了促排卵的目的,又减少了卵巢附近发生粘连的概率,更有利于 PCOS 患者成功妊娠。

对于年轻、要求保留生育功能的 ⅠA 期交界性或恶性卵巢肿瘤患者,腹腔镜下切除病变卵巢后,常需剖视及活检对侧卵巢,以排除肿瘤可能。卵巢活检最好使用腹腔镜剪刀从卵巢上剪取部分组成,然后用缝合方法进行创面止血,减少电切或电凝方法对组织的破坏。术毕严格止血,减少术后盆腔粘连的发生。

二、残余卵巢综合征

残余卵巢综合征(residual ovarian syndrome,ROS)是指因良性病变行全子宫或次全子宫切除术,术时保留一侧或双侧卵巢,术后出现盆腔肿块、盆腔疼痛、性交痛等一系列的综合征。Pastore 报道 ROS 的发病率为 2.85%,发病时间为术后 4 个月至 26 年。桑震宇等报道 ROS 的发病率为 0.5%~12.4%,发病时间最短为术后 5 个月。该病容易被临床医师忽视或误诊误治。

1.病因　残余卵巢综合征的发生可能与下列原因有关。

(1)盆腔粘连:手术后的盆腔粘连可导致卵巢周围炎症及被膜增厚,形成多发性滤泡囊肿、出血性闭锁卵泡、黄体囊肿及子宫内膜异位囊肿等。由于卵巢被膜增厚,囊液无法溢出,积聚在卵巢内形成囊肿,相邻的组织器官形成纤维结缔组织,导致结构异常,当改变体位或活动时,由于粘连牵拉可导致盆腔疼痛、性交痛。

(2)子宫切除术后卵巢血供下降、功能失调:残留卵巢易发生卵泡生长发育障碍及排卵功能障碍,可致术后卵巢瘤样病变。性交痛或性交后疼痛的患者,在行妇科检查时可以在阴道残端触及卵巢囊性肿块,粘连固定,可有触痛。这可能是由于子宫切除术中缝合盆腔腹膜过紧而将卵巢牵扯到阴道断端,或术后卵巢脱垂到子宫直肠陷凹所致。

(3)因子宫内膜异位症行子宫切除手术的患者,因腹腔液中含有大量炎性细胞因子,可介导炎性反应,手术后更易导致盆腔纤维化和粘连形成,加重卵巢功能障碍,导致盆腔肿物形成、盆腔疼痛发生。

2.治疗

(1)药物治疗:口服避孕药、促性腺激素释放激素激动剂(GnRH-a)及孕激素均有一定的治疗作用。

(2)腹腔镜手术治疗:当药物治疗无效时,可行腹腔镜手术,包括附件切除术、盆腔粘连分离术等。若切除残留卵巢,应切除完全。若患者年轻,卵巢外观正常,粘连较轻,应尽量保留,术后积极抗感染治疗。Salim 等报道了 32 例 ROS 患者,进行腹腔镜手术后77%的患者症状明显改善。

3.预防

(1)手术中尽量避免损伤保留的卵巢,并尽量保留同一侧输卵管。因为输卵管系膜的血管和神经一旦损伤,可出现不同程度的卵巢功能紊乱。保留的卵巢尽量避免钳夹。在需要切除部分卵巢时,要避开卵巢门做楔形切除。剥离面和切除面要严密止血,保持创面光滑。

(2)术后预防感染、防止粘连发生。遇有盆腔感染、有潜在感染因素、术中渗血多、创面广时,术毕应盆腔留置引流管,24~48 小时后拔除。术后鼓励患者早期下床活动,减少手术创面与大网膜、肠管及盆壁的粘连。

总之,临床中应加强对残余卵巢综合征的认识,预防其发生。在因子宫良性病变行子宫切除术时,对卵巢的处理要综合考虑。根据患者的年龄、术中卵巢情况制订个性化方案。术前与患者及家属说明卵巢去留的利弊,达成一致意见。

参考文献

[1]曹泽毅.宫颈癌[M].北京:人民卫生出版社,2017.

[2]程蔚蔚,王丽华.子宫肌瘤[M].第2版.北京:中国医药科技出版社,2021.

[3]胡娅莉.常见高危妊娠诊疗规范[M].江苏:凤凰科学技术出版社,2019.12.

[4]郎景和.郎景和妇科手术笔记[M].武汉:湖北科学技术出版社,2018.

[5]李明梅.临床妇产科疾病诊治与妇女保健[M].汕头:汕头大学出版社,2020.

[6]刘贤英.妊娠、分娩与生殖系统、乳房疾病[M].北京:人民卫生出版社,2017.

[7][美]罗达·斯珀林.西奈山妇产科学 国际经典妇产科学译著[M].陈子江,石玉华,译.北京:中国科学技术出版社,2022.

[8][美]佩德罗·T.拉米雷斯,迈克尔·弗鲁莫维茨,纳迪姆·R.阿布·鲁斯特姆.妇科肿瘤手术治疗学.中文翻译版[M].吴瑞芳,李长忠,译.北京:科学出版社,2022.

[9]孙建衡,盛修贵,白萍.妇科肿瘤学[M].北京:北京大学医学出版社,2019.

[10]田秦杰,葛秦生.实用女性生殖内分泌学[M].第2版.北京:人民卫生出版社,2018.

[11][英]铁托·洛佩斯.BONNEY妇科手术学[M].陈晓军,丰有吉,译.上海:上海科学技术出版社,2021.

[12]王泽华,丁依玲.妇产科学[M].北京:中国医药科技出版社,2019.

[13]徐丛剑,康玉.实用妇科肿瘤遗传学[M].北京:人民卫生出版社,2019.

[14][德]易卜拉欣·阿尔卡托,利塞洛特·梅特勒.国际经典妇科学译著 腹腔镜与宫腔镜妇科手术学[M].第3版.冯力民,张浩,译.北京:中国科学技术出版社,2022.